Weihrauch – Anwendung in der westlichen Medizin

Hermann P. T. Ammon

Hermann P. T. Ammon

Weihrauch – Anwendung in der westlichen Medizin

Historische Anwendung und
neue naturwissenschaftliche Erkenntnisse

Mit 16 farbigen Abbildungen

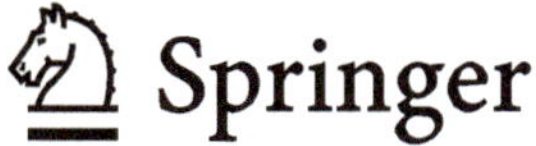

Hermann P. T. Ammon
Universität Tübingen
Pharmazeutisches Institut,
Tübingen, Germany

ISBN 978-3-662-55908-6   ISBN 978-3-662-55909-3 (eBook)
DOI 10.1007/978-3-662-55909-3

Die Deutsche Nationalbibliothek verzeichnet diese Publikation in der Deutschen Nationalbibliografie;
detaillierte bibliografische Daten sind im Internet über http://dnb.d-nb.de abrufbar.

1. Auflage 2018

Umschlaggestaltung: deblik Berlin
Fotonachweis Umschlag: © katiekk2, stock.adobe.co,

Gedruckt auf säurefreiem und chlorfrei gebleichtem Papier

Springer ist Teil von Springer Nature
Die eingetragene Gesellschaft ist „Springer-Verlag GmbH Berlin Heidelberg"

Meiner lieben Ehefrau Helga Ursula Ammon,

geb. Grummt, sowie Dr. Arun Sarabhai Verma, Agra,

Indien, in Dankbarkeit gewidmet

Vorwort

Weihrauch, wissenschaftlich Olibanum genannt, wird in erster Linie als zeremonielles Räucherwerk in der katholischen Kirche verwendet. Vergessen wurde, dass Weihrauch bis in das 20. Jahrhundert als Arzneimittel galt und von Ärzten verordnet wurde. So war Olibanum noch Bestandteil des Deutschen Arzneibuches 6. Ausgabe (DAB 6) Ergänzungsband aus dem Jahr 1926. In der nächsten Ausgabe, dem DAB 7, 1968, verschwand Olibanum aus dem Arsenal der Arzneimittel, da seine Wirksamkeit und Unbedenklichkeit nicht durch wissenschaftliche Studien belegt war.

Eine Renaissance erlebte Olibanum, als Ende der 1980er und Anfang der 1990er Jahre erste wissenschaftliche Studien auftauchten, die ihm sowohl eine entzündungshemmende Wirkung als auch eine Wirksamkeit bei einer Reihe von chronisch entzündlichen Erkrankungen bescheinigten. Heute stößt Olibanum in der Schulmedizin auf erhebliche Skepsis, nicht zuletzt, weil man das Wort Weihrauch mehr der sakralen Verwendung zuordnet und eine arzneiliche Wirkung eher mit dem Bereich der Mystik in Verbindung gebracht wird. Diesem Missverständnis möchte dieses Buch entgegenwirken, indem es den derzeitigen wissenschaftlichen Stand der Forschung von Olibanum aufzeigt.

Das Buch beschäftigt sich zunächst mit der Frage, was ist Weihrauch/Olibanum und welches waren und sind in verschiedenen Kulturen die medizinischen Anwendungen. Es folgt dann eine auch für den Laien verständliche Einführung in die Vorgänge, die sich bei einer Entzündung abspielen, wie Olibanum bzw. seine Wirkstoffe auf diese pharmakologisch Einfluss nehmen und welche Wirkungen auf verschiedene Organe und deren Funktionen in der Zwischenzeit bekannt wurden. Sodann werden die Ergebnisse der verfügbaren klinischen Studien besprochen. Um das Bild abzurunden, wird auch das Erfahrungswissen einiger praktizierender Ärzte aufgenommen und das Risiko von Nebenwirkungen erörtert.

Ziel dieses Buches ist es, durch Darstellung des gegenwärtigen Standes der Wissenschaft Vorurteile abzubauen, die Forschung insbesondere auf klinischem Gebiet anzuregen und Patienten eine Perspektive zu geben.

Das Buch richtet sich daher insbesondere an Ärzte, Apotheker und Studierende, aber auch an Betroffene und interessierte Laien. Gerade wegen der beiden letzteren Zielgruppen wurden physiologische und pathophysiologische Vorgänge aus den Bereichen Entzündung und Tumorwachstum näher beschrieben und eine ausführliche Liste, die medizinische Fachausdrücke und Begriffe erklärt, beigefügt.

Ein besonderer Dank des Herausgebers gilt Herrn Apotheker Johannes Ertelt für die Beschaffung umfangreicher Literatur und der Pflege der Website www.boswellia.org als Grundlage für dieses Werk.

H.P.T. Ammon
Juni 2017

Inhaltsverzeichnis

Über den Autor

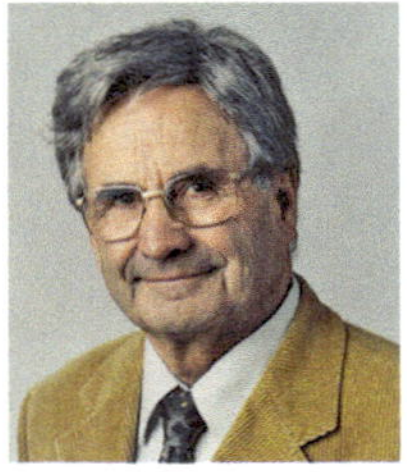

Prof. Dr. med. Hermann Philipp Theodor Ammon

1954–1962	Studium der Pharmazie und der Medizin in Erlangen
1963	Promotion zum Dr. med.
1968	Habilitation für das Fach Pharmakologie und Toxikologie
1970–1971	Instructor of Medicine, Harvard Medical School, Boston, USA
1974	C3-Professur für Pharmakologie und Toxikologie am Pharmazeutischen Institut der Universität Tübingen
Seit 1976	Ordentlicher Professor am Lehrstuhl Pharmakologie für Naturwissenschaftler am Pharmazeutischen Institut der Universität Tübingen
1986–1998	Geschäftsführender Direktor des Pharmazeutischen Instituts der Universität Tübingen
	Autor zahlreicher wissenschaftlicher Fachbücher und Herausgeber mehrerer wissenschaftlicher Fachzeitschriften
	Mitglied in zahlreichen wissenschaftlichen Fachgesellschaften
	Träger des Verdienstkreuzes am Bande des Verdienstordens der Bundesrepublik Deutschland
2017	Ehrenmitglied der Deutschen Pharmazeutischen Gesellschaft (DPhG)

Autorenverzeichnis

Prof. Dr. med Hermann P.T. Ammon
em. Ordinarius für Pharmakologie und Toxikologie
Abt. Pharmakologie, Toxikologie und Klinische Pharmazie
Pharmazeutisches Institut
Universität Tübingen
Auf der Morgenstelle 8
72076 Tübingen

Johannes Ertelt, Apotheker
Heidelbergstraße 22
72406 Bisingen

Dr. med. Rainer Etzel
Karl-Theodor-Straße 14
82343 Pöcking

Dr. med. Henning Gerhardt
Am oberen Luisenpark 32
68165 Mannheim

Dr. med. Ernst Schrott
Steyrerweg 11
93049 Regensburg

Abkürzungsverzeichnis

ADP	Adenosindiphosphat	HIF-1	Hypoxie-induzierbarer Faktor-1
AK-1	Adenylatkinase-1	HIV	humanes Immundefizienz-Virus
AKBA	Acetyl-11-keto-β-Boswelliasäure	HLE	„human leukocyte elastase"
AP	alkalische Phosphatase	IA2A	Tyrosinphosphatase-A2-Antikörper
aPTT	aktivierte partielle Thromboplastinzeit	IAA	Insulinautoantikörper
ASS	Acetylsalicylsäure	IC50	„inhibitory concentration" 50
A-β-BA	Acetyl-β-Boswelliasäure	ICA	Inselzellantikörper
BA	Boswelliasäure	ID50	inhibitorische Dosis 50
α-BA	α-Boswelliasäure	IFN-β	Interferon-β
β-BA	β-Boswelliasäure	IFN-γ	Interferon-γ
BE	Boswelliaextrakt (aus Harz)	IG1	Immunglobulin G-1
BFGF	„basic fibroblast growth factor"	IG3	Immunglobulin G-3
BKS	Blutkörperchensenkungsgeschwindigkeit	IgG	Immunglobulin G
BL	Bleomycin	IL	Interleukin
BS	Boswellia serrata	JIA	juvenile idiopathische Arthritis
BSG	Blutkörperchensenkungsgeschwindigkeit	KBA	11-Keto-β-Boswelliasäure
CAT G	Cathepsin G	LADA	„late onset autoimmune diabetes of adults"
CDAI	Crohn's Disease Activity Index	LDL	„low density lipoprotein"
CED	chronisch-entzündliche Darmerkrankung	LH	luteotropes Hormon
cGMP	zyklisches Guanosin Monophosphat	5-LO	5-Lipoxygenase
CO	Kohlenmonoxid	LPS	Lipopolysaccharid
COX	Cyclooxygenase	LTB4	Leukotrien B4
CRP	C-reaktives Protein (Entzündungsfaktor)	LTC4	Leukotrien C4
CXCR4	Cystein-Chemokinin-Rezeptor 4	LWS	Lendenwirbelsäule
CYP3A	Cytochrom P-450 3A	MCH	mittleres korpuskuläres Hämoglobin (Erythrozyt)
DAB	Deutsches Arzneibuch	MCV	mittlere korpuskuläre Hämoglobinkonzentration (Erythrozyt)
DMARD	Disease Modifying Arthritis Drugs	MCHC	mittleres korpuskuläres Volumen (Erythrozyt)
DNA	Desoxyribonukleinsäure	MIC	minimale Hemmkonzentration
EC50	effektive Konzentration 50	MS	Multiple Sklerose
Erk-1/2	extrazellulär regulierte Kinase 1 und 2	MTX	Methotrexat
FSH	follikelstimulierendes Hormon	NAFLD	nicht-alkoholische Fettleber
GADA	Glutamatdecarboxylase-Antikörper	NEM	Nahrungsergänzungsmittel
GLP-1	Glukagon-like-Peptid-1	NFκB	nuklearer Transkriptionsfaktor κB
γGT	Glutamat-Pyruvat-Transaminase	NK	natürliche Killerzelle
H2O2	Wasserstoffperoxid	NO	Stickstoffmonoxid
Hb	Hämoglobin	NOD	„non obese diabetic"
HbA1c	Hämoglobin A1c	NSAID	„non steroidal antiinflammatory drug"
HDL	„high density lipoprotein"	p.o.	per os über den Mund

PAF	„platelet activating factor"
PDGF	„platelet-derived growth factor"
PGE2	Prostaglandin E2
PGE3	Prostaglandin E3
PGES1	Prostaglandin-E2-Synthetase1
PLA2	Phospholipase A2
PMN	polymorphkerniger mononukleärer neutrophiler Leukozyt
PsA	Psoriasis-Arthritis
PTZ	Pentylentetrazol
RF	Rheumafaktor
RNA	Ribonukleinsäure
ROS	reaktive Sauerstoffspezies
SDH	Sorbitdehydrogenase
SG	Salai guggal
SGOT	Serum-Glutamat-Oxalacetat-Transaminase
SGPT	Serum-Glutamat-Pyrurat-Transaminase
SLDH	Serum-Laktatdehydrogenase
SMASE	Sphingomyelinase
STAT-3	„signal transducer and activator of transcription-3"
TGF-β1	„transforming growth factor-β1"
TNF-α	Tumornekrosefaktor-α
TPA	12–0-Tetradecanoylphorboles-ter-13-acetat
TPO	Thyreoperoxidase
TRAK	Thyreotropin-Rezeptor-Autoantikörper
TXA2	Tromboxan A2
UAW	unerwünschte Arzneimittelwirkung
UB	unerwünschte Begleiterscheinungen
UMM	Universitätsmedizin Mannheim
VEGF	vaskulärer endothelialer Wachstums-faktor
VLDL"	„very low density lipoprotein"

Weihrauch (Olibanum) – was ist das?

Zusammenfassung

Weihrauch ist das Harz der Weihrauchbäume verschiedener Spezies. Andere Namen für Weihrauch sind Incens, Frankincens, Salai guggal (Indien) und Bakhour (in arabischen Ländern). Die meisten wissenschaftlichen Untersuchungen wurden mit dem Harz von Boswellia serrata (Indien) durchgeführt. Weihrauchharz ist ein Vielstoffgemisch. Hauptbestandteile sind ätherisches Öl, Schleimstoffe und Harzsäuren. Über 216 verschiedene Stoffe wurden bisher identifiziert. Für die therapeutische Wirkung kommen mehrere Inhaltsstoffe infrage. Im Vordergrund der Interessen stehen Boswelliasäuren aus der Klasse der Terpene. Ausgangssubstanz für deren Bildung ist Isopren (C_5H_8), das in der Natur vielfach verbreitet ist und auch die Grundstruktur von Terpenen in Blüten, Harz, Früchten, ätherischen Ölen bildet.

Hermann P. T. Ammon, *Weihrauch – Anwendung in der westlichen Medizin*,
DOI 10.1007/978-3-662-55909-3_1, © Der/die Herausgeber bzw. der/die Autor(en) 2018

1.1   Einführung

In der Literatur findet man das Harz der Weihrauchbäume (verschiedene Boswelliaspezies, Abb. 1.1) unter verschiedenen Bezeichnungen. Die offizinelle (pharmazeutisch übliche) Bezeichnung in den Arzneibüchern ist „Olibanum". International sind die Begriffe „Incens" und „Frankincens"" üblich. In der traditionellen Medizin Indiens, dem Ayurveda heißt das Harz „Salai guggal" und in den arabischen Ländern „Bakhour". Alle verstehen darunter das, was wir „Weihrauch" nennen.

Das Harz wird gewonnen durch das Anritzen der Rinde von Weihrauchbäumen verschiedener Spezies (Tab. 1.1).

Diese geben dann einen weißlichen Saft ab, der an der Verletzungsstelle trocknet und von dort in z. T. perlenartiger Form geerntet werden kann (Abb. 1.2).

Tab. 1.1 Vorkommen von verschiedenen Boswellia spec. (Martinez et al. 1969)

Boswelliaspezies	Vorkommen	Harz (pharmazeutischer Name)
B. carteri Birdw.	Somalia	Olibanum
B. sacra Flueck	Nubien, Südarabien	Olibanum
B. frereana Birdw.	Somalia	Olibanum
B. bhau-dajiana Birdw.	Nordsomalia	Olibanum
B. papyrifera Hochst.	Äthiopien	Olibanum
B. neglecta H. Moore	Somalia	Olibanum
B. odorata Hutch.	Tropisches Afrika	Olibanum
B. dalzielli Hutch.	Tropisches Afrika	Olibanum
B. serrata Roxb.	Indien	Salai guggal

Wie jedes Harz, so besitzt auch das Weihrauchharz eine Schutzfunktion für die Rinde bzw. den ganzen Baum. Ohne dieses Harz würde dieser nach einer Verletzung zugrunde gehen. Das Harz dichtet zum einen die verletzte Stelle ab, zum anderen verhindern seine Inhaltsstoffe das Eindringen von Mikroorganismen und Pilzen. Sein Duft aus dem ätherischen Öl dürfte schädliche Insekten abhalten.

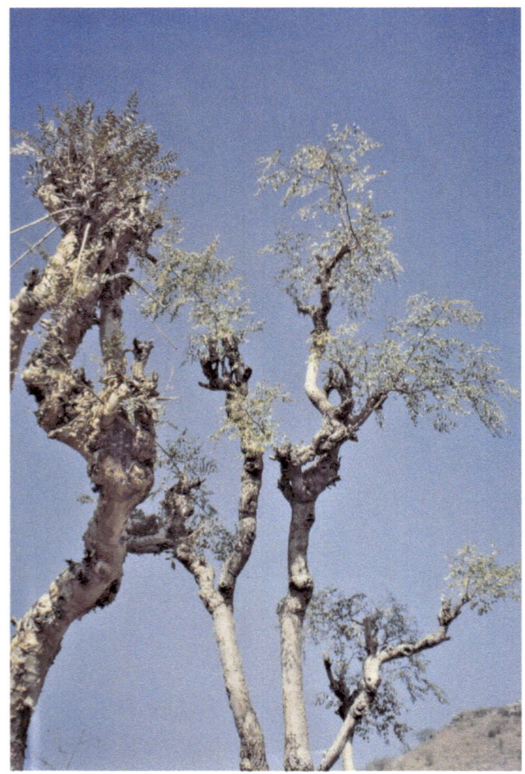

Abb. 1.1   Indischer Weihrauchbaum (Boswellia serrata)

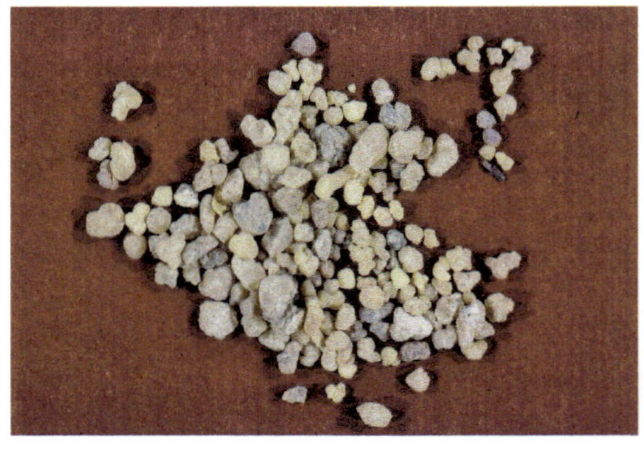

Abb. 1.2   Harz von Boswellia serrata

Weihrauch wird seit Urzeiten in verschiedenen östlichen Kulturen (Indien, naher Osten) verwendet. Er hatte seine Blüte zur Zeit der östlichen Handelsstraßen (Weihrauchstraße). Damals wurde sein Wert dem des Goldes gleichgesetzt. Warum? Weihrauch diente bereits damals als Arzneimittel, wurde zur Geruchsverbesserung verwendet und war Bestandteil ritueller Zeremonien, wie auch heute noch in der katholischen Kirche. Was die wissenschaftlichen Erkenntnisse zum Weihrauch anlangt, so finden sich die meisten beim Harz des **indischen Weihrauchbaumes** Boswellia serrata und seinen Inhaltsstoffen.

1.2 Inhaltsstoffe von Olibanum

Inhaltsstoffe von Olibanum sind Schleimstoffe, ätherische Öle und Harzsäuren (◘ Tab. 1.2). Ihre Zusammensetzung variiert von Spezies zu Spezies. Bei den Harzsäuren finden sich eine Reihe pharmakologisch wirksamer Stoffe wie Boswelliasäuren und andere. Über 216 verschieden Substanzen konnten in verschiedenen handelsüblichen Boswelliaspezies wie Boswellia sacra, Boswellia serrata, Boswellia papyrifera und Boswellia frereana identifiziert werden. Analytisch lassen sich die Harze dieser Spezies durch die unterschiedliche Zusammensetzung ihrer ätherischen Öle voneinander unterscheiden (Niebler 2016).

1.2.1 Ätherisches Öl

Das ätherische Öl enthält Mono- und Diterpene, Äthylacetat, Octylacetat und Methylanisol (Al-Yasiry u. Kiczorowska 2016). Weitere Terpene sind Sabinen, Terpinen-4-ol und Terpinylacetat, die als Hauptbestandteile angesehen werden (Ahmed et al. 2015).

1.2.2 Reines Harz

Eine umfassende Analytik von Inhaltsstoffen des reinen Harzes von Boswellia serrata, des ätherischen Ölanteils und des Harzes wurde von Ahmed et al. (2015) veröffentlicht.

◘ **Tab. 1.2** Inhaltsstoffe des Harzes von Boswellia carterii und Boswellia serrata (Kreck u. Saller 1998)

	Boswellia carteri Birdw.	Boswellia serrata Roxb.
Ätherisches Öl	5–9 %	7,5–9–15
Reines Harz	≈66 %	55–57 %
Schleimstoffe	≈12–20 %	≈23 %

Im Vordergrund des therapeutischen Interesses stehen Boswelliasäuren aus der Gruppe der pentazyklischen Triterpene. Detaillierte Angaben zur Chemie des Weihrauchs finden sich auch bei Martinez et al. (1989).

In der Lipidfraktion des Harzes wurden Tricosan, Cholesterin, Stigmasterol und β-Sitosterol identifiziert (Ahmed et al. 2015). Weitere biologisch aktive Inhaltsstoffe von Boswelliaharzen sind Dehydroabietsäure und Incensol (Rueda et al. 2014) sowie Ursane und Tirucallan-Typ-Triterpene (Manguro et al. 2016).

Wie vielfältig die Zusammensetzung des Weihrauchharzes ist, zeigt eine Analyse von Wang et al. (2013, 2014). Die Autoren nennen dabei 9 neue Prenylaromadendran-Typ-Diterpene.

1.2.3 Boswelliasäuren – pentazyklische Triterpene als Wirkstoffe

Boswelliasäuren gehören zu der großen Klasse der **Terpene** – auch Terpenoide genannt –, die in der Natur weit verbreitet sind. Sie verkörpern eine Vielfalt chemischer Strukturen, die alle auf eine gemeinsame Grundsubstanz, dem **Isopren** (C_5H_8) zurück gehen (◘ Abb. 1.3, ◘ Tab. 1.3).

Die Verknüpfung zweier Isoprenmoleküle (2-Methylbutadien) (◘ Abb. 1.4) zu den eigentlichen Terpenen kann sowohl in einer aliphatischen Kette als auch durch Ringbildung erfolgen und zwar zu aliphatischen wie auch zu zyklischen Terpenen. Je nach Anzahl der Isoprenbausteine

◻ Tab. 1.3 Gehalt an Boswelliasäuren in einem Weihrauchextrakt (Büchele u. Simmet 2003)

α-Boswelliasäure	13,78 %	β-Boswelliasäure	19,20 %
Acetyl-α-Boswelliasäure	3,37 %	Acetyl-β-Boswelliasäure	10,04 %
Lupeolsäure	2,61 %	11-Keto-β-Boswelliasäure	6,66 %
Acetyl-Lupeolsäure	1,10 %	Acetyl-11-keto- β-Boswelliasäure	3,81 %
11-Dehydro-α-Boswelliasäure	0,18 %	9,11-Dehydro-β-Boswelliasäure	0,83 %
Acetyl-9,11-Dehydro-α-Boswelliasäure	0,06 %	Acetyl-Dehydro-β-Boswelliasäure	0,52 %

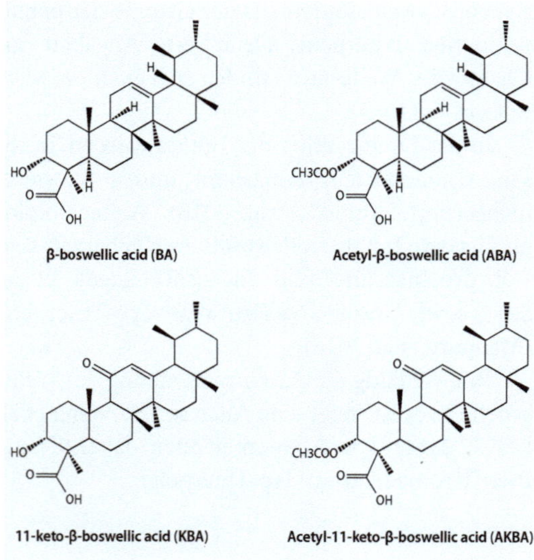

◻ Abb. 1.3 Chemische Struktur einiger Boswelliasäuren

◻ Abb. 1.4 Isoprenstruktur

11α-Ethoxy-β-Boswelliasäure und Nizwanon (Al-Harrasi et al. 2013).

Terpenoide der verschiedensten Strukturen finden sich in der Natur in Pflanzenteilen wie Blüten, Harz und Früchten. Als Bestandteile von ätherischen Ölen fallen sie durch ihren Geruch auf, z. B. p-Menthan im Pfefferminzöl, Thymian und Thymianöl, Carvon im Kümmelöl u. a. Weitere Beispiele sind α-Santalan im Sandelholz, Phytol als Bestandteil des Chlorophylls und der Vitamine E und K_1. Zu den im Pflanzenreich aufgefundenen pentazyklischen Triterpenen gehören neben den Boswelliasäuren die Sapogenine, die häufig an Zucker gebunden sind. Sie sind als Saponine in der Zuckerrübe und frei in Olivenblättern enthalten.

Alle diese Stoffe lassen sich auf den Ausgangsstoff Isopren zurückführen. Vielleicht lässt sich auf dieser Schiene des multiplen Vorkommens von Terpenoiden – auch in der Nahrung – ihre gute Verträglichkeit erklären.

unterscheidet man zwischen Sesquiterpenen (1½-fache Terpene), Diterpenen und Triterpenen.

Triterpene bauen sich aus 6 Isoprenmolekülen auf. Bilden sie eine Struktur mit 5 Ringen, so bezeichnet man sie als **pentazyklische Triterpene**. Zu ihnen gehören α- und β-Boswelliasäuren. Weitere Triterpene (aus Boswellia sacra) sind

Medizinische Anwendung in Vergangenheit und Gegenwart

Zusammenfassung

Die therapeutische Anwendung von Weihrauch hat eine Jahrtausende alte Tradition in verschiedenen Kulturen. Sein Gebrauch spielte und spielt bereits in der Ayurvedischen Medizin Indiens eine wichtige Rolle. Hier finden sich Erkrankungen im Bereich der Psychiatrie, der Atemwege, des Magen-Darm-Traktes, des Bewegungsapparates und der Haut. Im Altertum nutzten so bekannte Ärzte wie Celsus, Marcellus, Galen, Hippokrates und Dioskurides Weihrauch vorwiegend bei entzündlichen Erkrankungen. Diese Anwendungen erstreckten sich bis in die Neuzeit, als synthetische Pharmaka noch keine Rolle spielten. Eine Renaissance erlebte Weihrauch in der Gegenwart, als in den 1990er Jahren erste wissenschaftliche Studien auftauchten, die eine antientzündliche Wirkung des Harzes als solchem bzw. einiger seiner Inhaltsstoffe belegten und über Wirkungsmechanismen dieser Stoffe auf Entzündungsfaktoren und Faktoren des Immunsystems berichteten. Darüber hinaus fanden sich auch Hinweise auf eine Antitumorwirkung.

Hermann P. T. Ammon, *Weihrauch – Anwendung in der westlichen Medizin*,
DOI 10.1007/978-3-662-55909-3_2, © Der/die Herausgeber bzw. der/die Autor(en) 2018

2.1 Entzündliche Erkrankungen

Die Schulmedizin des Altertums und des Mittelalters schätzte, wie gesagt, Weihrauch/Olibanum als Arzneimittel. Er gehörte zum Arzneischatz vieler berühmter Ärzte (◘ Tab. 2.1). Die Diagnostik kannte zu dieser Zeit zwar nicht die feinstrukturierten Krankheitsbilder der Gegenwart, es waren daher in erster Linie Anamnese und klinischer Befund, ohne die heutigen apparativen Möglichkeiten, woraus sich seinerzeit die beschriebenen Anwendungen ergaben.

◘ Tab. 2.1 Medizinische Anwendung von Olibanum/Weihrauch in Vergangenheit und Gegenwart

Organsystem	Ayurveda[1]	Altertum[2]	Mittelalter[2]	Neuzeit[3]	Gegenwart[4]
Nervensystem	Tollheit Ohnmacht Epilepsie „Vertreibung von Dämonen" Verwirrtheit Ruhelosigkeit Wahnsinn Erzeugung von Wohlbefinden				
Ohr		Ohrentzündung (Celsus) Vereiterte Ohren (Celsus, Dioskurides) Ohrengeschwüre (Celsus) Ohrenquetschungen (Dioskurides)			
Auge		Alle Schädigungen des Auges (Marcellus) Blutunterlaufene Stellen unter dem Auge (Celsus, Marcellus) Triefaugen (Celsus, Marcellus) Narben am Auge (Celsus) Dunkle Stellen auf den Pupillen (Dioskurides)			
Atemwege	Husten Heiserkeit Schnupfen Atemnot Lösung von Schleim	Mandelentzündung (Hippokrates, Celsus) Erkrankungen der Luftröhre (Hippokrates, Celsus) Katarrh (Galen, Marcellus) Husten (Galen, Marcellus) Heiserkeit (Galen, Marcellus)		Katarr Heiserkeit Entzündungen der Rachenschleimhaut	Asthma bronchiale
Magen-Darm-Kanal	Durchfall „Schlimme Winde" Stuhlverhaltung Erbrechen Verfärbter Stuhl	Verstopfung (Hippokrates) Geschwüre im After, Blutungen und Entzündungen (Dioskurides, Celsus) Bösartige Abszesse (Dioskurides, Celsus) Chronische Magenleiden (Marcellus) Blutspucken (Celsus) Gelbsucht (Dioskurides)	Rote Ruhr Erbrechen Magenschmerzen Blutspeien Diarrhö	Diarrhö Magenschwäche	Chronische Kolitis Colitis ulcerosa Morbus Crohn

■ Tab. 2.1 Medizinische Anwendung von Olibanum/Weihrauch in Vergangenheit und Gegenwart

Organsystem	Ayurveda[1]	Altertum[2]	Mittelalter[2]	Neuzeit[3]	Gegenwart[4]
Niere und ableitende Harnwege				Blasenleiden Nierenleiden	
Gynäkologie	Uteruserkrankungen Geschlechtserkrankungen Verbesserung der weiblichen Fruchtbarkeit	Reinigung der Wöchnerin Erkrankungen der Geschlechtsteile „Erkrankungen der edlen Eingeweideteile"	Brustdrüsenschwellung stillender Frauen Gonorrhö	Weißfluss Gonorrhö Abszesse im Beckenbindegewebe Entzündungen von Eierstock und Eileitern	
Bewegungsapparat		Gicht (Celsus) Lähmungen (Celsus)		Gicht Rheuma	Rheumatoide Arthritis Osteoarthritis des Knies
Haut	Haarerkrankungen Hautausschlag Juckreiz Blasse Haut	Wundreinigung (Hippokrates) Austrocknende, ätzende Mittel (Hippokrates, Celsus) „Pflaster gegen das heilige Feuer" (Celsus) Förderung der Wundvernarbung (Celsus, Hippokrates) Feuchter Brand (Celsus) Feigwarzen am After (Celsus) Brandwunden (Hippokrates) Frostbeulen (Hippokrates, Celsus) Hautknötchen (Celsus) Bösartige Hautschläge (Dioskurides) Schuppenflechte (Celsus) Warzen (Dioskurides) Entzündungen der Brust (Dioskurides) Entzündungen der Fingernägel Verdickung im Gesicht (Serenus Samonicus) Wucherungen am Mund (Serenus Samonicus)	Wundheilung Hautreinigung Geschwüre Abszesse Erfrorene Füße Wassersucht		

[1] aus ayurvedischen Texten: Charaka Samhita, 1. bis 2. Jahrhundert nach Christus; Asthangahrdaya Samhita, 7. Jahrhundert

[2] aus: Martinez et al. 1989

[3] beschrieben bei Madaus 1938 auf der Basis historischer Überlieferungen

[4] Ergebnisse klinischer Studien (▶ www.boswellia.org)

Die Anwendung von Weihrauch – in Indien Salai guggal genannt – spielte bereits in der ayurvedischen Medizin eine wichtige Rolle. Und es ist interessant, nach welchen Kriterien dort seine Wirkung erklärt wird und welche Anwendungsgebiete sich daraus ergeben. Sie sind gar nicht so weit von unserer heutigen Vorstellung entfernt. In ◘ Tab. 2.1 sind sie aufgeführt, um einen direkten Vergleich mit den Anwendungen außerhalb Indiens im Altertum (Europa), Mittelalter der Neuzeit und der Gegenwart sichtbar zu machen. Insgesamt zeigen sich erhebliche Ähnlichkeiten in der Anwendung, wobei **entzündliche Erkrankungen** im Vordergrund stehen.

Wie im Folgenden dargestellt wird, weist die moderne Pharmakologie, von Weihrauch bzw. einigen seiner Inhaltsstoffe, eindeutig in dieselbe Richtung. Geht man, wie ◘ Tab. 2.1 zeigt, von Organ zu Organ, so finden sich Anwendungen bei Symptomen von entzündlichen Erkrankungen der Atemwege, des Magen-Darm-Kanals und der Gelenke.

Über typische Symptome bei Entzündungen der Atemwege wird von der ayurvedischen Medizin durchgehend bis in die Neuzeit berichtet. Und in der Gegenwart zeigt eine klinische Studie Wirksamkeit eines Weihrauchextraktes bei Asthma bronchiale.

Ähnliches gilt für Erkrankungen des Magen-Darm-Kanals. Verschiedene Symptome, wie sie in der Vergangenheit beschrieben wurden, finden sich wieder in den später zu diskutierenden klinischen Studien zu chronischer Kolitis, Colitis ulcerosa und Morbus Crohn.

2.2 Anwendung bei Gewebeneubildungen in der Vergangenheit

Wie die ► Übersicht zeigt, wurde Weihrauch/Olibanum in der Vergangenheit in verschiedenen Zubereitungen auch zur Behandlung von Gewebeneubildungen verwendet. Dabei ist aus der Tabelle allerdings nicht ersichtlich, inwieweit es sich dabei jeweils um Karzinome, gutartige Tumoren, gutartige Geschwülste oder Ödeme handelte, da die Dia-

gnostik zu dieser Zeit eine Differenzierung nicht immer erlaubte. Nichtsdestoweniger gibt es heute eine Vielzahl von In-vitro- und Tierversuchen, die zeigen, dass Weihrauchextrakte bzw. gewisse Boswelliasäuren die Proliferation verschiedenster Tumorzellen hemmen bzw. diese zur Apoptose veranlassen. Klinische Studien, die dies beweisen, finden sich allerdings kaum.

Orale und lokale Anwendung von Weihrauch bei Gewebeneubildungen in der Vergangenheit

- Atemwege
  - Nasenpolypen
- Krebs
  - Abdominaltumoren
  - Magen
  - Innere Organe
  - Leber
  - Analtumoren
- Blut/Lymphe
  - Verhärtung der Milz
- Gynäkologie/Andrologie
  - Uterusschwellungen
  - Verhärtung der Testikel
  - Penistumoren
  - Brusttumoren
- Bewegungsapparat
  - Wildes Fleisch
- Haut
  - Warzen
  - Schwielen
  - Hühneraugen
  - Kondylome
- Ohr
  - Tumoren
- Auge
  - Augentumoren
  - Tränendrüsentumoren

2.3 Wie kam Weihrauch wieder in die westliche Medizin

Die Tatsache, dass sich Weihrauch auch bei uns bis in die Neuzeit gehalten hat und durch ärztliche Verschreibung verfügbar war, lässt sich daran erkennen, dass dieser unter der Bezeichnung Olibanum bis Mitte der 1950er Jahre des letzten Jahrhunderts Bestandteil des Ergänzungsbandes des Deutschen Arzneibuches 6. Ausgabe aus dem Jahr 1926 war (◘ Abb. 2.1).

Dann verschwand er aus den folgenden Ausgaben des Deutschen Arzneibuches.

Zwei voneinander unabhängige und nahezu gleichzeitige Vorgänge lenkten die Aufmerksamkeit der Öffentlichkeit bzw. von Patienten wieder auf die Anwendung von Weihrauchprodukten bei verschiedenen Erkrankungen. Es waren dies einmal neue wissenschaftliche Erkenntnisse und zum zweiten die Verfügbarkeit eines Weihrauchpräparates aus Indien mit dem Namen H15 Ayurmedica®.

Unter diesem Eindruck wurde vor kurzem indischer Weihrauch (Olibanum indicum), das Harz von Boswellia serrata 2008 in das Europäische

---

Olibanum

Weihrauch

Das aus Einschnitten in die Bäume ausgetretene, erstarrte Gummiharz von Arten der Gattung Boswellia, besonders Boswellia Carteri Birdwood und B. Bhau-Dajiana Birdwood (Burseraceae), im Somaliland und Südarabien heimischen Bäumchen.

Weihrauch bildet fast kugelige, erbsen- bis walnußgroße, tränenförmige oder unregelmäßige Körner oder stalaktitenartige Massen, die gelblich, gelbrötlich oder bräunlich, außen weiß bestäubt und wenig durchsichtig, leicht zerbrechlich, am muscheligen Bruch wachsglänzend, in dünnen Splittern meist durchsichtig und klar sind. Beim Kauen erweicht das Gummiharz und zerfließt fast im Munde.

Weihrauch riecht schwach, aber auf glühende Kohlen gestreut angenehm würzig; der Geschmack ist bitter würzig.

In Wasser zerfällt Weihrauch und bildet eine trübe Flüssigkeit; in Weingeist, Äther und Chloroform ist er nur teilweise löslich.

Säurezahl zwischen 30 und 35.

Zur Bestimmung der Säurezahl werden 2 g gepulverter Weihrauch zunächst mit 50 ccm Isopropylalkohol am Rückflußkühler zum Sieden erhitzt. Nach dem Erkalten wird die Mischung mit weingeistiger ½-Normal-Kalilauge unter Zugabe von 1 ccm Phenolphthaleinlösung bis zum Auftreten der Rotfärbung titriert.

Der Verbrennungsrückstand darf nicht mehr als 3 von Hundert betragen.

◘ **Abb. 2.1** Olibanum/Weihrauch DAB 6 (1929), Ergänzungsband

---

Indischer Weihrauch

Olibanum indicum

Definition

Luftgetrocknetes Gummiharz, das aus Stämmen und Ästen von *Boswellia serrata* Roxb. ex Colebr. durch Einschneiden gewonnen wird

Gehalt
- 11-Keto-β-boswelliasäure ($C_{30}H_{46}O_4$; M_r 470,7): mindestens 1,0 Prozent (getrocknete Droge)
- Acetyl-11-keto-β-boswelliasäure ($C_{32}H_{48}O_5$; M_r 512,7): mindestens 1,0 Prozent (getrocknete Droge)

◘ **Abb. 2.2** Olibanum indicum Ph. Eur. 8, 2016

Arzneibuch 6. Ausgabe (Ph. Eur. 6) aufgenommen und findet sich auch in der aktuellen 8. Ausgabe wieder (◘ Abb. 2.2). Hiermit ist jetzt die Grundlage dafür geschaffen, dass Ärzte Weihrauch rezeptieren können.

Das Europäische Arzneibuch beschreibt nicht nur Herkunft und Mindestgehalte von Boswelliasäuren, sondern formuliert auch genaue Vorgaben über Prüfung der Identität, Reinheit und Methoden zur Bestimmung des Gehaltes an 11-Keto-β-Boswelliasäure (**KBA**) und Acetyl-11-keto-β-Boswelliasäure (**AKBA**). Derzeit gibt es jedoch in Deutschland kein zugelassenes Fertigpräparat als Weihrauchzubereitung. Grund dafür ist, dass die nach dem gültigen Arzneimittelgesetz nötigen umfangreichen klinischen Studien – auch wegen der erheblichen Kosten – für eine Zulassung bisher nicht erbracht werden konnten.

2.3.1 Neue wissenschaftliche Erkenntnisse

Der Anfang

Es begann damit, dass der Autor und Herausgeber dieses Buches, Prof. Ammon, vom Bundesministerium für Gesundheit in seiner Eigenschaft als Pharmakologe gebeten wurde, 1979 als Mitglied einer wissenschaftlichen Delegation durch Indien zu reisen, um sich vor Ort Kenntnisse über das Wesen der traditionellen Medizin Indiens – dem Ayurveda – zu verschaffen und diese dem Ministerium in einem gemeinsamen Bericht mitzuteilen. Ein erneuter Indienbesuch hatte das Ziel, sich über die Anwendung von Arzneipflanzen in der ayurvedischen Medizin zu informieren. Die indische Regierung, der natürlich klar war, dass sie das System von Ayurveda weiterhin als medizinische Basis für die Versorgung der Bevölkerung brauchte, hatte mehrere Forschungsinstitute beauftragt, Arzneipflanzen, die in der Ayurveda-Medizin verwendet werden, mit wissenschaftlichen Methoden daraufhin zu untersuchen, ob diese denn auch über pharmakologisch nachweisbare Wirkungen verfügten, das heißt, ob ihre Anwendung bei gewissen Erkrankungen zu rechtfertigen ist.

In diesem Zusammenhang kam Ammon 1986 auch nach Jammu in Kaschmir an das dortige Regional Research Laboratory, das sich mit solchen Fragen beschäftigte. Dort lernte er den Pharmakologen Dr. G.B. Singh kennen, der ihm bei dieser Gelegenheit von einer Droge erzählte, die man in Indien unter dem Präparatenamen Sallaki® zur Behandlung von rheumatischen Erkrankungen verwendete und von der er und seine Mitarbeiter nachgewiesen hätten, dass dieses Präparat, das man in der ayurvedischen Medizin **Salai guggal** nennt, in Tierversuchen experimentell erzeugte Entzündungsvorgänge günstig beeinflusste. Es gab darüber auch bereits eine entsprechende Publikation dieses Instituts (Singh u. Atal 1986).

Dr. Singh erklärte jedoch, dass man hier keine Kenntnis über die Wirkungsweise von Salai guggal hätte. Er vermutete lediglich, dass von den Inhaltsstoffen dieser Droge sog. Boswelliasäuren an der entzündungshemmenden Wirkung beteiligt sein könnten. Er meinte auch, dass man in Deutschland bessere Möglichkeiten hätte, etwas über die Wirkstoffe, deren Wirkungen und ihren Wirkungsmechanismus in Erfahrung zu bringen und übergab Ammon ein Fläschchen mit einem weißen Pulver – einen Extrakt aus Salai guggal. Ammon nahm das Fläschchen mit nach Tübingen, sah jedoch zunächst keine Möglichkeit, sich mit Salai guggal zu beschäftigen, da dieses nicht in sein damaliges Forschungsgebiet, das sich im Wesentlichen mit der Zellbiologie der Langerhans'schen Inseln beschäftigte, passte.

Salai guggal und die Leukotriene

Wie der Zufall jedoch manchmal spielt, gewann Prof. Ammon, der zu dieser Zeit dem Lehrstuhl Pharmakologie und Toxikologie am Pharmazeutischen Institut der Universität Tübingen vorstand, einen neuen wissenschaftlichen Mitarbeiter. Er war Biochemiker, sein Name Dr. Hassan Safayhi. Als er ihn einstellte, studierte er dessen Dissertationsarbeit und erfuhr, dass dieser sich mit der Wirkung von entzündungshemmenden Stoffen auf sog. **Entzündungsfaktoren** wie z. B. Prostaglandine, Leukotriene usw. beschäftigt hatte. Diese Faktoren organisieren die Vorgänge, die sich bei einer Entzündung abspielen.

Da erinnerte sich Ammon, dass in seinem Schrank noch ein kleines Fläschchen mit besagtem weißen Pulver namens Salai guggal stand. Er bat Herrn Safayhi, doch nochmals seine Analytik zur Bestimmung dieser Entzündungsmediatoren, die er während seiner Dissertation ja beherrschte, zu installieren und zu untersuchen, ob Salai guggal einen Einfluss auf die Bildung von Prostaglandinen und Leukotrienen hätte.

Safayhi fand zunächst, dass Salai guggal in einem In-vitro-Modell von polymorphkernigen mononuklearen neutrophilen Leukozyten (PMNL) der Ratte, dosisabhängig zur Hemmung der Leukotriensynthese führte. Unter den entzündungshemmenden Arzneistoffen, die damals therapeutisch zur Verfügung standen, gab es außer „Kortison" kaum einen, der die Bildung oder die Wirkung von Leukotrienen im Entzündungsgeschehen beeinflussen konnte. Es war Ammon damals auch bekannt, dass es eine Reihe chronisch-entzündlicher Erkrankungen gab, bei denen man eine vermehrte Aktivität von Leukotrienen mitverantwortlich für die Aufrechterhaltung des Entzündungszustandes machte.

Dr. Safayhi beschäftigte sich dann in den folgenden Jahren ganz intensiv mit weiteren Wirkungen von Boswelliasäuren und deren zugrunde liegenden Mechanismen und leistete damit einen wesentlichen Beitrag zur Pharmakologie von Boswelliaextrakten und deren Inhaltsstoffe wie Boswelliasäuren.

1991 erschien eine erste Publikation: Ammon H.P.T., Mack Th., Sing G.B. and Safayhi H. mit dem

Titel „Inhibition of leukotriene B4 formation in rat peritoneal neutrophils by an ethanolic extract of the gum resin exsudate of Boswellic serrata" in der Zeitschrift Planta Medica. Ammon und seine Mitarbeiter wollten nun wissen, was Salai guggal eigentlich sei und fanden in der Literatur, dass es sich dabei um das Harz von Boswellia serrata, dem indischen Weihrauchbaum handelte. Boswellia serrata gehört zur Familie der Burseraceen, zu der auch andere Boswelliaspezies z. B. aus Afrika zählen.

Stimuliert durch diese ersten Ergebnisse ergab sich die Frage nach den Inhaltsstoffen dieses Harzes. Es stellte sich heraus, dass dies Schleim, ätherisches Öl und Harzsäuren seien, und dass sich unter diesen Harzsäuren eine spezielle Gruppe sog. pentazyklischer Triterpene befindet, zu denen verschieden strukturierte Boswelliasäuren gehören. Es galt jetzt herauszufinden, welche dieser Substanzen für die gezeigte Wirkung des Extraktes verantwortlich sein könnten. Bei Wiederholung der Tests mit verschiedenen Boswelliasäuren wurden qualitativ dieselben Ergebnisse erzielt wie mit dem Extrakt. Die Befunde wurden 1992 in der renommierten amerikanischen Zeitschrift „Journal of Pharmacology and Experimental Therapeutics" unter dem Titel: „Boswellic acids novel, specific non redox inhibitors of 5-lipoxygenase" publiziert.

Erste klinische Studien

Die Beobachtung, dass der Extrakt bzw. Boswelliasäuren die **5-Lipoxygenase** hemmten, führte dazu, chronisch-entzündliche Erkrankungen zu identifizieren, bei denen eine vermehrte Bildung von Leukotrienen für die Aufrechterhaltung der Entzündung verantwortlich gemacht wird (▶ Übersicht).

Es kam zunächst die Idee auf, dass ein Weihrauchextrakt z. B. bei der Colitis ulcerosa wirksam sein müsste. Dies galt es aber klinisch zu beweisen. So suchte Ammon wieder den Kontakt zu seinem Kollegen in Jammu, Dr. Singh, und fragte ihn, ob möglicherweise bei ihm an der Universität zumindest eine Pilotstudie zum Thema Colitis ulcerosa möglich wäre. Er fand dann einen Kollegen Dr. I. Gupta, seines Zeichens Gastroenterologe, der bereit war, sich der Sache anzunehmen. Dr. Gupta konnte dabei zeigen, dass eine 6-wöchige Verabreichung eines alkoholischen Weihrauchextraktes bei 80 % der Patienten zur Remission führte. Diese Studie wurde dann 1997 publiziert (Gupta et al. 1997).

Ein weiterer Gedanke war, dass der Extrakt auch bei Patienten mit Asthma bronchiale wirksam sein müsste, da bekannt war, dass eine vermehrte Leukotrienbildung sowohl den Tonus der Bronchialmuskulatur steigert als auch die Ödem- und Schleimbildung. Auf Anregung unserer Arbeitsgruppe führte Dr. Gupta in Indien eine 6-wöchige Studie an Asthmapatienten durch und fand, dass Atemnot und Anfallshäufigkeit geringer wurden und sich auch die respiratorischen Parameter verbesserten (Gupta et al. 1998).

Erhöhte Konzentrationen von Leukotrienen bei entzündlichen Erkrankungen (Mayatepek u. Hoffmann 1995)

- Lungenerkrankungen
  - Asthma bronchiale
  - Zystische Fibrose
  - Atemnotsyndrom bei Erwachsenen
- Allergische Erkrankungen
  - Allergische Rhinitis
  - Allergische Konjunktivitis
- Bindegewebserkrankungen
  - Rheumatoide Arthritis
  - Lupus erythematodes
  - Gicht
  - Lyme-Arthritis
- Hauterkrankungen
  - Psoriasis
  - Urtikaria
- Magen-Darm-Erkrankungen
  - Colitis ulceroa
  - Morbus Crohn
  - Akute Pankreatitis
  - Leberzirrhose
- Erkrankungen des Zentralnervensystems
  - Astrozytom
  - Multiple Sklerose
- Andere Erkrankungen
  - Myokardiale Ischämie
  - Chronisches Rauchen
  - Multiple Verletzungen
  - Schwere Verbrennungen

2.3.2 Der Weg in die Praxis

H15 Ayurmedica® – das erste verfügbare Weihrauchpräparat

Zur Zeit, als die Tübinger Gruppe von Prof. Ammon mit ihren Untersuchungen zu Salai guggal ca. 1986 begann, gab es bereits ein Weihrauchprodukt H15 Ayurmedica® zur Verwendung bei rheumatischen Erkrankungen. Unabhängig und in Unkenntnis der Tübinger Aktivitäten begann die 1983 gegründete Firma Ayurmedica in Pöcking 1984 eine Zusammenarbeit mit der indischen Firma Gufic, die das in Indien damals kaum beachtete Weihrauchprodukt mit dem Namen Sallaki® herstellte. Unter dem Namen H15 Ayurmedica® initiierte die Firma Ayurmedica eine Reihe klinischer Studien (unveröffentlicht) zur rheumatoiden Arthritis, um in Deutschland eine Zulassung als Arzneimittel zu erreichen. Der Versuch misslang jedoch. Er misslang, da die Hürden des Arzneimittelgesetzes viel zu hoch waren und dieses seit Jahrtausenden verwendete Naturprodukt als „new chemical entity" (Schwachsinn!) eingestuft wurde, mit der Maßgabe, dass auch dieses Präparat alle Anforderungen an ein neues chemisch gewonnenes Arzneimittel zu erfüllen habe. Dem mehr als 10 Jahre dauernden Entwicklungsprozess war die kleine Firma nicht gewachsen. In der Zwischenzeit hatte jedoch das Präparat H15 Ayurmedica® in Deutschland erhebliche Marktanteile erzielt (▶ Kap. 6).

Der Durchbruch

Bei einem Vortrag am 20. März 1993 in der Stoffwechselklinik Bad Mergentheim anlässlich eines Seminars zum Thema „Entzündliche Darmerkrankungen" berichtete Ammon unter dem Titel „Boswelliasäuren als Naturprodukte: Potenzielle Wirkstoffe gegen chronisch-entzündliche Darmerkrankungen" über die bisher erzielten Ergebnisse mit Salai guggal.

Es scheint so, als hätte der eine oder andere Patient mit Colitis ulcerosa die vorgetragenen Ergebnisse aufgegriffen, sich ein entsprechendes Präparat unter dem Namen H15® der Firma Ayurmedica besorgt und damit selbst behandelt. Zur Überraschung dieser Patienten fand sich bei ihnen eine deutliche Besserung ihrer Situation. Diese Patienten waren zu dieser Zeit unter kontinuierlicher Behandlung in der Ambulanz für Morbus Crohn und Colitis ulcerosa am Klinikum in Mannheim, die von Oberarzt Dr. H. Gerhardt geleitet wurde.

Sie setzten sich mit Dr. Gerhardt in Verbindung und berichteten ihm über ihre Erfolge. Er glaubte ihnen aber nicht. Offensichtlich kamen aber zu dieser Zeit mehrere Patienten mit dem H15 Ayurmedica® in Kontakt und Herr Gerhardt wurde immer wieder mit Erfolgsmeldungen konfrontiert, so dass er in seiner Ambulanz schließlich selbst Patienten mit diesem Präparat behandelte und, wie sich zeigte, mit erstaunlichem Erfolg.

In der Zwischenzeit hat sich diese Nachricht wohl in Deutschland herumgesprochen, denn es gibt jetzt eine große Anzahl von Patienten mit Colitis ulcerosa und auch Morbus Crohn (für letztere Krankheit hatte Herr Gerhardt 2001 Daten publiziert), die offensichtlich erfolgreich mit diesem Weihrauchprodukt behandelt werden können und, was von Vorteil ist, nicht über Nebenwirkungen klagen mussten.

Fazit

Zwei voneinander unabhängige und gleichzeitige Begebenheiten, nämlich erstens die Verfügbarkeit eines Weihrauchproduktes aus Indien und zweitens die ersten wissenschaftlichen Ergebnisse, die eine Anwendung beim Patienten plausibel erscheinen ließen, führten zu einer verbreiteten Anwendung eines alten Arzneimittels in Deutschland und der Welt. In der Zwischenzeit hat aufgrund der zahlreichen wissenschaftlichen Erkenntnisse das Europäische Arzneibuch 6. Ausgabe aus dem Jahr 2008 Olibanum unter dem Titel „Olibanum Indicum" – indischer Weihrauch – aufgenommen und detaillierte Vorschriften zur Qualität aufgelistet (◘ Abb. 2.2). Somit kann ein Arzt Weihrauch (E. Ph. 6) Patienten als Rezepturarzneimittel verordnen, ohne dass eine Zulassung erforderlich ist. Keine Zulassung benötigen auch Weihrauchpräparate, wenn sie als Nahrungsergänzungsmittel (s. dort) deklariert sind.

Sei noch hinzugefügt, dass es nach den ersten Befunden zur Hemmung der Leukotriensynthese in der wissenschaftlichen Welt, das wie dieses Buch zeigt, plötzlich zu zahlreichen pharmakologischen und klinischen Studien kam. Die Entwicklung scheint ungebrochen, wobei bemerkenswert ist, dass die meisten Publikationen aus Ländern stammen, in denen das Harz von Boswelliabäumen schon immer zu den traditionellen Arzneimitteln gehörte. Bleibt zu hoffen, dass es auch in Deutschland in absehbarer Zeit gelingt, zu einem standardisierten und von den Behörden zugelassenen Weihrauchprodukt zu kommen.

Pharmakologische Untersuchungen und klinische Studien mit Boswelliaextrakten und deren Inhaltsstoffen

Zusammenfassung

Am Modell des Carrageenan-induzierten Ödems der Rattenpfote konnte erstmals eine entzündungshemmende Wirkung eines alkoholischen Weihrauchextraktes beobachtet werden. In In-vitro-Versuchen zeigten Extrakte und einige Boswelliasäuren wie 11-Keto-β-Boswelliasäuren und 11-Keto-α-Boswelliasäure eine Hemmung von Entzündungsfaktoren und Faktoren des Immunsystems sowie der Bildung reaktiver Sauerstoffspezies. In Tierversuchen wurden neuro-, kardio- und atemwegsprotektive sowie antientzündliche Wirkungen im Magen-Darm-Kanal und der Leber beschrieben. Beobachtet wurden die Verhinderung eines Autoimmundiabetes sowie Wirkungen auf Mikroorganismen und Parasiten. In vitro wird über eine Antitumorwirkung bei einer großen Anzahl von Tumoren berichtet. Klinische Studien betreffen chronisch entzündliche und Autoimmunerkrankungen sowie das peritumorale Hirnödem. Hervorzuheben sind die geringe Nebenwirkungsrate und die immer wieder beobachtete Einsparung von Kortison.

Hermann P. T. Ammon, *Weihrauch – Anwendung in der westlichen Medizin*,
DOI 10.1007/978-3-662-55909-3_3, © Der/die Herausgeber bzw. der/die Autor(en) 2018

Pharmakologie

In den präklinischen pharmakologischen Untersuchungen kommen heute In-vitro-Tests mit Enzymen, Zellfragmenten, Zellen von bestimmten Geweben sowie Gewebeteile zum Einsatz. Mit diesen Modellen ist es möglich, die Wirkung bzw. den Wirkungsmechanismus von Arzneistoffen zu ergründen. Testobjekte sind Gewebe von Tieren oder Zellkulturen. In der Arzneimittelforschung geben solche Untersuchungen bei neu zu entwickelnden Arzneistoffen erste Hinweise auf ihre Brauchbarkeit.

Die Verwendung isolierter Organe dient dazu, zu prüfen, ob ein Arzneistoff deren natürliche Funktion herabsetzt oder die krankhaft verminderte Funktion verbessert, z. B. ob an einem isolierten Darmstück eines Meerschweinchens ein Arzneistoff dessen Peristaltik erhöht oder herabsetzt.

Im Tierversuch muss sich schließlich auch herausstellen, ob die in vitro bzw. an isolierten Organen gewonnenen Ergebnisse auch am Gesamtorganismus funktionieren. Schließlich kann man eine blutdrucksenkende oder blutzuckersenkende oder schmerzstillende Wirkung letztlich nur am System des gesamten Organismus verifizieren.

Vor der Anwendung beim Menschen ist weiterhin erst eine umfangreiche, toxikologische Prüfung – leider auch am Versuchstier – erforderlich, um klinischen Probanden keinem unkalkulierbaren Risiko auszusetzen.

Die Anwendung eines Arzneimittels beim Menschen setzt voraus, dass die für seine Wirkung verantwortlichen Inhaltsstoffe im Blut in wirksamen Konzentrationen vorliegen, Wirkungseintritt und Wirkungsdauer adäquat sind und letztlich deren Ausscheidung gesichert ist. Die Pharmakologie fasst dies unter dem Begriff **„Pharmakokinetik"** eines Arzneistoffes zusammen.

Dem steht gegenüber die therapeutische Wirkung eines Arzneistoffes. Sie ergibt sich aus seinen pharmakologischen Eigenschaften, das heißt, wie geht der Arzneistoff mit dem Körper um, damit der erwünschte Effekt, z. B. Schmerzfreiheit erzielt wird. Die Pharmakologie fasst dies unter dem Begriff **„Pharmakodynamik"** eines Arzneistoffes zusammen.

Im Idealfall geht der therapeutische Effekt nicht mit unerwünschten Arzneimittelwirkungen einher, was jedoch eher selten ist. Dies ist nicht verwunderlich, hat es der Körper doch mit einem ihm unbekannten Fremdstoff zu tun, der nicht nur an **einem** Zielort – dem erwünschten – sondern auch an **mehreren** ansetzen kann. So können – nicht müssen – z. B. gewisse Schmerzmittel selbst Schmerz auslösen (Analgetikakopfschmerz), zu Magenschmerzen führen und sogar Niere und Leber schädigen.

Klinik

Die klinischen Prüfungen müssen dem Gesagten Rechnung tragen und Informationen über die pharmakokinetischen Eigenschaften, die therapeutische Wirksamkeit und die Unbedenklichkeit eines Arzneimittels Auskunft geben. Für die endgültige Beurteilung spielt dabei das Verhältnis von Nutzen zu tolerierbaren UAW eine wichtige Rolle. Diese Kriterien gelten auch für die therapeutische Nutzung von Weihrauch und seinen Inhaltsstoffen.

Wie bereits gesagt, findet Weihrauch – das Harz der Boswelliabäume – seit Jahrtausenden Anwendung bei verschiedensten Erkrankungen. Dabei ist zu berücksichtigen, dass die Ärzte früherer Generationen aufgrund des Fehlens der heutigen diagnostischen Möglichkeiten auf die Angaben der Patienten und deren körperliche Untersuchung, also im Wesentlichen auf die vorliegenden Symptome, angewiesen waren. Auch gab es noch keine differenzierte Krankheitsbeschreibung. Unter diesen Bedingungen verstehen sich die Anwendungen von Ayurveda bis zur Neuzeit, wie sie in ◘ Tab. 2.1 aufgeführt sind.

Angewendet wurde das Harz innerlich in Form von Pulvern, wässrigen und alkoholischen Auszügen, eingearbeitet in Tabletten, Pillen, Kapseln sowie äußerlich in Form von Pasten, Salben und Balsamen.

Im Folgenden sollen die jetzt verfügbaren pharmakologischen und klinischen Studien vorgestellt werden, die eine Wirkung bzw. Wirksamkeit von Trockenextrakten und Inhaltsstoffen aus dem Weihrauchharz nahelegen. In der Literatur werden Extrakte aus dem Weihrauchharz immer mit der Bezeichnung Boswelliaextrakt (BE) benannt. Diese wird dann auch in den folgenden Kapiteln verwendet.

Es wird ausführlich auf das Gebiet der Entzündung und die Wirkungen von Boswelliaextrakten und ihren Inhaltsstoffen eingegangen, insbesondere, was deren antientzündlichen Wirkungsmechanismen angeht. Danach soll ausgeführt werden, welche pharmakologischen Wirkungen von Boswelliaextrakten und deren Inhaltsstoffen an verschiedenen Organen/Geweben bis dato beobachtet wurden, gefolgt von der Anwendung von Weihrauchpräparaten bei Erkrankungen:

3.1 Entzündungen als therapeutisches Ziel

Seit jeher waren vor allem entzündliche Erkrankungen (■ Tab. 2.1) Ziel einer Therapie mit Weihrauch/Olibanum. In der **ayurvedischen Medizin** Indiens, der wohl ältesten traditionellen Naturheilweise, werden Entzündungen auf ein Ungleichgewicht der **drei Doshas** (Grundprinzipien des Lebens) Vata, Pitta und Kapha zurückgeführt (■ Tab. 3.1). In diesem eher **philosophisch** begründeten Medizinsystem stehen Vata für geistige und körperliche Beweglichkeit, Pitta für Stoffwechselvorgänge und Wärmebildung sowie Kapha für körperliche Strukturen, also Organe und Gewebe. Bei Entzündungen liegt ein Übergewicht der Dosha Pitta vor.

Ayurveda – die Wissenschaft vom gesunden Leben
- Alles hängt mit allem zusammen und voneinander ab.
- Alles befindet sich innerhalb einer regulatorischen Bandbreite im Gleichgewicht.
- Dies führt zu ganzheitliche Betrachtungen („holistic view") des Menschen in der ayurvedischen Medizin.
- Störungen an einer Stelle im System ziehen Störungen an anderen Stellen nach sich, evtl. bis hin zum Exitus (z. B. Stress, Übergewicht, Rauchen, Immunschwäche).

■ **Tab. 3.1** Ayurveda – Definition der Doshas. Im ayurvedischen Sprachgebrauch sind die drei Doshas die grundlegenden Regelkräfte, die in der äußeren Natur wirken und unsere eigene Natur (Körper) durchdringen und formen

Dosha	Naturelemente	Wirkungen auf Körper
Vata (Nervensystem)	Luft + Raum	Regulieren geistig und körperlich Bewegendes
Pitta (Stoffwechsel)	Feuer + Wasser	Regulieren den Stoffwechsel
Kapha (Immunsystem)	Erde + Wasser	Regulieren die Körpersubstanz

Eine erhöhte Körpertemperatur ist ja eines der Charakteristika in einem entzündlichen Prozess. Entzündungen sind in der ayurvedischen Medizin daher Pitta-Erkrankungen.

Die Therapie besteht in Maßnahmen, die drei Doshas wieder untereinander in ein Gleichgewicht zu bringen. In diesem System spielt auch Salai guggal, das Harz des indischen Weihrauchbaumes eine Rolle (Übersichten bei Ammon 2006 a; Schrott u. Ammon 2012).

In der **naturwissenschaftlich** begründeten Medizin sind dagegen eine ganze Reihe biochemischer Vorgänge (Entzündungsfaktoren) an der Organisation einer Entzündung beteiligt, die es im Weiteren zu beschreiben gilt.

Entzündungen werden durch eine Schädigung eines Gewebes ausgelöst, sei sie mechanisch, thermisch, chemisch, mikrobiell oder auf andere Weise hervorgerufen. Im Normalfall zielen alle an einer Entzündung beteiligten Vorgängen darauf ab, am Ende den entstandenen Schaden zu beseitigen bzw. zu heilen. Dies gilt vor allem bei akuten Entzündungen.

Dem gegenüber stehen bestimmte chronische Entzündungen, insbesondere Autoimmunerkrankungen, bei denen ein heilender Nutzen nicht erkennbar ist, sondern im Gegenteil durch die Entzündung Schäden an den betroffenen Geweben entstehen. Zu ihnen zählen u. a. rheumatoide Arthritis, Asthma bronchiale, Psoriasis, Multiple

Sklerose, jugendlicher (Typ-1-) Diabetes, der „late onset autoimmune diabetes of the adults" (LADA) – ein verspäteter jugendlicher Diabetes und andere (▶ Übersicht).

> **Chronische Entzündungen, Autoimmunerkrankungen (Beispiele)**
> - Psoriasis
> - Sarkoidosis
> - Systemischer Lupus erythematodes
> - Erythematosis
> - Graves diseases
> - Hashimoto-Thyreoiditis
> - Stille Thyreoiditis
> - Morbus Crohn
> - Goodpasture-Syndrom
> - Insulinabhängiger Diabetes mellitus
> - Myasthenia gravis
> - Morbus Addison
> - Idiopathischer Hypoparathyreoidismus
> - Idiopathische thrombozytopenische Purpura
> - Autoimmunhämolytische Anämie
> - Rheumatoide Arthritis
> - Skleroderma

Zum besseren Verständnis soll besonders für den Nichtfachkundigen in den folgenden Kapiteln versucht werden, einige pathophysiologische Grundlagen der Entzündung, soweit sie eine Beziehung zu den antientzündlichen Wirkungen von Boswelliaextrakten und deren aktiven Inhaltsstoffen aufweisen, verständlich darzustellen.

3.1.1 Symptome einer Entzündung

Eine Entzündung ist charakterisiert durch 5 typische Symptome. Es sind dies:

- **Schmerz** (Dolor) als unangenehmes Warnsymptom
- **Rötung** (Rubor) des entzündeten Gebietes aufgrund der verstärkten Durchblutung
- **Erwärmung** (Calor) des entzündeten Gebietes aufgrund der verstärkten Durchblutung

- **Auffallend** an einer Entzündung ist die **Schwellung** (Tumor) – hier nicht zu verwechseln mit gutartiger oder bösartiger Geschwulst. Die Schwellung – auch Ödem genannt – kommt durch einen erhöhten Austritt von Blutflüssigkeit aus den Kapillaren des Gefäßsystems in das Gewebe zustande.
- Eine **Schädigung der Funktion** (Functio laesa) findet man als letztes charakteristisches Symptom bei dem betroffenen Gewebe.

3.1.2 Phasen einer Entzündung

Je nach Zeitablauf unterscheidet man subakute, akute, und chronische Entzündungen. Eine akute Entzündung läuft in zwei Phasen ab.

In der **ersten Phase** der Entzündung geht es darum, schädigende Noxen und zerstörte Gewebeteile zu entfernen bzw. Infektionskeime abzutöten. Dem dient die verstärkte Durchblutung (Rubor, Calor), die Ödembildung und die Einwanderung von weißen Blutzellen (Granulozyten, Makrophagen).

Im einfachen Fall schließt sich in einer **zweiten Phase** eine Vermehrung bzw. Einstrom von Histiozyten und Fibroblasten an, die für Gewebeerneuerung und Narbenbildung und damit für Heilung sorgen. Nach dieser Phase hat eine akute Entzündung ihre Aufgabe als Schutzfunktion für den Körper erfüllt.

Chronische Entzündungen können sich aus einer akuten Entzündung entwickeln, bei der die anfänglichen Abwehrreaktionen nicht in der Lage sind, die Schädigung zu beseitigen.

Sog. primär chronische Entzündungen entwickeln sich von vornherein langsam und dauern lange an. Hierzu zählen die entzündlichen Autoimmunerkrankungen (s. oben).

3.1.3 Organisation einer akuten Entzündung

Es erhebt sich jetzt die Frage, wie der Körper die eben geschilderten Vorgänge letztlich organisiert. Dies ist insofern wichtig, als sie uns zu den Mechanismen führt, über die entzündungshemmende Arzneistoffe – also auch Weihrauch und seine Inhaltsstoffe – Entzündungen beeinflussen. Dieses Kapitel wird relativ ausführlich behandelt, um es auch dem nicht wissenschaftlich vorgebildeten Leser zu ermöglichen, ein so häufig vorkommendes Krankheitsbild und seine Behandlung nachvollziehen zu können.

Komplementsystem

Beim Komplementsystem handelt es sich um eine Kaskade von aktivierbaren Glykoproteinen der **unspezifischen Abwehr**. Die Komponenten des Komplementsystems werden vor allem in Makrophagen, Lymphozyten und Leberzellen gebildet. Ihre Aktivierung erfolgt einmal durch Antigen-Antikörper-Komplexe (klassischer, schneller Weg) sowie durch Oberflächenstrukturen von Bakterien, Viren, Pilzen oder Protozoen (alternativer, langsamer Weg). Die einzelnen Komponenten werden jeweils mit C (**C-Komplexe**) bezeichnet

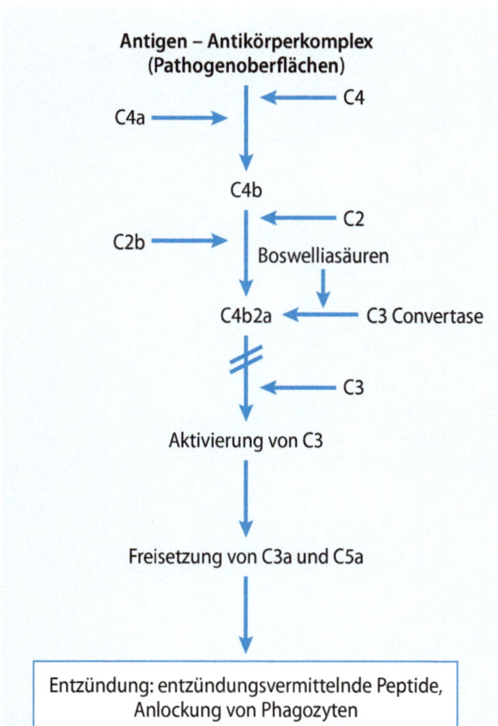

Abb. 3.1 Komplementsystem: Klassischer Weg (vereinfacht), Wirkung von Boswelliasäuren

(☐ Abb. 3.1) und reagieren in einer festgelegten Reihenfolge mit Hilfe bestimmter Enzyme (**Convertasen**).

Am Ende der Kaskade steht die Abwehr von Erregern durch **Zytolyse** sowie die Auslösung einer lokalen Entzündung. Diese wird vor allem durch die Komponenten $C3_a$, $C4_a$ und $C5_a$ vermittelt. Sie stimulieren die Freisetzung von Histamin sowie Metaboliten der Arachidonsäurekaskade, u. a. PGE_2, PGF_2 und Leukotriene (s. unten).

Entzündungsfaktoren

Schmerz, Rötung, Erwärmung, Ödembildung und Eindringen weißer Blutzellen in ein entzündetes Gewebe werden letztlich durch sog. Entzündungsmediatoren – auch Entzündungsfaktoren genannt – vermittelt (☐ Tab. 3.2). Diese werden am Ort einer Schädigung gebildet. Sie entstehen z. T. aus einer in der Zellwand befindlichen Fettsäure, der **Arachidonsäure**, und spielen sowohl bei akuten als auch chronischen Entzündungen eine Rolle.

Arachidonsäurekaskade

Arachidonsäure, ein Bestandteil der Lipide von Zellmembranen, ist Ausgangssubstanz für die Bildung von Prostaglandinen und Leukotrienen in der Zelle. In Zellmembranen lokalisiert ist ein Enzym, die **Phospholipase A_2**. Dieses Enzym ist normalerweise inaktiv. Wird es jedoch mit einer Noxe konfrontiert, so spaltet es Arachidonsäure aus Lipiden von Zellmembranen (☐ Abb. 3.2) ab und diese ist dann Ausgangssubstanz für den Angriff zweier Enzyme, nämlich der **Cyclooxygenase** (COX) und der **5-Lipoxygenase** (5-LO). Erstere führt zu den Prostaglandinen, 5-LO zu den Leukotrienen. Beide Enzyme sind am Wirkungsort entzündungshemmender Arzneimittel von wesentlicher Bedeutung.

Prostaglandine

Prostaglandin E_2 ist vor allem an der Schmerzempfindung beteiligt. Hier sensibilisiert es Nozirezeptoren (Schmerzrezeptoren) gegenüber dem im Blut permanent befindlichen Bradykinin, einem Peptidhormon, das an diesen Rezeptoren Schmerz auslöst. Darüber hinaus steigern Prostaglandine die lokale Durchblutung. Dies führt zu Rötung und Erwärmung im Entzündungsbereich.

Tab. 3.2 Herkunft und biologische Wirkung von Entzündungsfaktoren (Vaupel et al. 2015)

Mediator	Herkunft	Hauptwirkungen
Histamin	Mastzellen, basophile Granulozyten	Vasodilatation, Erhöhung der Gefäßpermeabilität
Serotonin	Thrombozyten	Thrombozytenaggregation, komplexe Beeinflussung des Gefäßsystems, Hyperalgesie
Komplementfaktoren $C3_a$, $C5_a$	Spaltprodukte des Komplementsystems	Histaminfreisetzung aus Mastezellen, Chemotaxis, Erhöhung der Gefäßpermeabilität
Bradykinin	Spaltprodukt des Kallikrein-Kinin-Systems	Vasodilatation, Erhöhung der Gefäßpermeabilität, Hyperalgesie
Prostaglandine E_2, $F_{2\alpha}$	Granulozyten, Makrophagen, Endothelzellen, Neurone	Vasodilatation (PGE2), Vasokonstriktion (PGFα), Sensibilisierung von Nozizeptoren, Hyperalgesie
Leukotriene	Granulozyten, Makrophagen, Mastzellen	Chemotaxis, Erhöhung der Gefäßpermeabilität
Plättchenaktivierender Faktor (PAF)	Granulozyten, Makrophagen, Mastzellen, Thrombozyten	Aktivierung von Granulozyten und Thrombozyten, Chemotaxis, Erhöhung der Gefäßpermeabilität
Stickstoffmonoxid (NO)	Makrophagen, Endothelzellen, Neurone	Vasodilatation, u. U. zytotoxischer Effekt, Hyperalgesie
Reaktive Sauerstoffspezies	Granulozyten, Makrophagen	Abtötung von Bakterien, Zerstörung der Gewebematrix

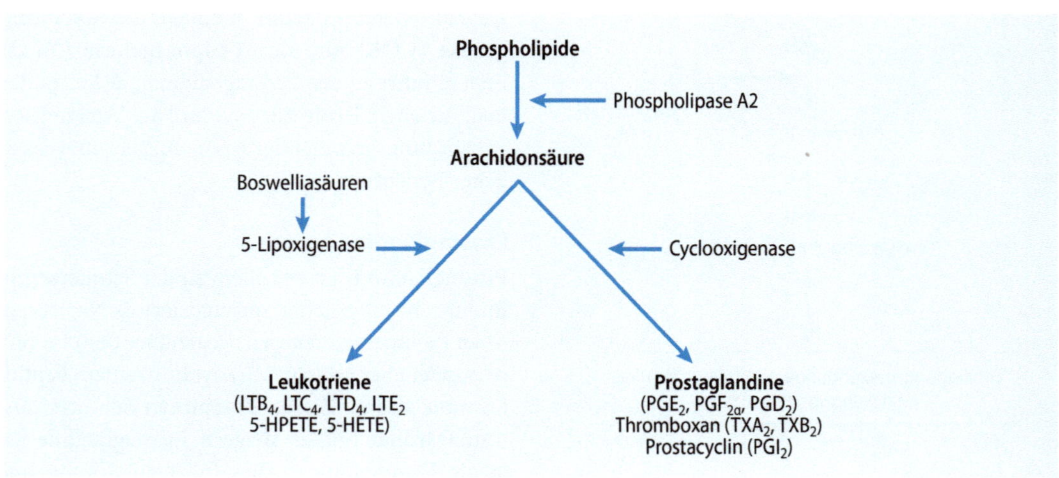

Abb. 3.2 Arachidonsäurekaskade. Hemmung der 5-Lipoxygenase durch Boswelliasäuren

Hemmstoffe der COX sind u. a. so bekannte Arzneistoffe wie Acetylsalicylsäure (Aspirin®), Diclofenac (Voltaren®), Ibuprofen u. a.

Leukotriene

Leukotriene besitzen mehrere Wirkungen im Zusammenhang mit Entzündungen. **Leukotrien B_4** (LTB$_4$) erhöht die Permeabilität von Kapillaren und somit den Flüssigkeitsaustritt aus dem Blut in das geschädigte Gebiet (Ödembildung). Es fördert weiter die Chemotaxis und das Eindringen von Leukozyten in das entzündete Gebiet, die Aktivierung von deren Funktion (Phagozytose von Mikroorganismen) sowie die Bildung von Sauerstoffradikalen, die an der Abtötung von Bakterien mitwirken. **Leukotrien C_4** (LTC$_4$) erhöht die Kontraktilität der glatten Gefäßmuskulatur der Bronchien und die Viskosität des Bronchialschleimes, was wiederum beim Asthmatiker zur Atemnot führt.

Die Synthese von Leukotrienen durch 5-Lipoxygenase wird von unseren sog. **„nicht-steroidalen antiinflammatorischen Arzneistoffen"** (engl. abgekürzt NSAID) wie Acetylsalicylsäure, Diclofenac, Ibuprofen u. a. nicht beeinflusst. Diese besitzen bei Erkrankungen, bei denen eine verstärkte Leukotrienwirkung im Vordergrund steht, keine Wirkung (z. B. Asthma bronchiale).

Fragt man, wo in diesem System der sog. Arachidonsäurekaskade die Wirkung der Glukokortikoide anzusiedeln ist, so ist dies der Bereich der Phospholipase A_2. Bei Hemmung dieses Enzyms kommt es nicht zur Abspaltung von Arachidonsäure aus Membranlipiden und somit können aus Arachidonsäure weder Prostaglandine noch Leukotriene gebildet werden. „Kortison" zählt daher zu den am stärksten und wirksamsten entzündungshemmenden Arzneistoffen. Dieser sehr frühe Eingriff in die Entzündungskaskade erklärt u. a. auch das bekannte größere Nebenwirkungsprofil der Glukokortikoide – gerade im Vergleich zu Weihrauch. Hinzu kommen UAW, die auf die Hormonwirkung der Glukokortikoide zurückzuführen sind. Um diejenigen Stoffe, die lediglich über die Cyclooxygenase entzündungshemmend wirken, definitorisch vom „Kortison" abzugrenzen, bezeichnet man erstere summarisch auch als NSAID.

Sphingomyelinase

Über einen bisher nicht diskutierten Mechanismus von Boswelliasäuren, der bei Entzündungen eine Rolle spielt, berichteten Zhang und Duan (2009). Es handelte sich dabei um die Rolle von Sphingomyelinase (SMase). Der Stoffwechsel von SMase generiert multiple Lipidsignale, die ihrerseits Entzündung, Zellproliferation und Apoptose beeinflussen. Eine Upregulation von SMase wurde im Zusammenhang mit entzündlichen Erkrankungen des Darmes sowie bei Arteriosklerose und Diabetes beobachtet.

3.1.4 Immunsystem

Die Aufgaben des Immunsystems bestehen darin, die Wirkung körperfremder Substanzen (Pathogene, Antigene) auszuschalten sowie pathologisch veränderte Körperzellen (z. B. Tumorzellen) zu eliminieren. Die Abwehr erfolgt sowohl durch humorale (in der Körperflüssigkeit vorkommende) Faktoren als auch durch Zellen des Immunsystems (zelluläre Abwehrmechanismen, ■ Tab. 3.3). **Antigene** stimulieren dabei sowohl B-Lymphozyten (zuständig für Antikörperbildung) als auch T-Lymphozyten (zytotoxische T-Zellen zerstören antigentragende Zellen). Aus B- und auch aus T-Zellen entstehen in diesem Zusammenhang auch Gedächtniszellen, die z. B. bei Reinfektion schnell reaktiviert und vermehrt werden können.

Man unterscheidet zwischen angeborenem und adaptivem (erworbenen) Immunsystem. Immunologische **Entzündungsvorgänge** werden durch Faktoren des **Komplementsystems** oder Zellen der unspezifischen Abwehr initiiert. Immunologische **Tumorabwehr** erfolgt zellulär und humoral, wenn durch Mutation einer Normal- in eine Krebszelle neue Antigene gebildet werden.

Immundefekte haben schwer verlaufende Infektionen zur Folge. Sie können angeboren oder erworben sein. Erworbene Immundefekte können durch Infektionen, Tumoren, Medikamente, Stress, Alterungsprozesse oder fehlerhafte Ernährung hervorgerufen werden.

Kommt es zu einer Infektion, wird eine **primäre Immunantwort** ausgelöst. Hier beseitigt das

◻ Tab. 3.3 Funktion weißer Blutzellen

T-Lympho-zyten	Zytotoxische T-Zellen (CD8*) erkennen und zerstören virus-befallenes Gewebe
B-Lympho-zyten	B-Lymphozyten/Plasmazellen auf Antikörperbildung spezialisiert
T-Helfer-Zel-len (CD4)	Aktivieren Plasma- und Killerzellen
NK-Lympho-zyten	Natürliche Killerzellen (NK) greifen unspezifisch virusinfizierte Zelle an
Makrophagen	Fresszellen, nehmen Krankheits-erreger auf
Neutrophile Granulozyten	Fresszellen für Bakterien, Viren und Pilze
Eosinophile Granulozyten	Vermehrtes Auftreten bei Würmern und anderen Parasiten sowie allergischen Reaktionen

angeborene Immunsystem innerhalb weniger Stunden den Erreger, ohne dass Krankheitssymptome bemerkt werden. Bei der **sekundären Immunantwort**, die durch eine erneute Infektion mit einem Erreger hervorgerufen wird, kommt es durch Gedächtniszellen sowohl zur sofortigen Aktivierung der angeborenen als auch der adaptiven Antwort des Immunsystems. Die sekundäre Immunantwort ist wesentlich stärker als die primäre.

Infektabwehr

Bei Entzündungen, an denen Keime/Parasiten beteiligt sind, kommt zusätzlich zu den bereits geschilderten Mechanismen der Entzündung das Immunsystem mit dem Ziel einer Infektabwehr ins Spiel. Dies erfolgt in zweierlei Hinsicht, einmal über die Bildung von Antikörpern durch B-Lymphozyten, zum anderen durch Differenzierung und Aktivierung von T-Lymphozyten, Makrophagen und neutrophilen Granulozyten. Deren Aufgabe ist es, eingedrungene Mikroben abzutöten, zu phagozytieren und damit zu beseitigen.

Bei akuten infektiösen Entzündungen findet man, wie gesagt, eine Vermehrung bzw. Aktivierung weißer Blutzellen. Sie dient der Tötung bzw.

dem „Auffressen" von bakteriellen Erregern. Ihr vermehrtes Auftreten im Blut bezeichnet man als **Leukozytose**. Im Bereich des durch Mikroorganismen geschädigten Gewebes treten diese aus dem Kapillarbett des Gefäßsystems in das ödematöse Gewebe über. Es bildet sich u. a. Eiter, eine Flüssigkeit bestehend aus polymorphkernigen neutrophilen Leukozyten (Eiterkörperchen) und eingeschmolzenem Gewebe.

Damit diese Vorgänge funktionieren, müssen die beteiligten weißen Blutzellen untereinander kommunizieren, das heißt einander mitteilen, welche dieser Zellen was, wo und zu welcher Zeit zu tun haben. Ein gut funktionierendes Immunsystem schützt uns täglich auch vor entarteten Gewebezellen (Krebszellen). Die Kommunikation der weißen Blutzellen untereinander erfolgt durch sog. **Zytokine**. Dies sind Stoffe mit unterschiedlichen Funktionen, sie werden von weißen Blutzellen gebildet.

In diesem Zusammenhang gibt es Zytokine, die im Rahmen einer Entzündung aktiviert werden, man nennt sie **proinflammatorische Zytokine** (◻ Tab. 3.4). Darüber hinaus gibt es aber auch

◻ Tab. 3.4 Herkunft und biologische Wirkung einiger proinflammatorischer Zytokine (Vaupel et al. 2015)

Zytokine	Herkunft	Biologische Wirkung
Interleukin 1 (IL-1)	Makrophagen, Monozyten, Fibroblasten	Entzündung, Fieber, Aktivierung von T- und B-Lymphozyten
Interleukin 2 (IL-2)	T-Lympho-zyten	Aktivierung von T- und B-Lympho-zyten
Interleukin 6 (IL-6)	Makrophagen, Fibroblasten	Aktivierung von B-Lymphozyten
Interferon-γ	T-Lympho-zyten	Aktivierung von Makrophagen, Hemmung der Proliferation, Zytolyse
Tumor-nekrose-faktor-α (TNF-α)	Makrophagen, T-Lympho-zyten	Entzündung, Zytolyse, Wachstumsfaktor

Zytokine, die einer Entzündung entgegenwirken (**antiinflammatorische Zytokine**). Beim Gesunden halten sich beide die Waage. Im Infektionsfall aber auch bei den Autoimmunerkrankungen dominieren die proinflammatorisch wirkenden Zytokine. Chemisch handelt es sich bei ihnen um Glykoproteine.

Ist das System aktiviert, so folgt eine Kaskade von Ereignissen, an deren Ende die Beseitigung der Mikroorganismen steht. Damit diese Vorgänge am Ort der Infektion stattfinden können, muss dafür gesorgt sein, dass weiße Blutzellen im Rahmen einer vermehrten Durchblutung und Penetration durch das Gefäßsystem (s. oben, Symptome der Entzündung) in ausreichendem Umfang dort ankommen. Hier helfen die chemotaktischen Eigenschaften von Leukotrien B_4 aus neutrophilen Granulozyten.

Autoimmunreaktionen

Leider lässt sich das **zelluläre Immunsystem** auch in einer Weise aktivieren, die mit der Infektabwehr nichts zu tun hat, sondern sich gegen körpereigene Gewebe richtet, diese funktionsunfähig macht bzw. zerstört. Auf diese Art entstehen Autoimmunerkrankungen (s. oben).

Die Entgleisung des Immunsystems hat zwei Gründe. In den meisten Fällen liegt eine genetische Disposition vor, die aber für sich allein noch nicht zur Erkrankung führen muss. Erst wenn äußere Faktoren hinzukommen – häufig sind es Virusinfektionen – nimmt das Krankheitsgeschehen seinen Lauf. Es kann sich dabei gegen ganz unterschiedliche Gewebe richten. Häufig ist es nur eine Gewebeart wie z. B. beim Typ-1-Diabetes. Hier sind es die insulinproduzierenden β-Zellen der Langerhans'schen Inseln der Bauchspeicheldrüse, die attackiert werden. Im Verlauf einer chronischen Entzündung kommt es dort zu deren Zerstörung und somit zum Versiegen der Insulinproduktion. Es gibt aber auch Kombinationen wie z. B. bei der rheumatoiden Arthritis, die häufig mit der Psoriasis assoziiert ist.

Ziel der derzeitigen medikamentösen Behandlung ist die Unterdrückung der Autoimmunreaktion durch sog. **Immunsuppresiva**. Zu ihnen zählen neben dem „Kortison" Methotrexat, Cyclosporin A, Tacrolimus, Sirolimus u. a. Diese Stoffe sind allerdings mit erheblichen Nebenwirkungen belastet.

3.2 Wirkungen von Boswelliaextrakten und deren Inhaltsstoffe auf Entzündungen und Entzündungsfaktoren

Wie die Anwendungen von Weihrauch (Olibanum) vom Altertum bis in die Neuzeit zeigen (Tab. 2.1), handelte es sich vorwiegend um die Behandlung entzündlicher Erkrankungen. So ist es leicht zu verstehen, dass sich die naturwissenschaftliche Medizin jetzt mit der Frage beschäftigt, ob Weihrauch/Olibanum, und wenn ja, welche seiner Inhaltsstoffe auf Entzündungen bzw. Faktoren, die eine Entzündung organisieren, einwirken.

3.2.1 Tierversuche – Entzündungsmodelle

Um Arzneistoffe auf eine entzündungshemmende (antiinflammatorische bzw. antiphlogistische) Wirkung zu testen, bedarf es einer Reihe von Entzündungsmodellen beim Versuchstier, meist Ratte, Maus oder Kaninchen. Nur hier kann sich zeigen, ob ein Stoff die typischen Entzündungssymptome (s. oben) beseitigt und somit zu erwarten ist, dass dieser auch Einfluss auf eine Entzündung beim Menschen nehmen kann.

Erste Hinweise auf eine entzündungshemmende Wirkung eines Extraktes aus dem Weihrauchharz kamen aus Indien. In Jamu (Kaschmir) hat ein Institut der indischen Regierung (Regional Research Laboratory) den Auftrag, pflanzliche Arzneimittel, die in der Ayurveda-Medizin verwendet werden, daraufhin zu untersuchen, ob sich die im Ayurveda behaupteten Wirkungen mit naturwissenschaftlichen Methoden nachvollziehen lassen (Kap. 2). Eines dieser Arzneimittel in der Ayurveda-Medizin ist **Salai guggal**, das Harz aus dem Baum Boswellia serrata (Indischer Weihrauch).

Nachdem 1969 Kar und Menon auf eine analgetische Wirkung eines Extraktes aus Salai guggal hingewiesen hatten, prüften die indischen Kollegen um Dr. G.B. Singh 1986, ob sich mit Salai guggal auch eine entzündungshemmende Wirkung nachweisen ließ. Sie verwendeten dabei ein Modell, das einfach ist und das auch in unserer modernen Forschung noch angewandt wird. In die Pfote einer Ratte wird eine entzündungsauslösende Substanz (Carrageenan, ein Polysaccharidgemisch aus Isländisch Moos) injiziert. Diese führt zur Schwellung der Pfote. In einem Messzylinder voll mit Wasser wird die geschwollene Pfote eingetaucht und das Volumen des übergelaufenen Wassers gemessen. Der Überlauf entspricht dem Ödemvolumen. Wurden in diesem Modell die Tiere vor der Injektion von Carrageenan mit einem Extrakt aus Salai guggal (50–200 mg/kg p.o.) behandelt, so war das Volumen des überlaufenden Wassers gegenüber den allein mit Carrageenan behandelten Tieren signifikant geringer.

Schlussfolgerung: Salai guggal hatte das Anschwellen des Gelenkes, das heißt, die Ödembildung verhindert. Da die Ödembildung ein wesentliches Symptom der Entzündung darstellt, war mit diesem einfachen Versuch der erste naturwissenschaftliche Nachweis für eine entzündungshemmende Wirkung von Salai guggal erbracht (Singh et al. 1986). Ihre Bestätigung fanden diese Ergebnisse durch eine Studie von Simoneit et al. (2011). Die Autoren beobachteten am Modell des Carrageenan-induzierten Pfotenödem bei der Maus, dass die perorale und intraperitoneale (in die Bauchhöhle) Verabreichung von 1 mg/kg β-Boswelliasäure (β-BA) ebenfalls zur Reduktion des Ödems führte.

In einem anderen Modell wurde bei Kaninchen eine Entzündung des Kniegelenks durch Injektion von Serumalbumin des Rindes erzeugt. Hier zeigte sich neben der entzündungshemmenden Wirkung von Salai guggal eine verminderte Einwanderung von Leukozyten in das entzündete Gewebe (Sharma et al. 1989).

Ein weiteres Modell, um auf eine antientzündliche Wirkung zu testen, ist das Ohr der Maus. Behandelt man dieses mit Arachidonsäure, Crotonöl oder 12-O-Tetradecanoylphorbolester-13-acetat (TPA), so entsteht dort eine Entzündung. Unter Verwendung von TPA prüften Banno et al. (2006) fünfzehn verschiedene Triterpensäuren aus dem Harz von Boswellia carterii auf deren

antiphlogistische Wirkung und zwar sieben vom β-Boswelliasäure (Ursan)-Typ, zwei vom α-Boswelliasäure (Oleanan)-Typ, zwei vom Lupeolsäure (Lupean)-Typ und vier vom Tirucallan-Typ, so zeigten alle getesteten Stoffe eine deutliche antiinflammatorische Wirkung mit einer ID_{50} von 0,05–0,49 mg/Ohr. Aus diesen Ergebnissen ergibt sich, dass die entzündungshemmende Wirkung eines Extraktes aus dem Boswelliaharz sehr komplex ist und sich nicht auf einige wenige Stoffe beschränken lässt.

3.2.2 In-vitro-Studien

In-vitro-Studien eignen sich, um an isoliertem Gewebe, isolierten Zellen oder isolierten Enzymen im Reagenzglas die Wirkung von Arzneistoffen auf deren Funktion oder den Mechanismus einer Arzneistoffwirkung zu untersuchen. Im Falle der Entzündung betrifft dies die Wirkungen von Boswelliaextrakten und deren Inhaltsstoffen auf Komplementsystem, Arachidonsäurekaskadeprodukte, Sphingomyelasen, Sauerstoffradikale, proteolytische Enzyme sowie Faktoren des Immunsystems.

Komplementsystem

1987 berichteten Wagner und Mitarbeiter über eine Hemmung des Komplementsystems beim Meerschweinchen durch α- und β-Boswelliasäuren. Kapil and Moza aus dem Regional Research Laboratory in Jamu (Indien) beschrieben 1991 eine Antikomplementwirkung beim Meerschweinchen durch eine Mischung verschiedener Boswelliasäuren. Diese Wirkung wurde auf eine Hemmung der C_3-Konvertase im klassischen Komplementweg zurückgeführt (◘ Abb. 3.1). Auf diese Weise kann die Umwandlung von C_3 in C_{3a} und C_{3b} und somit deren proinflammatorische Wirkungen verhindert werden.

Arachidonsäurekaskade

Nach den ermutigenden Tierversuchen lag es nahe, etwas über die Wirkung von Salai guggal auf die Bildung von Entzündungsfaktoren der Arachidonsäurekaskade – i. e. Prostaglandine und Leukotriene – zu erfahren (◘ Abb. 3.1). Dies insbesondere deswegen, weil diese auch Ziel der NSAID und der Glukokortikoide sind.

Solche Versuche dienen u. a. dazu, Einsicht über den Wirkungsmechanismus von Arzneistoffen sowie deren Wirkungsstärke (IC_{50}) zu gewinnen.

Prostaglandine

Aufgrund der wiederholten Beobachtung, dass ein Extrakt aus dem Harz von Boswellia serrata in verschiedenen Tiermodellen eine antiphlogistische Wirkung zeigte, war es natürlich von Interesse, zu erfahren, ob sich eine solche Wirkung, ähnlich wie bei den NSAID durch eine Hemmung der Cyclooxygenasen COX-1 und/oder COX-2 erklären ließ. Und wenn ja, welche Stoffe in diesem Vielstoffgemisch des Extraktes eine Hemmwirkung verursachen.

Cyclooxygenasen müssen jedoch nicht das einzige Target für eine Hemmung der Prostaglandinsynthese sein. Auch eine Unterbrechung der Kaskade nach der Cyclooxygenasereaktion muss in Betracht gezogen werden. So sagen die im Folgenden beschriebenen Studien, so weit sie nicht direkt am Cyclooxygenaseenzym durchgeführt wurden, nichts über den eigentlichen Ort der Wirkung innerhalb der Kaskade aus, sondern lediglich darüber, ob eine Hemmung der Endproduktbildung vorliegt oder nicht. Für eine Bewertung, inwieweit eine solche Hemmung auch von praktischer Relevanz ist, müssen in diesem Zusammenhang die einzelnen Konzentrationen, die eine Hemmung bewirken (IC_{50}) in Betracht gezogen werden. Dies insbesondere vor dem Hintergrund, ob solche Konzentrationen im Blut eines Patienten überhaupt erreicht werden können (▸ Abschn. 3.3). Das gilt natürlich auch für die im Anschluss diskutierten Entzündungsparameter.

Cyclooxygenasen

Für In-vitro-Untersuchungen zum Thema Prostaglandinsynthese eignen sich u. a. menschliche Thrombozyten. Sie enthalten COX-1. Wurde Thrombozyten in vitro ein alkoholischer Extrakt aus dem Harz von Boswellia serrata zugesetzt, so fand sich erst nach der relativ hohen Dosis von 100 µg/ml eine substantielle Hemmung der Prostaglandinsynthese (Ammon et al. 1991). Bei Zusatz

von Acetyl-11-keto-β-Boswelliasäure (AKBA) betrug die IC_{50} ca. 10,0 µM (Ammon 2006 b). Auch Simoneit et al. (2008) fanden, dass Boswelliasäuren, insbesondere AKBA, in menschlichen Thrombozyten die Bildung von COX-1-Produkten hemmten. Hier betrug die IC50 6 µM.

In einem zellfreien Assay wurde die COX-1-Aktivität mit einer IC_{50} von 32 µM gehemmt. Zu ähnlichen Ergebnissen kamen Cao et al. (2010) in einem Enzymtest unter Verwendung von AKBA und anderen Boswelliasäuren wie β-BA, A-β-BA und A-α-BA. Auch hier fand sich eine IC50 von ca. 10,0 µM.

Bei Verwendung von reiner COX-2 – diese ist im Bereich von Schmerz und Entzündung anzusiedeln – zeigte AKBA bei Konzentrationen bis zu 100 µM keine Wirkung.

Die Untersuchungen zu Cyclooxygenasen beschränkten sich allerdings nicht nur auf Boswelliasäuren als pentazyklische Triterpene. Auch Triterpensäuren wie Tirucal-, Lupeol- und Ruborisäuren – isoliert aus dem Weihrauchharz – waren Gegenstand von Untersuchungen. Aber auch bei ihnen war mit einer IC_{50} >10 µM nur ein geringer Effekt zu sehen (Verhoff et al. 2014).

Über eine bis zu ca. 50 % Hemmung der isolierten COX-2 durch 3-α-O-acetyl-8, 24-dien-tirucalsäure, Incensol und Incensolacetat, die sie aus dem Harz von Boswellia carterii isolierten, berichten dagegen Ali et al. (2013).

In dem Vielstoffgemisch eines Boswelliaextraktes ist nach dem Beschriebenen, was dessen Wirkung auf die Prostaglandinsynthese angeht, diese sehr komplex und nicht eindeutig zielgerichtet wie bei den NSAID, deren Hauptangriffspunkte die beiden Cyclooxygenasen COX-1 und COX-2 sind.

In diesem Zusammenhang sind Befunde von Gupta et al. (1992) von Interesse. Sie prüften die entzündungshemmende Wirkung von Boswelliasäuresn an zwei Entzündungsmodellen:

- Am Carrageenan-induziertem Ödem der Rattenpfote. Bei diesem Modell ist die Entzündung vergesellschaftet mit einer Aktivierung der COX, d h. Bildung von Prostaglandinen. Hemmstoffe sind COX-Hemmer wie Aspirin® und Aspirin®-ähnlich wirkende Stoffe.
- Am Latex-Papaya (Exsudat unreifer Papayafrüchte)-induziertem Ödem der Rattenpfote.

Bei letzterem ist die Entzündung assoziiert mit der Wirkung von Phospholipasen, die für die Freisetzung von Arachidonsäure verantwortlich sind, aus der letztlich Prostaglandine und Leukotriene entstehen (Rainsford 1987).

In diesen beiden Modellen hatten Aspirin® und Boswelliasäuren ganz unterschiedliche Wirkungen. Während Aspirin® am Carrageenan-Modell entzündungshemmend wirkte, fand sich kein Effekt am Latex-Papaya-Modell. Umgekehrt hatten Boswelliasäuren am Carrageenan-Modell nur eine geringe, am Latex-Papaya-Modell dagegen eine ausgeprägte Wirkung.

Prostaglandin-E$_2$-Synthase 1 (mPGES 1)

Eine effektivere Wirkung zeigen Boswelliasäuren bei der mikrosomalen PGE$_2$-Synthase 1. Diese ist der Cyclooxygenase nachgelagert.

Bei Verwendung von A549-Zellen (COX-2) beobachteten Simoneit et al. (2011) eine Hemmung der mikrosomalen PGE$_2$-Synthese in einem zellfreien und einem zellgebundenen System durch β-Boswelliasäuresn und zwar schon in einem IC$_{50}$ Bereich von 3–10 μM. Die Autoren schließen, dass die hemmende Wirkung von β-Boswelliasäuren auf die PGE$_2$-Synthese eher ihrem Effekt auf die in PGES1 als auf eine direkte Hemmung von COX-2 zurückzuführen ist.

Die mPGES1 wird nicht nur durch Boswelliasäuren inhibiert, sondern auch von anderen aus Weihrauchharz isolierten Triterpensäuren wie Tirucal-, Lupeol- und Ruboricsäuren; insbesondere trifft dies zu für 3α-Acetoxy-8,24-dientirucalsäure und 3α-Acetoxy-7,24-dientirucalsäure mit einer IC$_{50}$ von 0,4 μM in einem zellfreien System (Verhoff et al. 2014).

Es scheint daher insgesamt, berücksichtigt man die erreichbaren Blutspiegel nach Verabreichung von Boswelliaextrakten beim Menschen (▶ Abschn. 3.3), dass die Hemmung der Prostaglandin-Synthese nur eine geringe Rolle bei der entzündungshemmenden Wirkung von Boswelliaextrakten spielt.

Leukotriene

Hemmung der Leukotriensynthese

Einen interessanteren Aspekt zum Mechanismus der entzündungshemmenden Wirkung von Boswelliaextrakten und ihren Inhaltsstoffen finden wir bei den Leukotrienen. Zum Studium ihrer Wirkung auf die Leukotriensynthese dienen als Testobjekte polymorphkernige mononukleare neutrophile Granulozyten. Diese produzieren vorwiegend Leukotriene. Hier kam es zu einer überraschenden Beobachtung (◻ Abb. 3.3).

Stimuliert man diese Zellen in vitro durch Zusatz von Kalziumionen, so bilden sie vermehrt Leukotriene. Dies geschieht durch die Aktivierung des Enzyms 5-Lipoxygenase (5-LO). Fügt man dem Ansatz jedoch gleichzeitig einen Extrakt aus dem indischen Salai guggal (SG) in steigenden Mengen zu, so kommt es zu einer konzentrationsabhängigen verminderten Bildung von Leukotrienen. Ursache ist eine direkte Hemmung des Enzyms 5-Lipoxygenase. (Safayhi et al. 1995; Sailer et al. 1998). Verantwortlich für diese Wirkung sind vermutlich u. a. Boswelliasäuren, von denen einige in ◻ Tab. 2.1 aufgeführt sind. Es war daher naheliegend, jetzt nach denjenigen zu suchen, die für die

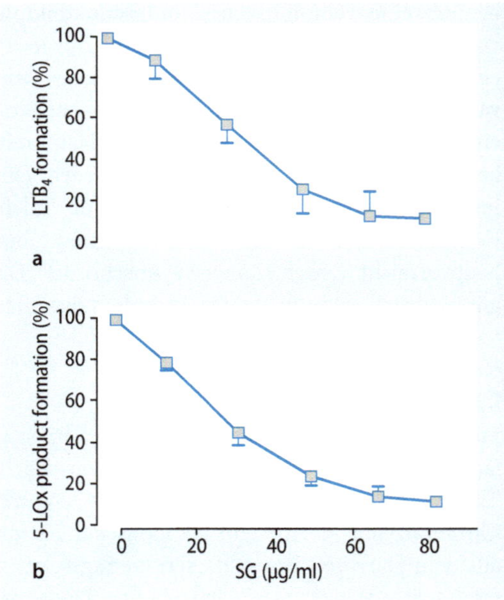

◻ **Abb. 3.3** Wirkung von Salai guggal auf die Bildung von 5-LO-Produkten

Tab. 3.5 Einfluss verschiedener Boswelliasäuren auf Leukotrienbildung/5-LO-Aktivität (Schweizer et al. 2000)

	IC_{50} (µM)
AKBA	2,7 (1,5)
3-Acetyl-11-OH-BA	Nicht geprüft
3-Acetyl-11-MeO-BA	Partielle Hemmung
KBA	3,0
β-BA	Partielle Hemmung
3-Acetyl-β-BA	Partielle Hemmung
Acetyl-9,11-Dehydro-BA	0,75
9,11-Dehydro-BA	Partielle Hemmung

beobachtete Hemmung der 5-LO verantwortlich sind. Dabei zeigte sich, dass aus der Gruppe der Boswelliasäuren insbesondere 2 von ihnen, nämlich 11-Keto-β-Boswelliasäure und Acetyl-11-keto-β-Boswelliasäure (■ Abb. 1.3, ■ Tab. 3.5) am wirksamsten waren, andere dagegen weniger (Ammon 2006b). Mit einer IC_{50} bis zu ca. 3,0 µM haben sowohl KBA als auch AKBA eine deutliche Relevanz im Entzündungsgeschehen, da sie dort die leukotrienvermittelten Symptome – insbesondere die Bildung von Ödemen unterdrücken können.

Über eine Hemmung der 5-LO-Produktbildung durch 11-Keto-Boswelliasäuren berichten auch Simoneith et al. (2009). Die Autoren bezweifeln allerdings eine pharmakologische Relevanz. Erstens beträgt die Plasmaproteinbindung mehr als 95 %. Zweitens fanden sie im Blut von Versuchspersonen nach peroraler Verabreichung von 800 mg eines Boswelliaextraktes keine Abnahme der LTB_4-Werte. Auf der anderen Seite sind Befunde von Heldt et al. (1996) von Interesse, die Patienten mit Hirntumoren 3-mal täglich 1200 mg eines Boswelliaextraktes (H15®) verabreichten. Neben der Reduktion des peritumoralen Ödems kam es auch zu einer verminderten Ausscheidung von Leukotrienen mit dem Urin. Es muss also bei diesen Patienten zu einer Hemmung der Leukotrienbildung gekommen sein.

Stimulation der Leukotriensynthese

In unserer ersten Arbeit, die über eine Hemmung der Leukotriensynthese durch einen Boswelliaextrakt berichtete (Ammon et al. 1991), begann der inhibitorische Effekt des Extraktes bei einer In-vitro-Konzentration von 10 µg/ml. Niedrigere Konzentrationen wurden nicht getestet. Umso überraschender war es, als sich bei einer Wiederholung der Versuche auch mit niedrigeren Konzentrationen plötzlich sogar eine Steigerung der LTB_4-Produktion offenbarte (Safayhi et al. 2000), mit einem Maximum von ca. 20 % bei einer Konzentration von 5 µg/ml. AKBA als solche hatte keine Steigerung zur Folgen. Dies lässt vermuten, dass sich andere Stoffe, die sich im Extrakt befinden, offenbar antagonistisch verhalten. Bei Steigerung der Extraktdosis wurde allerdings die stimulierende Wirkung überwunden und es fand sich als Gesamteffekt des Extraktes die bereits beschriebene Hemmung der Leukotriensynthese bzw. der Bildung von 5-LO-Produkten. Es erhebt sich jetzt die Frage, welche Stoffe des Boswelliaextraktes für die Stimulation der Leukotriensynthese verantwortlich sind.

2001 berichteten Boden et al. dass als Verursacher für diese unerwartete Wirkung das tetrazyklische Triterpen **3-Oxotirucalsäure** in Betracht kam. Dieses stimulierte die 5-LO Produktbildung in vitro bei einer Konzentration von etwa 10 µM zu 54 %. Bei einer Steigerung der Konzentration auf 20 µM fand sich dagegen wieder eine Hemmung. Im Gegensatz zu 3-Oxotirucalsäure hatte 3-Hydroxytirucalsäure – ebenso ein kleinerer Bestandteil des Harzes – bereits bei einer In-vitro-Konzentration von 5 µM einen inhibitorischen Effekt auf die Synthese von Leukotrienen.

Ein Produkt der 5-LO ist auch **5(S)-HETE** [5(S)-Hydroxy-6,8,11,14-Eicosatetraeoninsäure]. In demselben In-vitro-Experiment mit PMNL (polymorphkernige mononukleare neutrophile Leukozyten) bewirkten 10 µg/ml des Boswelliaextraktes praktisch eine Verdoppelung der 5-HETE-Produktion gefolgt von einer konzentrationsabhängigen Hemmung, die bei 20 µg/ml genauso hoch ausfiel wie bei der Bestimmung von LTB_4. Wir haben es also auch hier mit einer biphasischen Wirkung des Extraktes zu tun, i. e. kleine Konzentrationen steigern, höhere hemmen.

Was den Anstieg von 5(S)-HETE in biologischen Systemen betrifft, so könnte dies von pathophysiologischer Bedeutung sein. 5(S)-HETE stellt einen Wachstumsstimulator von Tumorzellen (Gosh et al. 1998) dar und 5-Oxo-ETE, welche in PMNL aus 5(S)-HETE gebildet wird, einen Stimulator für proinflammatorische Granulozyten (Powell et al. 1993; Powel et al. 1995; Schwenk et al. 1995).

Fazit

Extrakte von Harzen des Weihrauchbaumes üben in PMNL dosisabhängig eine zweifache Wirkung auf die 5-LO-Produktbildung aus. Während niedrige Konzentrationen stimulierend wirken, zeigen höhere Konzentrationen eine Hemmwirkung. Mehrere Substanzen des Extraktes sind an seiner Gesamtwirkung beteiligt. Seine Hemmwirkung auf die Bildung von 5-LO-Produkten ist wesentlich stärker als die auf die Bildung von Prostaglandinen.

Die biphasische Wirkung eines Extraktes unterstreicht die Notwendigkeit seiner Standardisierung und einer ausreichenden Dosierung von Extraktpräparaten, wenn diese bei Erkrankungen verwendet werden, bei denen die Bildung von 5-LO-Produkten herabgesetzt werden soll. Inwieweit sich eine zu geringe Dosierung beim Menschen negativ auswirkt, ist bisher nicht dokumentiert. Allerdings wird von manchen Patienten zu Beginn der Therapie von einer Erstverschlechterung ihrer Erkrankung berichtet.

3.2.3 Sphingomyelinase

Im Zusammenhang mit der Rolle von Sphingomyelinase (SMase) im Entzündungsgeschehen untersuchten Zhang und Duan (2009) den Einfluss von AKBA und anderen Boswelliasäuren auf die Aktivität und Expression von SMase an isolierten Darmzellen. Dabei beobachteten sie, dass AKBA von den untersuchten Boswelliasäuren am stärksten inhibitorisch wirksam war. Bei niedrigen Konzentrationen inhibierte AKBA nur die Aktivität von SMase, bei höheren Konzentrationen auch die Expression von SMase sowie die Proliferation von

Zellen. Die Autoren glauben mit diesen Befunden, einen neuen Mechanismus der antiinflammatorischen Wirkung von Boswelliasäuren beschrieben zu haben.

3.2.4 Sauerstoffradikale

Reaktive Sauerstoffspezies (ROS) sind u. a. O_2^-, OH, H_2O_2. Diese hochreaktiven Substanzen können durch Oxidation von ungesättigten Fettsäuren, Proteinen oder DNA schwere Zellschäden hervorrufen. Sauerstoffradikale, die in PMNL durch die Einwirkung von Leukotrienen gebildet werden, sind an der Zerstörung von Gelenkknorpel bei der rheumatoiden Arthritis beteiligt. Heil et al. (2001) untersuchten den Einfluss von Boswelliaextrakten und AKBA auf die Bildung von Sauerstoffradikalen in intakten PMNL und in einem zellfreien System. Dabei fanden sie eine Hemmwirkung durch AKBA (IC_{50} ≈10 µM) und Boswelliaextrakten (IC_{50} ≈13 µg/ml).

3.2.5 Proteolytische Enzyme

Ein weiterer Faktor im Zusammenhang mit entzündlichen Prozessen ist die Freisetzung von proteolytischen Enzymen aus polymorphkernigen mononuklearen neutrophilen (PMNL) Leukozyten.

Cathepsin G
Cathepsin G (CAT G) ist eine neutrale Serinprotease, die vorwiegend in neutrophilen Granulozyten vorkommt. Sie spielt eine Rolle bei der Zerstörung von Bindegewebe am Ort einer Verletzung bzw. bei der Zerstörung von Gelenkknorpel. Tausch et al. (2009) fanden, dass Boswelliasäuren die proteolytische Aktivität von Cathepsin G mit einer IC_{50} von etwa 0,6 µM in vitro hemmten. Den gleichen Effekt beobachteten sie nach oraler Gabe eines Boswelliaextraktes beim Menschen. Bei weiteren In-vitro-Versuchen hemmten β-Boswelliasäuren wie AKBA, A-β-BA, KBA und β-BA (IC_{50} ≈600 nM) die Aktivität von Cathepsin G. Auch die perorale Verabreichung eines Boswelliaextraktes führte zur

Hemmung ihrer proteolytischen Aktivität. Somit könnte CAT G auch ein Target für die antiinflammatorischen Eigenschaften von Boswelliasäuren bzw. eines Boswelliaextraktes sein (Simoneit et al. 2009).

Leukozytenelastase

Menschliche Leukozytenelastase (HLE) ist eine Serinprotease, die ebenfalls von PMNL freigesetzt wird. Unter Verwendung des reinen Enzyms HLE prüften Safayhi et al. (1997) den Einfluss einer Reihe pentazyklischer Triterpene auf eine inhibitorische Wirkung. Bei diesen Versuchen hemmte AKBA die Aktivität dieses Enzyms mit einem IC_{50}-Wert von etwa 15 µM. Von den anderen untersuchten pentazyklischen Triterpenen fand sich eine substantielle Hemmwirkung bei β-BA, Amyrin und Ursolsäure.

3.2.6 Immunsystem

Wie eingangs ausgeführt, spielt das Immunsystem bei Entzündungsvorgängen eine wichtige Rolle, insbesondere dann, wenn es sich irregeleitet gegen körpereigenes Gewebe richtet. Wir sprechen dann von sog. Autoimmunerkrankungen, deren derzeitige Behandlung mit Immunsuppressiva und Glukokortikoiden sich schwierig gestaltet und mit erheblichen Nebenwirkungen belastet ist.

Die Erfahrung bzw. einige kleinere, klinische Studien (s. unten) legen die Vermutung nahe, dass Weihrauchpräparate bei bestimmten Autoimmunerkrankungen (z. B. rheumatoide Arthritis, Asthma bronchiale, chronisch-entzündlichen Darmerkrankungen, akutem Schub von Multipler Sklerose) Besserung, wenn auch nicht Heilung brachten.

Weiter oben wurde bereits auf die Bedeutung von Makrophagen und T-Lymphozyten bei der Infektabwehr sowie ihre Rolle bei der Schädigung von Geweben im Zusammenhang mit Autoimmunerkrankungen hingewiesen.

Bereits 1996 wurde berichtet, dass Extrakte aus dem Weihrauchharz die Proliferation, Differenzierung und Aktivierung von B- und T-Lymphozyten sowie die Wirkung von **natürlichen Killerzellen** (NK) herabsetzten. Darüber hinaus reduzierten sie die Produktion von Antikörpern und die von diesen verursachten Gewebezerstörungen (Sharma et al. 1996), Effekte die durch Zytokine initiiert werden (◘ Tab. 3.4). In der Zwischenzeit wurde an isolierten Zellsystemen gezeigt, dass die Boswelliasäure AKBA die Aktivität von NFκB inhibiert und auf diese Weise zur Hemmung der proinflammatorisch wirkenden Zytokine IL-1β, IL-2, IFN-γ, TNF-α führt (Cuaz-Pérolin et al. 2008).

Für eine Hemmung von NFκB kommen nicht nur Boswelliasäuren infrage. 2007 berichteten Moussaieff et al. dass eine solche Wirkung auch von Incensolacetat, einem weiteren Inhaltsstoff des Boswelliaharzes, ausgeht. In diesem Fall wurde gleichzeitig eine entzündungshemmende Wirkung am Modell des Carrageenan-induzierten Ödems bei der Maus beobachtet. Damit wäre ein weiterer entzündungshemmender Mechanismus insbesondere bei Autoimmunerkrankungen möglich. Beim NFκB handelt es sich um ein im Zellkern befindliches Glykoprotein. Wird dieses z. B. durch Infektionserreger oder andere Signale stimuliert, so veranlasst es die im Genmaterial der Chromosomen vorliegende Desoxyribonukleinsäure (DNA), über die Bildung spezifischer Ribonukleinsäuren (RNA) zur Synthese von Zytokinen.

Die hemmende Wirkung durch die bisher beschriebenen Boswelliasäuren auf proinflammatorische Zytokine des Immunsystems beschränkt sich allerdings nicht auf diese, sondern trifft auch auf eine Reihe synthetisierter Analoge zu (Sharma et al. 2016).

Ein weiteres Target des Immunsystems für Boswelliasäuren ist das antimikrobisch wirkende Peptid **LL-37**, das in menschlichen neutrophilen Granulozyten vorkommt. Es besitzt immun modulierende Eigenschaften und spielt auch eine Rolle bei der Entstehung von Autoimmunerkrankungen. Menschliches LL-37 ist ebenfalls ein Ziel von Boswelliasäuren. Die Bindung von Boswelliasäuren an LL-37 führt zu dessen Inaktivierung. Dies wurde von Henkel et al. (2015) in vitro für 3-0-Acetyl-β-BA und AKBA gezeigt. Die EC50 betrug in diesen Versuchen 0,2 und 0,8 µM. Die Autoren schließen, dass es sich hier um einen weiteren Mechanismus der entzündungshemmenden Wirkung von Boswelliasäuren handelt.

Fazit

Aufgrund der bisher diskutierten Tier- und in vitro-Versuche dürften Boswelliasäuren und andere Inhaltsstoffe des Weihrauchs folgende Wirkungen auf das Entzündungsgeschehen ausüben.

— Hemmung des Komplementsystems
— Hemmung der Prostaglandinbildung
— Hemmung der Leukotrienbildung
— Hemmung der Bildung proinflammatorischer Zytokine
— Antioxidative Wirkung
— Hemmung proteolytischer Enzyme

Inwieweit alle diese Wirkungen von klinischer Relevanz sind, lässt sich derzeit nicht mit Sicherheit sagen, da zumindest in den In-vitro-Tests die IC_{50} stark schwanken und nicht sicher ist, ob im Einzelfall nach peroraler Applikation wirksame Blutspiegel vorliegen. Nicht zu vergessen ist allerdings, dass sich diese Stoffe gegenseitig in ihrer Wirkung verstärken können, wodurch dann trotz niedriger Blutspiegel von Einzelsubstanzen ein therapeutischer Effekt bei der Verabreichung eines Extraktes zustande kommt. Klinische Befunde sprechen für eine Gesamtwirkung, wobei im Gegensatz zu den NSAID, die meist nur über einen Wirkungsmechanismus verfügen, bei Boswelliaextrakten gleichzeitig mehrere entzündungshemmende Wirkungsmechanismen zum Tragen kommen dürften.

Sollten sich diese Überlegungen als richtig erweisen, so wäre therapeutisch gesehen die Verwendung eines definierten Extraktes der einer Einzelsubstanz vorzuziehen, da diese hochdosiert werden müsste, wobei in diesem Fall aber derzeit nichts zu ihrer Toxikologie bekannt ist.

3.2.7 „Kortison"-ähnliche Wirkung?

Von Patienten wird immer wieder berichtet, Weihrauch hätte eine „Kortison"-ähnliche Wirkung, da sie bei gewissen chronisch-entzündlichen Erkrankungen durch die gleichzeitige Einnahme eines Weihrauchpräparates „Kortison" einsparen. „Kortison" ist in der Tat unser stärkstes entzündungshemmendes Arzneimittel. Einer seiner Angriffs-

orte ist ebenfalls die Arachidonsäurekaskade. Im Gegensatz zu den Stoffen, die über eine Hemmung der Cyclooxygenase bzw. 5-Lipoxygenase wirken, besitzt „Kortison" jedoch einen anderen Angriffsort. Es hemmt die Aktivität der Phospholipase A_2 (◘ Abb. 3.1). Dieses Enzym spaltet aus Lipiden von Zellmembranen wie oben gesagt die Fettsäure Arachidonsäure ab, die die Ausgangssubstanz für die Arachidonsäurekaskade darstellt. Die Hemmung dieses Enzyms reduziert die für die Bildung von Prostaglandinen und Leukotrienen notwendige Verfügbarkeit von Arachidonsäure.

Es gibt aber auch noch eine andere Variante der antientzündlichen Wirkung von „Kortison". Diese besteht in ihrer immunsuppressiven Wirkung. Dabei bindet sich „Kortison" an einen intrazellulären Rezeptor einer NFκB-Untereinheit und inaktiviert diese, so dass die Transkription proinflammatorischer Zytokine unterdrückt wird.

Ein Protein, an das sich „Kortison" binden kann, nennen wir „Kortisonrezeptor". Kürzlich wurde berichtet, dass sich auch Boswelliasäuren wie KBA und AKBA an diesen Rezeptor binden können (Scior et al. 2014). Damit hätte man eine Erklärung für eine „Kortison"-ähnliche Wirkung dieser beiden Stoffe und somit auch eines Weihrauchextraktes. Dies müsste allerdings im Einzelnen beim Menschen erst noch bewiesen werden.

3.3 Pharmakokinetik von Boswelliasäuren

Wie in ▶ Kap. 1 dargelegt, handelt es sich beim Weihrauch um ein Vielstoffgemisch, das entweder als solches oder besser in Form von Extrakten therapeutisch angewendet wird. Einzelne Inhaltsstoffe kommen derzeit beim Menschen nicht zur Anwendung. Von den Inhaltsstoffen sind Boswelliasäuren aus dem Harzanteil des Weihrauchs am besten untersucht. Unter diesen sind es insbesondere AKBA und KBA. Ihr Gehalt variiert jedoch unter den Harzen der verschiedenen Weihrauchbäume. Es ist deshalb nicht zutreffend zu sagen, Harz sei gleich Harz. Wenn man für medizinische Zwecke Weihrauch oder Weihrauchpräparate verwendet, so müssten sie zumindest in ihrem Gehalt an

AKBA und KBA untereinander vergleichbar sein (■ Abb. 1.3). Aber das muss nicht bedeuten, dass auch solche Präparate untereinander absolut gleich sind, denn, wie in ▶ Kap. 1 aufgeführt, enthält Weihrauch auch noch andere wirksame Komponenten. Nur sind diese in ihrer jeweiligen Menge und ihrer Bedeutung für die Gesamtwirkung noch unzureichend erforscht. So beschränken sich die im folgenden zu besprechenden pharmakokinetischen Daten von Boswelliasäuren im Wesentlichen auf AKBA und KBA.

Blutspiegel von AKBA und KBA

Weihrauchharz bzw. Weihrauchpräparate werden per os (oral) verabreicht. In diesem Zusammenhang ist es vor allem von Interesse, wann von den wirksamen Inhaltsstoffen der höchste Blutspiegel nach Einnahme erreicht wird (t_{max}), wie hoch der maximal mögliche Blutspiegel ist (C_{max}) und nach welcher Zeit die Hälfte des Stoffes wieder aus dem Blut eliminiert ist. Ein Maß für die Eliminationsgeschwindigkeit ist die Halbwertzeit seiner Anwesenheit (t½) im Blut, die auch die Wirkungsdauer bestimmt. Eintreten und Dauer des gewünschten therapeutischen Effekts hängen dabei maßgeblich von der Dosis, der Resorptionsfähigkeit bzw. -geschwindigkeit und der Eliminationsgeschwindigkeit ab.

In einer offenen nicht kontrollierten Studie an 12 gesunden männlichen Versuchspersonen verabreichten Sharma et al. (2004) nach einem Standardfrühstück eine Einzeldosis eines Extraktes aus dem Harz von Boswellia serrata (WOK Vel® der Fa. Pharmanzia (India) PVT. L.T.D.) mit 333 mg (■ Tab. 3.6). Der Extrakt enthielt neben anderen Boswelliasäuren 2 % AKBA und 6.44 % KBA (■ Abb. 1.3). Die maximale Konzentration von KBA im Blut betrug 2,72 µM nach 4,5 Stunden. Diese Konzentration reichte bei den In-vitro-Versuchen aus, um die Leukotriensynthese – siehe unten – zu hemmen. Die Eliminations-Halbwertzeit (t½) betrug in dieser Studie 5,97 Stunden. Legt man diese Zahl zugrunde, so wäre nach einer Gabe im Abstand von jeweils 6 Stunden nach annähernd 30 Stunden eine „Steady-state"-Konzentration von KBA erreicht, die für ein Andauern der Wirkung notwendig ist. Interessanterweise berichten jedoch Patienten von einem verzögerten Wirkungseintritt

erst nach ca. 2 Wochen. Offensichtlich dauert es so lange, bis z. B. bei rheumatischen Erkrankungen eine gewisse Sättigung der Gewebe erreicht ist.

Fettreiche Nahrung

Dass gerade die gleichzeitige Nahrungsaufnahme für die Resorption von Bedeutung ist, zeigt eine Untersuchung von Sterk et al. (2004). Die Probanden erhielten 786 mg eines Extraktes aus dem Harz

■ **Tab. 3.6** Pharmakokinetische Daten von KBA nach Verabreichung von 333 mg eines Boswelliaextraktes Wok Vel® (Sharma et al. 2004)

Pharmakokinetischer Parameter	Mittelwert	SEM
C_{max} (µMol/ml)	$2{,}72 \times 10^{-3}$	0,18
T_{max} (h)	4,5	0,55
$T_{1/2}$ (h)	5,97	0,94
$AUC_{0-\infty}$ (µMol/ml/h)	$27{,}33 \times 10^{-3}$	1,99
Cl (ml/min)	296,10	24,09

SEM	Standard Error of the Mean
C_{max}	maximale Plasmakonzentration
T_{max}	Zeit bis zur C_{max}
$T_{1/2}$	Eliminationshalbwertzeit
$AUC_{0-\infty}$	Areal unter der Konzentrationskurve bei unendlich
Cl	Clearance

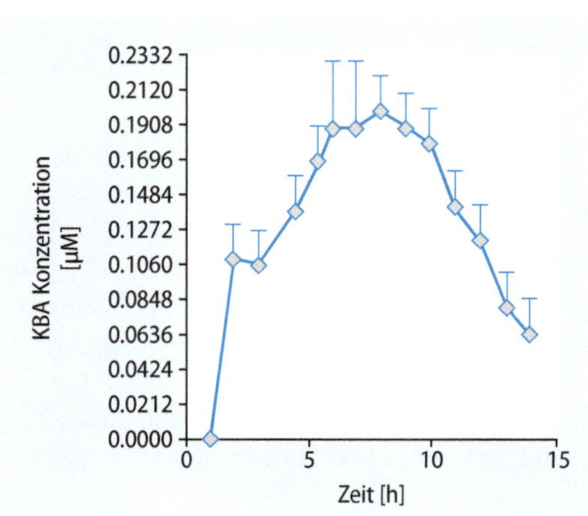

■ **Abb. 3.4** Blutspiegelkurve von KBA nach oraler Verabreichung von 333 mg eines Boswelliaextraktes Wok Vel®. (Modifiziert nach Sharma et al. 2004)

Tab. 3.7 Einfluss von Nahrung auf Blutkonzentration von Boswelliasäuren (Sterk et al. 2004)

Parameter	Mittelwerte + Streubereich	
	Keine Nahrungsaufnahme (n=12)	Fettreiche Kost (n=12)
11-Keto-β-Boswelliasäure		
$AUC_{0-\infty}$ (ng/ml/h)	1660,72 (940,3–3778,1)	3037,15 (1481,9–6583,1)
C_{max} (ng/ml)	83,8 (24,9–243,8)	227,1 (101,0–418,1)
T_{max} (h)*	3,5 (2,0–4,0)	4,0 (3,0–8,0)
$T_{1/2}$ (h)	40,8	25,7
Acetyl-11-keto-β-Boswelliasäure		
$AUC_{0-\infty}$ (ng/ml/h)	153,6 (59,2–647,9)	748,9 (271,4–5316,8)
C_{max} (ng/ml)	6,0 (0,9–45,7)	28,8 (13,0–264,5)
T_{max} (h)	2,0 (0,0–24,0)	3,0 (0,5–60,0)
$T_{1/2}$ (h)	10,5	15,0

$AUC_{0-\infty}$ Areal unter der Konzentrationskurve bei unendlich
C_{max} maximale Plasmakonzentration
T_{max} Zeit bis zur C_{max}
$T_{1/2}$ Eliminationshalbwertszeit
* Median

von Boswellia serrata mit einer Gesamtmenge von 28,71 mg AKBA und 48,12 mg KBA. Hier fand sich zweierlei: Erstens waren die maximalen Blutspiegel bei AKBA erheblich geringer als die von KBA, zweitens waren aber bei gleichzeitiger Einnahme einer fettreichen Nahrung bei beiden die maximalen Blutspiegel deutlich höher (**Tab. 3.7**).

Merke: Weihrauchpräparate sollten daher mit dem Essen oder etwas Speiseöl eingenommen werden.

Resorption von AKBA und KBA

Wie oben ausgeführt, sind die nach Verabreichung eines Boswelliaextraktes gemessenen Blutspiegel von AKBA erheblich niedriger als die von KBA. Krüger et al. (2009) erklären dies durch eine sehr geringe Resorptionsfähgikeit von AKBA.

Metabolismus von KBA und AKBA

KBA, jedoch nicht AKBA, unterliegt in der Leber einem extensiven Phase-1-Metabolismus (= ausgeprägte Verstoffwechselung). Dieser führt durch Oxidation zu hydroxylierten Metaboliten (Krüger et al. 2008). Deacetylierung ist ein wichtiger Schritt im Metabolismus von Arzneistoffen. AKBA wird jedoch nicht, wie evtl. erwartet, zu KBA deacetyliert.

Verbesserung der Bioverfügbarkeit von Boswelliasäuren

Ermutigt durch die vielversprechenden Antitumorwirkungen von Boswelliasäuren in vitro – s. unten – einerseits und die schlechten Resorptionsbedingungen andererseits, wurde eine Reihe von Versuchen unternommen, die Bioverfügbarkeit von Boswelliasäuren zu verbessern, um so evtl. zu einer neuen Klasse von Zytostatika mit niedrigem Nebenwirkungsrisiko (▶ Kap. 4) zu kommen.

Es hatte sich gezeigt, dass die in vitro benötigten Konzentrationen an Boswelliasäuren zur Erzeugung von Antitumoreffekten um ein vielfaches höher sind als diejenigen, die zu einer Hemmung von Entzündungsfaktoren führen und dass zytostatisch wirkende Blutspiegel nur mit extrem hohen Dosen zu erreichen wären. Zu dem Ziel, eine bessere Bioverfügbarkeit zu erreichen, gibt es eine Reihe von Ansätzen:

Nanopartikel

Nanopartikel sind kolloidale Teilchen aus reinem Wirkstoff mit einem Durchmesser von 150–500 nm. Reine Wirkstoffe besitzen im Vergleich zu makroskopisch verteilten Materialien bessere Lösungseigenschaften, d h. je kleiner die Partikel desto größer der Lösungsdruck.

Unter Verwendung von AKBA-Nanopartikeln fanden Bairwa und Jachak (2015, 2016) bei Ratten nach oraler Verabreichung im Blut eine 6-fach höhere Konzentration von AKBA als nach AKBA in kristalliner Form. Dies ging einher mit einer deutlichen Steigerung der entzündungshemmenden Wirkung am Modell des Carrageenan-induzierten Ödems der Rattenpfote (die Injektion von Carrageenan-Schleimstoff aus Isländisch Moos führt dort zur Entzündung mit Ödembildung). Eine verstärkte neuroprotektive Wirkung von AKBA-Nanopartikeln gegenüber AKBA beobachteten Ding et al. (2016) in einschlägigen Tiermodellen. Hier kam es zu einer höheren Verfügbarkeit von AKBA im Gehirngewebe und einer stärkeren Hemmwirkung auf COX-1, 5-LO und NFκB, s. unten). Bhushan et al. (2013) berichten über eine erhöhte Antitumorwirkung von Triterpendiol aus Boswellia serrata, wenn dieses in Form von Nanopartikeln in Kapselform verabreicht wurde.

Lösungsvermittler

Eine weitere gängige Methode, schwerlösliche Stoffe in Lösung zu bringen, ist die Verwendung von Lösungsvermittlern. Als Lösungsvermittler dient u. a. Polyethylenglycol 400. Bei Anwendung eines in Polyethylenglycol 400 gelösten Extraktes aus dem Harz von Boswellia carterii beobachteten Mostafa et al. (2015) bei der Ratte eine Verstärkung der antiinflammatorischen Wirkung des Extraktes im Magen-Darm-Kanal.

Verabreichte man Ratten peroral ein durch Weinessig oder Rührtrocknung behandeltes Harz von Boswellia carterii, so fand man im Vergleich zu unbehandeltem Harz im Blut höhere C_{max}, AUC und $t_{1/2}$ von AKBA und KBA (Pan et al. 2015). Im Bestreben, die Bioverfügbarkeit von Boswelliasäuren zu erhöhen, verwendeten Mostafa et al. (2015) auch ein „Liquisolid"-System als Extraktionsmittel des Harzes von Boswellia carterii und erzielten dabei eine verbesserte Löslichkeit von AKBA.

Semisynthetische Analoga von Boswelliasäuren

Ein weiterer Ansatz, die Bioverfügbarkeit von Boswelliasäuren zu verbessern, besteht in der chemischen Modifikation des Boswelliasäuremoleküls. Shah et. al (2007) synthetisierten 33 verschiedene 4-Aminoanaloga von β-BA und KBA, bei denen die Carboxylgruppe des Ursankernes durch eine Aminofunktion ersetzt wurde. Diese Derivate steigerten die Zytotoxizität, bewirkten Apoptose in verschiedenen Tumorzelllinien wie Mamma-, Prostata- und Kolonkarzinom. Während die IC_{50} der reinen Boswelliasäure hier bei ca. 50 μM lag, war diese je nach Analog deutlich niedriger.

In den Untersuchungen von Ravanan et al. (2011) führte die Modifikation am Ring A der Boswelliasäure (2-cyano-3-enon) bei einer Anzahl von Tumorzelllinien zur Hemmung der Proliferation und einer Induktion der Apoptose mit einer IC_{50} von 0,2–0,6 μM.

Ritonavir als Inhibitor des Metabolismus von AKBA

Die größten Hürden bei der Resorption und Bioverfügbarkeit von AKBA sind neben der geringen Löslichkeit u. a. ein CYP3A-vermittelter intestinaler, das heißt in der Darmschleimhaut erfolgender Metabolismus (Bagul et al. 2014).

Ritonavir ist ein Arzneistoff aus der Gruppe der HIV-Therapeutika, der ebenfalls über CYP3A in der Darmschleimhaut metabolisiert wird. Werden Arzneistoffe, die auch über CYP3A biotransformiert werden, gleichzeitig mit Ritonavir verabreicht, so werden diese wegen der begrenzten enzymatischen Kapazität von CYP3A jeweils in geringerem Umfang metabolisiert, das heißt, ihre Bioverfügbarkeit wird erhöht. Ritonavir kann man daher mit anderen Wirkstoffen kombinieren, um deren Resorption zu erhöhen. Unter diesem Aspekt wurde die perorale Bioverfügbarkeit von AKBA durch die Kombination einer super gesättigten Formulierung in Kombination mit einem CYP3A-Inhibitor untersucht (Miller et al. 2016). Eine solche Kombination mit AKBA als amorphe Dispersion und Ritonavir führte bei Hunden nach peroraler Verabreichung zu einer deutlichen Erhöhung der Bioverfügbarkeit von AKBA.

Topische Resorption

Extrakte aus dem Harz von Boswelliaspezies werden auch topisch (= über die Haut) zur Behandlung von entzündlichen Hauterkrankungen wie Psoriasis, Neurodermitis u. a. angewendet. Spezielle dermale Zubereitungen, die eine Permeation von Boswelliasäuren in das entzündete Gewebe ermöglichen, sind Mikroemulsionen, bestehend aus Tween 80 und Polyethylenglycol 400 (Mostafa et al. 2015) sowie ein mit Boswelliasäuren beladenes Proniosomalgel, bestehend aus „nonionic surfactant vesicles". In In-vitro-Experimenten zeigte sich als Ergebnis eine bessere Permeation der Boswelliasäuren durch die Haut sowie eine höhere antiinflammatorische Wirkung im Vergleich zu einem marktüblichen Gel mit derselben Menge an Boswelliasäuren (Metha et al. 2016).

Fazit
All diese Bemühungen, die erfolgversprechenden pharmakologischen Effekte von Boswelliasäuren in einen therapeutischen relevanten Bereich zu bringen, zeigen das große Interesse der Wissenschaft, gerade diese Substanzen mit vielseitigen Anwendungsmöglichkeiten und geringen Nebenwirkungen voranzubringen, vorausgesetzt, dass sich bei hohen Resorptionsquoten sowie den Analoga nicht neue unerwünschte Arzneimittelwirkungen (UAW) einstellen.

3.4 Wirkungen von Boswelliaextrakten und deren Inhaltsstoffe auf verschiedene Gewebe und deren Erkrankungen sowie den Kohlenhydrat- und Fettstoffwechsel

3.4.1 Nervensystem

Wie in ◻ Tab. 2.1 beschrieben, wurde Salai guggal bereits in der Ayurveda-Medizin vor tausenden Jahren bei Erkrankungen des Nervensystems angewendet. Es waren damals eher psychische Erkrankungen. Studien der Neuzeit befassten sich mit den Themen Schmerz, Entzündung Neuroprotektion, Alter, Lernfähigkeit und Depression.

Schmerzempfindung

Pharmakologie

Im Tierversuch gibt es eine Reihe von Methoden, um festzustellen, ob ein Arzneistoff über eine analgetische Wirkung verfügt und worauf diese letztlich beruht. Eine solche ist der sog. **Wärmeplatten-test**. Hier wird die Temperatur einer Wärmeplatte so eingestellt, dass z. B. Ratten, wenn sie auf dieses Gerät gebracht werden, bereits nach 3,5 Sekunden mit Bewegungen des Schwanzes als Ausdruck von Schmerz reagieren. Eine Verlängerung der Reaktionszeit durch einen Arzneistoff wird dann einer analgetischen Wirkung zugeschrieben.

Mit dieser Methode prüften Kar und Menon (1969) einen Extrakt aus dem Harz von Boswellia serrata unter Verwendung eines „hot-wire analgesiometer" (Techno Corporation, Lucknow, Indien) auf eine mögliche analgetische Wirkung. Dabei beobachteten sie nach i.p. Verabreichung von 60 mg/kg eines Extraktes eine Schmerzreaktion bei 6 von 10 Tieren erst 30 Minuten und bei 4 von 10 Tieren nach 1 Stunde. Als Referenzsubstanz diente Morphinhydrochlorid (3,0 mg/kg). Bei letzteren Versuchen reagierten 5 von 10 Tieren nach 30 Minuten und 4 von 10 nach einer Stunde mit dem Auftreten von Schmerz.

Diese Ergebnisse konnten Menon und Karr (1971) bei einer Wiederholung bestätigen. Da sich in diesem Test die analgetische Wirkung von Boswelliaextrakten nicht durch den Morphinantagonisten Nalorphin aufheben ließ, schlossen die Autoren, dass der Extrakt – vom Wirkungsmechanismus her gesehen – nichts mit dem Mechanismus der analgetischen Wirkung von Morphin zu tun hat.

Eine weitere Methode ist die sog. **Schwanzklemmmethode**. Hier wird der Schwanz einer Ratte oder einer Maus zwischen zwei Platten gebracht und eine mobile Platte durch Schraubendrehung gegen die ruhende Platte gedrückt. Bei Eintreten von Schmerz reagiert das Tier mit einem Quietschen. Bestimmt wird die Anzahl der Drehungen der Schraube, bis Quietschen ausgelöst wird. Auch mit dieser Methode konnten die Autoren einen analgetischen Effekt des Extraktes nachweisen, der wiederum nicht durch den Morphinantagonisten Nalorphin unterdrückt wurde. Stellt sich die Frage, ob ein schmerzlindernder Effekt auf eine Hemmung der Prostaglandinsynthese zurückzuführen sein könnte.

Eine solche Interpretation der analgetischen Wirkung ergibt sich aus Untersuchungen von Bishnoi et al. (2006). Diesen zufolge führt AKBA bei verschiedenen Schmerzmodellen im Tierversuch in Dosen von 50–200 mg/kg zu einem antinozizeptiven Effekt. In diesem Zusammenhang berichteten sie, dass AKBA (100 mg/kg) die schmerzlindernde Wirkung von Naproxen, 5 mg/kg, Nimusulfid 1 mg/kg und Rofecoxib 1 mg/kg deutlich verstärkte. Bei letzteren Substanzen handelt es sich um COX-Inhibitoren. Hier muss allerdings festgehalten werden, dass bei Verwendung eines Extraktes wie bei Menon und Karr (1971) Mengen von AKBA, wie sie von Bishnoi et al. (2006) verwendet wurden, niemals in dem Extrakt vorlagen, und wohl auch für den Menschen nicht relevant sind.

Den sog. **„writhing test"** verwendeten Al-Harrasi et al. (2014), um einen Extrakt aus dem Harz von Boswellia serrata, einigen Unterfraktionen sowie seinem ätherischen Öl auf schmerzlindernde Wirkung zu prüfen. Bei diesem Test erhalten Tiere peroral Essigsäure. Es kommt anschließend zu schmerzhaften Leibeskrümmungen. Bei Verabreichung von 300 mg/kg des Extraktes zeigte sich eine deutliche Schmerzlinderung, die vergleichbar war mit der Wirkung von 300 mg/kg Aspirin®.

Unter Anwendung des „writhing tests" sowie der Wärmeplattenmethode konnte auch Mothana (2011) nach peroraler Verabreichung von 200 und 400 mg/kg eines Extraktes aus dem Harz von Boswellia elongata eine schmerzlindernde Wirkung beobachten.

Linderung und Beseitigung von Schmerz sind nicht nur über den Mechanismus einer Opiatwirkung oder die Hemmung des COX-Weges möglich, sondern können auch das Ergebnis einer allgemeinen Sedierung im Bereich des Zentralnervensystems sein. In diesem Zusammenhang beobachteten Manon und Karr (1971), dass der von ihnen verwendete Extrakt aus dem Harz von Boswellia serrata auch zu einer Verringerung der Spontanmotilität (in einem Bewegungsmesser) und zur Verlängerung der durch ein Barbiturat erzeugten Schlafzeit führte. Daher vermuten die Autoren, dass der analgetische Effekt eher auf eine zentrale Dämpfung als auf eine direkte schmerzlindernde Wirkung zurückzuführen ist.

Klinik

In einer randomisierten, doppelblinden Placebo-Cross-over-Studie wurde die analgetische Wirkung eines BE (Sallaki®) bei gesunden Versuchspersonen mithilfe eines mechanischen Schmerzmodells untersucht. Die Probanden erhielten eine Einzeldosis peroral von 2 Kapseln à 125 mg Sallaki® oder Placebo. Schmerz wurde mit einem „ugo basile® analgesymeter (Randall-Selitto-Test) 1, 2 und 3 Stunden nach Einnahme des Medikaments durchgeführt. Ausgewertet wurden Schmerztoleranz und -zeit. Die Studie ergab eine signifikante Erhöhung der Schmerzgrenze und Toleranz (Prabhavathi et al. 2014). Diese Befunde entsprechen den Ergebnissen aus den Tierversuchen, sagen aber nichts über den Wirkungsmodus aus.

In der Praxis wurde nach Einnahme von Weihrauchpräparaten allerdings bisher nicht über eine Wirkung bei **akuten Schmerzen** berichtet. Im Zusammenhang mit rheumatischen Erkrankungen lassen sich Verbesserungen der Schmerzsituation erst im Verlauf von 1–2 Wochen beobachten, also dann, wenn die entzündungshemmende Wirkung zur Geltung kommt.

Fazit

Eine unmittelbare direkte analgetische Wirkung eines Boswelliaextraktes, ähnlich wie bei den NSAID, scheint eher unwahrscheinlich.

Entzündung

Pharmakologie

Entzündungen von Nervengewebe gelten als Ursache für eine Reihe neurodegenerativer Erkrankungen, die zu kognitiven und funktionellen Störungen und zu Störungen des Verhaltens führen. Zerebrale Funktionsstörungen als Folge entzündlicher Prozesse waren das Ziel einer Reihe von Tierversuchen mit Inhaltsstoffen von Boswelliaextrakten. Hier standen Incensolacetat sowie die Boswelliasäuren AKBA und KBA im Vordergrund.

Enzephalitis

Bei einer experimentell erzeugten Autoimmunenzephalomyelitis der Ratte, hervorgerufen durch eine enzephalitogenische Mixtur, bestehend aus 50 % Rinderhirnemulsion und Freund'schem Adjuvans, führte die tägliche i.p. Verabreichung von 20 mg/kg eines Gemisches verschiedener Boswelliasäuren zu einer signifikanten Reduzierung der klinischen Symptome (Wildfeuer et al. 1998).

Klinik

Multiple Sklerose ist eine chronisch-entzündliche Erkrankung des Nervensystems mit Autoimmuncharakter. Die Funktionsstörungen des Gehirns werden ausgelöst durch eine entzündungsbedingte Zerstörung der Myelinschicht von Nerven. Beteiligt sind dabei zahlreiche Entzündungsfaktoren wie IL-2, IFN-γ, TNF-α, NO, reaktive Sauerstoffspezies, Prostaglandine, Proteasen und Komponenten des Komplementsystems. Diese Faktoren und die beschriebenen antientzündliche Wirkungen von Boswelliaextrakten und seinen Inhaltsstoffen im Auge bietet sich für den Versuch an, geeignete Boswelliapräparate auch bei dieser Krankheit anzuwenden.

Bei der Multiplen Sklerose sind Störungen in der Wahrnehmung eine der entscheidenden Krankheitserscheinungen. In einer randomisierten Placebo-kontrollierten Studie erhielten 40 Patienten über 2 Monate 2-mal täglich 300 mg des **Harzes** aus Boswellia papyrifera (Sedighi et al. 2014). Getestet wurde mit „Brief International Cognitive Assessment for MS" (BICAMS) California, „Symbol Digit Modality Test" (SOMT), „California Verbal Learning Test" (CVLT) und „Brief Visual-Spatial Memory Test Revised" (BVMT-R). Lediglich in der BVMT-R-Gruppe zeigten 34,2 % der Patienten, die mit Boswellia papyrifera behandelt wurden, eine signifikante Besserung (p<0,001). Bei den übrigen Tests waren die Ergebnisse statistisch nicht signifikant. Insgesamt schließen die Autoren auf eine Verbesserung des visuell-räumlichen Gedächtnisses, aber nicht auf verbale Erinnerung und Verarbeitung von Information. Man muss hier möglicherweise die Frage der Dosierung stellen. Wie in den folgenden Kapiteln gezeigt, werden zur Behandlung entzündlicher Erkrankungen Extrakte aus dem Harz verwendet, die ihrerseits einen höheren Wirkstoffgehalt aufweisen als das reine Harz.

Fazit

Aufgrund der beobachteten Wirkungen von Boswelliaextrakten und Boswelliasäuren insbesondere auf proinflammatorische Faktoren des Immunsystems lohnt es sich meiner Ansicht nach, dieses Thema weiter zu verfolgen, allerdings mit definierten und standardisierten Produkten.

Neuroprotektion

Pharmakologie

Die neuroprotektiven Wirkungen von Inhaltsstoffen aus dem Weihrauch sind, wie die verschiedenen Tiermodelle zeigen, auf deren entzündungshemmende Eigenschaften zurückzuführen, angefangen bei der Hemmung der Bildung von Produkten der Arachidonsäurekaskade, proinflammatorischen Zytokinen, Faktoren des Komplementsystems bis hin zu einer antioxidativen Wirkung.

2008 beobachteten Moussaieff et al. an einem Mausmodell von **„closed head injury"** (CHI) eine neuroprotektive Wirkung bei Verabreichung von Incensolacetat, einem Diterpen aus dem Weihrauchharz. In diesen Versuchen verbesserten sich auch kognitive Funktionen sowie neurologische Symptome. Die Autoren führten diese Wirkung auf eine Hemmung des nuklearen Transkriptionsfaktor NFκB (s. dort) zurück.

In einer weiteren Untersuchung zeigten Moussaieff et al. (2012), dass Incensolacetat eine protektive Wirkung bei **ischämischen Hirnschäden** ausübt. In diesem Fall konnten bei der Maus – wenn postischämisch verabreicht – das Infarktvolumen reduziert und neurologische Aktivitäten verbessert werden. Diese Effekte werden von den Autoren wiederum der antientzündlichen Wirkung im Bereich von NFκB, proinflammatorischen Zytokinen sowie TRPV3-Ionenkanälen zugeschrieben.

Eine **Schlaganfall**-ähnliche Situation erzeugten Ding et al. (2014) durch Verschluss der mittleren Zerebralarterie bei der Ratte. Als potenzielles Target für eine Neuroprotektion beim Schlaganfall gilt der Nrf-2 („nuclearfactor erythroid-2-related factor 2") heme oxygenase-1 (HO-1)-Weg. AKBA wird dabei als neu entdeckter Aktivator dieser Faktoren angesehen.

In diesem Modell führte AKBA im Hirngewebe bei Okklusion der mittleren Hirnarterie 48 Stunden nach Reperfusion zur Erhöhung der Nrf-2- und HO-1-Expression. Gleichzeitig bewirkte AKBA eine Reduktion des Infarktvolumens und des Auftretens apoptotischer Zellen. Bei in vitro kultivierten Neuronen steigerte AKBA ebenfalls die Expressionen von Nrf 2 und HO-1. Ein solcher Effekt wurde auch bei Verwendung von KBA beobachtet (Ding et al. 2015). Eine neuroprotektive Wirkung durch KBA fanden Ding et al. (2015) auch nach einer durch oxidativen Stress hervorgerufenen ischämischen Schädigung des Gehirns bei Ratten.

Auch bei Verabreichung von AKBA – verpackt in Nanopartikeln – beobachteten Ding et al. (2015/2016) bei Mäusen, bei denen experimentell ein Verschluss der mittleren Zerebralarterie herbeigeführt wurde, eine neuroprotektive Wirkung.

Alter

Pharmakologie

Das alternde Gehirn verliert z. B. durch Sauerstoffmangel und Entzündungsvorgänge an Funktionen. In diesem Zusammenhang wurde von mehreren Autoren geprüft, ob sich durch entzündungshemmende Pharmaka – einschließlich AKBA – altersbedingte Funktionsstörungen des Gehirns verbessern lassen. Wurden bei alten Mäusen gleichzeitig ein **COX-2-Hemmer** (Nimesulid) und **AKBA**, letztere als Hemmstoff der 5-LO (100 mg/kg p.o.), verabreicht, so fand sich eine Verbessserung kognitiver Funktionen und altersbedingter motorischer Dysfunktionen (Bishnoi 2005). Bei Versuchen an Ratten bringen Hossein et al. (2010) die Zufuhr von Olibanum mit der Nahrung (100–500 mg/kg täglich über 180 Tage) in einen Zusammenhang mit einer verbesserten Gedächtnisleistung.

Verbessert wurde die Gedächtnisleistung bei 24 Monate alten Ratten 8 Wochen nach intragastraler Verabreichung eines wässrigen Extraktes von Boswellia serrata. Im Gehirn selbst führte diese Behandlung bei Zellen des Hippokampus (zuständig für Gedächtnis und Lernfähigkeit) gegenüber den Kontrollen zur Vermehrung dentritischer Segmente und größeren baumartigen Verzweigungen

(Hosseini-Sharifabad et al. 2016). Eine Bestätigung dieser Ergebnisse finden sich in einer Studie von Hosseini und Estandari (2015). Bei 24 Monate alten Ratten bewirkte die Langzeitanwendung von 100 mg/kg/Tag über 8 Wochen eine ca. 20 %ige Vermehrung der Dendriten und neuronalen CA1-Zellen. Die Autoren schließen daraus, dass Boswelliaharz die altersbedingte Regression von CA1-pyramidalen Zellen im Ratten-Hippokampus abschwächen kann.

Kognitive Dysfunktionen kann man bei der Maus durch i.p. Injektionen von Lipopolysacchariden (LPS) erzielen. Unter Anwendung dieser Methode beobachteten Sayed und El Sayed 2016, dass eine Kombination von AKBA (5-LO-Hemmer) und Celecoxib (COX-2-Hemmer), die durch LPS verursachten neuronalen Störungen rückgängig machten. Auf molekularer Ebene konnten die Autoren zeigen, dass auch die im Zusammenhang mit der Verabreichung von LPS erfolgten Veränderungen von Glutamat, TNF-α und Amyloid-β-Peptid aufgehoben wurden. Interessant sind diese Ergebnisse insofern, als hier erstmalig der Versuch gemacht wurde, die Wirkung eines NSAID durch einen zusätzlichen Wirkungsmechanismus (5-LO-Hemmung) zu ergänzen.

Lernfähigkeit

Pharmakologie

Eine Störung der Lernfähigkeit kann man bei der Ratte hervorrufen, indem man bei ihr durch Verabreichung von Pentylentetrazol (PTZ) epileptische Zustände im Sinne einer Temporallappenepilepsie hervorruft, bei der sie lernen müssen, diese zu überwinden. Ermittelt wird dabei die Latenzzeit, die das Tier benötigt, um ein Hindernis zu überwinden („shuttle box"). In diesem Modell kann man die Lernfähigkeit dadurch prüfen, indem man Tiere mit einer Situation konfrontiert, die ihnen unangenehm ist.

In einem solchen Versuchsansatz verabreichten Jalili et al. (2014a,b) Ratten einen wässrigen Extrakt aus dem Harz von Boswellia serrata 1 g/kg i.p. drei Tage nach der Behandlung mit PTZ und beobachteten dabei eine Verbesserung der Lernfähigkeit. Histologische Untersuchungen der Hippokampusregion ergaben durch PTZ eine Abnahme pyramidaler Neuronen und dendritischer Fortsätze der CA1-Region. Durch den Boswelliaextrakt wurden dort die neuronalen Prozesse deutlich verbessert.

Depression

Pharmakologie

Über die entzündungshemmende Wirkung hinaus scheinen Inhaltsstoffe des Weihrauchs – wie Incensolacetat – auch eine psychotrope Wirkung zu besitzen. Bei einem Mausmodell beobachteten (Moussaieff et al. (2008) anxiolytische und antidepressiv-ähnliche Effekte. Die Autoren führen diese Wirkung auf eine Aktivierung von TRPV3-Ionenkanälen im Gehirn zurück.

Im Zusammenhang mit der Reduktion eines depressiv-ähnlichen Verhaltens bei Mäusen zeigen Moussaieff et al. (2012) auch, dass Incensolacetat die Hypothalamus-Hypophysen-Adrenalin-Achse sowie die Hypokampus-Genexpression moduliert.

Auch wenn es zu diesem Thema keine klinischen Studien gibt, so berichten Ärzte (▶ Kap. 4) immer wieder über eine psychotrope Wirkung bei Patienten, die aus anderen Gründen mit Weihrauchextrakten behandelt wurden.

Fazit

In der ayurvedischen Medizin (Tab. 2.1) finden sich bereits eine Reihe von Anwendungen des indischen Weihrauchs Salai Guggal bei einer Reihe von zerebralen Störungen. Im weiteren Verlauf der Geschichte wird allerdings nicht mehr darüber berichtet. Die soeben berichteten vielfältigen pharmakologischen Wirkungen im Bereich Schmerz, Entzündung, Neuroprotektion, Lernfähigkeit, Depression und Alter wären Grund genug, solchen Effekten auch beim Menschen nachzugehen.

3.4.2 Bewegungsapparat

Bei den Erkrankungen des Bewegungsapparates wie rheumatoider Arthritis und Osteoarthritis stehen Entzündungen und degenerative Veränderungen der Gelenke im Vordergrund. Über eine Entzündung der Synovialhaut kommt es schließlich zu Knorpel- und Knochenschäden.

Gelenkentzündung

Pharmakologie

Wie bereits dargestellt, wurde die erste Arbeit zu diesem Thema von Singh und Atal 1986 unter dem Titel: „Pharmacology of an extract of salai guggal ex-Boswellia serrata, a new non-steroidal antiinflammatory agent", publiziert. Die antientzündliche Wirkung wurde am Modell des Carrageenan-induzierten **Ödems** der Rattenpfote nachgewiesen. Über eine antiarthritische Wirkung eines Acetonextraktes von Boswellia carterii berichteten 2005 Fan und Mitarbeiter.

Arthritis

Bei Wistarratten erzeugten Umar et al. (2014) eine Arthritis durch Injektion von Kollagen in ein Gelenk. Sie verabreichten 21 Tage lang täglich oral 100 oder 200 mg eines Extraktes aus dem Harz von Boswellia serrata. Neben einer Verbesserung des Arthritis-Scores und der Knochenhistologie konnten sie eine Reduktion einer Reihe am entzündlichen Geschehen beteiligter Parameter wie IL-1β, IL-6, TNF-α, IFN-γ und PGE2 sowie des antioxidativen Status beobachten.

Gicht

Eine weitere Methode, um eine Entzündung – hier eine Gicht – zu erzeugen, besteht in der Injektion von Mononatriumureatkristallen in die Rattenpfote. Hier kommt es neben dem Ödem zur Zunahme der Aktivität lysosomaler Enzyme, von Lipidperoxidation und des Tumornekrosefaktors-α (TNF-α). Wie Sabina et al. (2012) berichten, führt die gleichzeitige Verabreichung von 30 mg/kg Boswelliasäuren bei diesem Modell nahezu zur Normalisierung aller untersuchten Parameter als weiteren Hinweis auf die antiinflammatorische/antiarthritische Wirkung der Boswelliasäuren.

Leukozyteninfiltration

Entzündungen sind verbunden mit einer Infiltration weißer Blutzellen in das entzündete Gewebe. In diesem Zusammenhang beschrieben Sharma et al. (1989), dass bei Kaninchen die orale Gabe von 25–100 mg/kg einer Mischung von Boswelliasäuren das Eindringen von Leukozyten in ein entzündetes Kniegelenk deutlich verminderte. Ursache dürfte die bekannte Hemmung der Bildung von Leukotrienen durch Boswelliasäuren sein.

Wie bereits diskutiert, wird AKBA als wesentlicher entzündungshemmender Faktor eines Boswelliaextraktes nach dessen oraler Gabe kaum resorbiert. In diesem Zusammenhang ist eine Studie von Goel et al. (2010) von Interesse. Diese Autoren beobachteten eine entzündungshemmende Wirkung am Gelenk, wenn sie AKBA auf ein Gelenk in Form von polymeren Nanomicellen auf die Haut aufbrachten.

Gelenkknorpel

Weihrauchextrakte werden, wie im klinischen Teil beschrieben, mit Erfolg zur Behandlung der rheumatoiden Arthritis bzw. der Osteoarthritis, bei denen es auch zu erheblicher Zerstörung der Knorpelsubstanz kommt, eingesetzt. Eine Osteoarthritis, die mit einer Schädigung des Knorpelgewebes einhergeht, kann im Tierversuch durch chirurgische Destabilisierung des medialen Meniskus des Knies erreicht werden.

Unter Verwendung dieses Modells behandelten Wang und Mitarbeiter (2014) Mäuse oral und lokal über 12 Wochen mit einer Boswelliasäure. Sie beobachteten dabei einen **signifikant geringeren** Verlust an Knorpelsubstanz. Darüber hinaus reduzierten sowohl die orale Zufuhr als auch die Anwendung in Form einer Salbe die Entzündung der Gelenkinnenhaut sowie die Bildung von Osteophyten im Gelenk. Blain et al. (2010) berichten über eine Unterdrückung der Bildung proinflammatorischer Faktoren im Gelenkknorpel durch Boswellia frereana.

Im Zusammenhang mit einer Gelenkentzündung scheidet der Körper mit dem Urin Metaboliten von geschädigtem Bindegewebe aus, wie sie beim Abbau von Knorpel entstehen. Bereits 1987 konnten Keseva Reddy et al. an Ratten mit dem sog. adjuvanten Arthritis-Modell zeigen, dass durch die Behandlung mit Salai guggal die Ausscheidung von Hydroxyprolin, Hexosamin und Uronsäure deutlich zurück ging und dass Salai guggal sowie isolierte Boswelliasäuren den Abbau von Glycosaminoglycan – einem Bestandteil von Knorpel und Bindegewebe – reduzierten (Reddy et al. (1989).

Kombination von Boswelliasäuren mit NSAID

Im Entzündungsgeschehen liegt der Schwerpunkt der Boswelliasäurewirkung, soweit dabei die Faktoren der Arachidonsäurekaskade beteiligt sind, auf der Hemmung der Leukotrienbildung. Da macht es Sinn zu untersuchen, ob nicht die Kombination mit NSAID durch zusätzliche Hemmung der Prostaglandinsynthese zu besseren Ergebnissen führt.

Am Modell des Carrageenan-induzierten Ödems der Rattenpfote sowie der mit Hilfe der durch Freund'schem Adjuvans erzeugten Entzündung der Rattenpfote gingen Shenvidol (2015) der Frage nach, inwieweit ein Hybrid aus β-BA und KBA mit NSAID wie Ibuprofen, Naproxen, Diclofenac und Indomethacin eine stärkere antiinflammatorische Wirkung ausübten als diese Substanzen allein. Nicht ganz unerwartet zeigte sich ein synergistischer Effekt.

Fazit

Fasst man diese Versuche am Tier zusammen, so liefern sie eine gute Begründung für die im klinischen Teil beschriebenen Wirkungen von Weihrauchextraktpräparaten bei entzündlichen Gelenkerkrankungen.

Rheumatoide Arthritis

Bei der rheumatoiden Arthritis handelt es sich um eine chronisch-entzündliche Autoimmunerkrankung der Gelenke. Es können aber auch noch andere Organe betroffen sein, wie Herz, Lunge und Haut. Liegt eine genetische Disposition vor, bewirken Umweltfaktoren wie z. B. Viren, Bakterien oder Rauchen eine Entzündung der Synovia (Gelenkschleimhaut). Langfristig kommt es zur Knorpelzerstörung und Erosion des Knochens. Der Verlauf der Erkrankung ist individuell unterschiedlich. Er ist gekennzeichnet durch meist symmetrische Schwellungen der kleinen und mittleren Gelenke mit schmerzhafter Bewegungseinschränkung und Morgensteifigkeit besonders der Finger- und später auch der großen Gelenke.

An dem Entzündungsgeschehen sind sowohl die Entzündungsfaktoren der Arachidonsäurekaskade wie PGE_2 und LTB_4 als auch Zytokine des Immunsystems beteiligt. Da sich letztere gegen

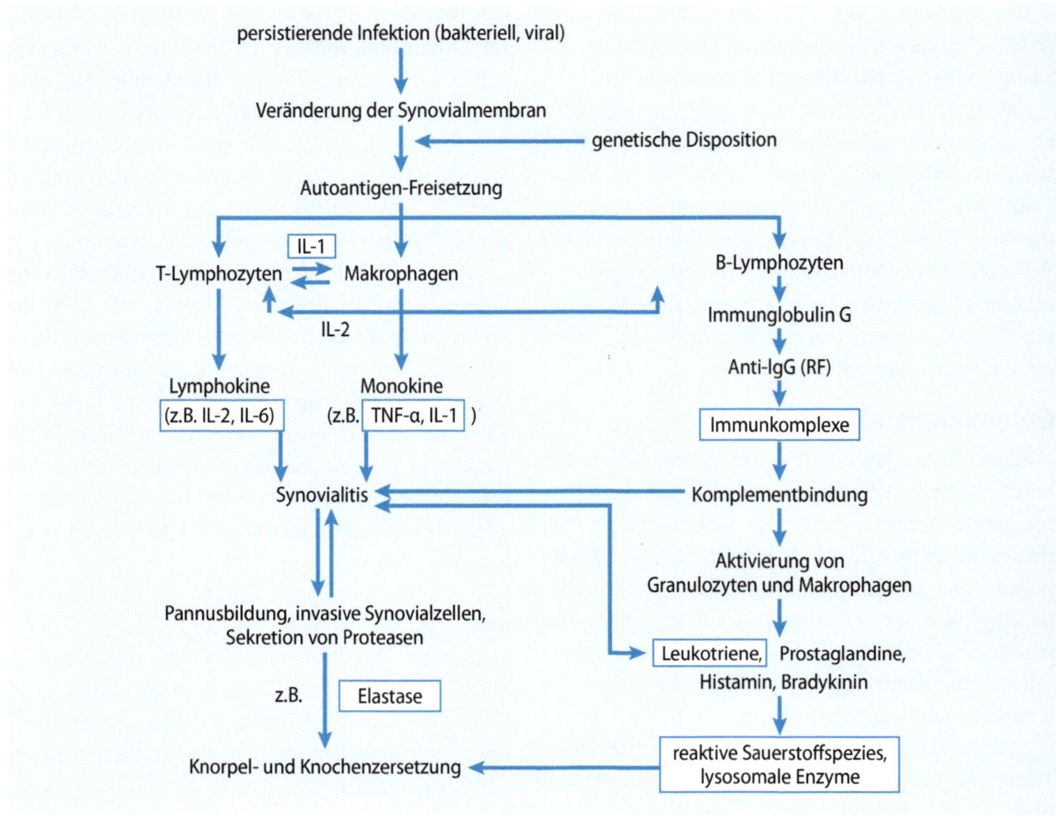

Abb. 3.5 Teilweise hypothetische Pathogenese der rheumatoiden Arthritis: Angriffsmöglichkeiten von AKBA und KBA. (Modifiziert nach Ammon 2006)

körpereigenes Gewebe, hier den Gelenkknorpel, aber auch andere Körpergewebe richtet, spricht man auch von einer Autoimmunerkrankung.

Die Krankheit beginnt mit der Infiltration von T- und B-Lymphozyten sowie dendritischen Zellen in die Gelenkschleimhaut. Dort produzieren B-Lymphozyten nach ihrer Umwandlung in Plasmazellen über Immunglobulin G (IgG)-Autoantikörper (sog. Rheumafaktoren), die über eine Interaktion mit dem Komplementsystem eine Entzündung der Gelenkschleimhaut sowie die Aktivierung von Granulozyten und Makrophagen auslösen. Dabei erfolgt eine Aktivierung von Leukotrienen, Prostaglandinen, Histamin, reaktiven Sauerstoffspezies und lysosomalen Enzymen, die an der Zerstörung von Knorpel und Knochen beteiligt sind (Abb. 3.5).

Im Zusammenhang mit der Autoimmunreaktion kommt es zu einem Zusammenspiel zwischen T-Lymphozyten und Makrophagen. Dies führt im Gelenk zur Freisetzung von Zytokinen, die die entzündliche Reaktion weiter unterhalten.

Klinik

Bisher gibt es eine Reihe klinischer Studien, die eine Wirksamkeit von Präparaten mit einem Extrakt aus dem indischen Weihrauch (H15 Ayurmedica®) nahelegen (Tab. 3.8). Leider wurden diese Studien nicht veröffentlicht, so dass sie nicht für jedermann zugänglich und überprüfbar sind. Zusammengefasst und bewertet wurden sie in einer Übersichtsarbeit von R. Etzel 1996. Untersuchte Kriterien waren Schmerzen, Schwellung der Gelenke, Empfindlichkeit sowie die Verträglichkeit des Medikaments. In 5 Studien wurden die Patien-

◘ Tab. 3.8 Klinische Studien zur Wirkung eines Boswelliaextraktes (H15 Ayurmedica®) bei rheumatoider Arthritis (Etzel 1996)

Prüfer	Indikation	Design Vergleichsgruppe	Fallzahl	Therapiedauer (Wochen)	Zielkriterien (+/0/−)				Wirknachweis (++/+/0/−)
					Schmerz	Schwellung	Steifigkeit	BSG	
Schuschke, München 1984, n.p.	JCA	Ik	15	4	+	+	+		+
Schattenkirchner, München 1986, n.p.	ACP	Ik	14	12	+	+		+	+
Stroehmann, Bonn 1986, n.p.	ACP	Ik	20	12	0	0	0	0	
Josenhans, Bahmstedt 1986, n.p.	ACP	Ik	6	6	+	+	+		0
Chandrasekaran, Madras 1986	RA	Ik	30	24	+	+	+	+	+
Rajagopal, Madras 1987	JRA	Ik	20	24	+	+			(+)

JCA	juvenile chronische Arthritis
ACP	akut chronische Polyarthritis
RA	rheumatoide Arthritis
JRA	juvenile rheumatoide Arthritis
n.p.	nicht publiziert
Ik	intraindividuell kontrolliert

ten individuell kontrolliert. In 2 Studien lag immerhin ein Vergleich mit einem Placebopräparat vor.

Etzel fasste alle vorliegenden Befunde aus den Placebo-kontrollierten Patienten in einer Metaanalyse zusammen. Dabei ergab sich im Vergleich zu der Placebogruppe bei 50–60 % der mit dem Weihrauchpräparat behandelten Patienten eine statistisch signifikante Besserung bei Schmerzen sowie eine Rückbildung der Ödeme in den Gelenken. Leider waren in diesen Studien – und dies wird immer wieder kritisiert – die Patientenzahlen mit jeweils 20–60 relativ klein und die Studiendauer betrug meist nur zwischen 12 und 24 Wochen. Klinische Studien, die heute zur Erzielung einer Zulassung vorgelegt werden müssen, verlangen eine wesentlich höhere Zahl von Versuchspersonen und eine längere Behandlung/Beobachtung bei chronischen Erkrankungen.

Keine Wirkung eines Weihrauchextraktpräparates konnten Sander et al. (1998) beobachten. In einer multizentrischen Placebo-kontrollierten Studie untersuchten die Autoren die Wirkung von täglich 3600 mg bei 37 „Out-door"-Patienten mit rheumatoider Arthritis und chronischer Polyarthritis, die neben dem Weihrauchprodukt zusätzlich weiterhin ihre bisherige antirheumatische Therapie erhielten. Untersucht wurden Schwellung und Schmerz in den Gelenken sowie die Rheumamarker ESR und CRP. Es ergab sich also offenbar zu der bereits erfolgenden Standardtherapie mit „Kortison" und NSAID kein zusätzlicher Effekt. Über Patienten, die das Weihrauchpräparat alleine erhielten, wurde nicht berichtet.

Osteoarthrose/Osteoarthritis

Bei der Osteoarthrose/Osteoarthritis handelt es sich um eine chronisch-progressive Gelenkdegeneration, welche häufig das Knie- und das Schultergelenk betrifft. Der zunächst nicht entzündlichen, degenerativen Erkrankung der peripheren Gelenke liegen Abnutzungserscheinungen bis zu vollständigen Strukturverlusten des hyalinen Knorpelgewebes und Deformierung des Gelenkknochens zugrunde. Ursachen sind chronische Überbelastung, akute oder chronische Traumen und entzündliche Gelenkprozesse. Symptome sind anfänglich Steifigkeit und Schmerzen, später, infolge einer sich entwickelnden Entzündung durch Dauer-, Nacht- und Muskelschmerzen, Bewegungseinschränkungen. Die Ursache dieser Erkrankung ist unbekannt. Ein genetischer Faktor spielt dabei ebenso, wie bei der rheumatoiden Arthritis, eine Rolle. Die Polyarthrose ähnelt der rheumatoiden Arthritis bezüglich des bilateralen und annähernd symmetrischen Gelenkbefalles. Es fehlen jedoch die primäre lokale Entzündung und die systemische Verbreitung der entzündlichen Prozesse mit Befall auch anderer Gelenke.

Pharmakologie

Wang et al. (2014) erzeugten bei der Maus eine Osteoarthritis im Kniegelenk durch einen chirurgischen Eingriff. Einen Tag danach verabreichten sie Boswelliasäuren entweder oral oder lokal als Salbe über einen Zeitraum von 12 Wochen. Sowohl nach oraler Gabe als auch nach Anwendung der Salbe beobachteten sie einen geringeren Verlust an Gelenkknorpel sowie eine geringere Reduzierung der Gelenkschleimhaut und der Osteophytenbildung als bei den unbehandelten Kontrollen. Interessanterweise war bei lokaler Behandlung die Konzentration der Boswelliasäure im Kniegelenk 2- bis 6-mal höher als im Plasma. Ob sich dies auch beim Menschen nachvollziehen lässt ist allerdings unklar, da an menschlichen Gelenken die Diffusionsstrecken deutlich größer sind als beim Mausgelenk.

Klinik

Derzeit gibt es einige, den wissenschaftlichen Anforderungen entsprechende klinische Studien aus Indien, die eine Wirksamkeit von Boswelliapräparaten bei der **Osteoarthritis des Knies** belegen. Bereits 1993 empfahlen Gupta et al. S-Compound® (der in Jammu, Indien lokalisierten Firma Rahul Pharm) als traditionelles Präparat Patienten mit Osteoarthritis.

In einer randomisierten, doppelblinden und Placebo-kontrollierten Studie von Kimmatkar et al. (2003) an 30 Patienten mit einer Osteoarthritis des Kniegelenks erhielten je 15 Patienten über 8 Wochen entweder ein Placebopräparat oder ein standardisiertes Boswelliaextraktpräparat (Cap Wok Vel® der Firma Pharmanza, Indien). Die Dosis betrug 3-mal täglich eine Kapsel mit je 333 mg des Extraktes. Alle Patienten, die mit dem Präparat behandelt wurden, berichteten über eine Reduktion der Schmerzen im Knie, verbesserte Beugefähigkeit, verlängerte Wegstrecke und die Fähigkeit wieder Stufen steigen zu können. Nach Beendigung der Behandlung kehrten die Symptome zurück.

Bei einer offenen randomisierten und kontrollierten Studie von Sontakke et al. (2007) handelt es sich erstmalig um einen Vergleich der Boswelliawirkung mit einer Referenzsubstanz, und zwar einem selektiven COX-2-Inhibitor. 33 Patienten im Alter zwischen 40 und 70 Jahren beiderlei Geschlechts mit gesicherter Osteoarthritis im Knie (nach den Regeln des American College of Rheumatology) wurden 6 Monate lang entweder mit dem COX-2-Inhibitor Valdecoxib® (1-mal täglich 10 mg) oder 3-mal täglich mit 333 mg des o. g. Boswelliaextraktes Cap Wok Vel® behandelt. In beiden Gruppen zeigten sich signifikante, vergleichbare, Verbesserungen bei den Parametern Schmerz, Steifigkeit und Beweglichkeit, allerdings mit dem Unterschied, dass die Wirkung des Boswelliaextraktes deutlich später eintrat als bei der Referenzsubstanz, die Wirkung jedoch über das Absetzen hinaus bis zu einem Monat anhielt.

Eine randomisierte doppelblind und Placebo-kontrollierte Studie von Sengupta et al. erschien 2008. In dieser erhielten je 25 Patienten mit Osteoarthritis 100 oder 250 mg 5-Loxin® (Fa. Super Smart Com.) bzw. Placebo täglich über 90 Tage. Das Präparat enthielt 30 % AKBA, d h. es handelte sich hier um ein Produkt, das mit AKBA angereichert war. 70 Patienten beendeten die Studie. Beide Dosen von 5-Loxin® führten zu einer statistisch signifikanten Besserung bei Schmerzen und der Funktionsfähigkeit des Knies. In der 250-mg-Gruppe trat die Wirkung bereits nach 7 Tagen ein.

In einer weiteren Studie mit 40 Patienten (20 mit dem gleichen Präparat und 20 Placebo), bei der der Boswelliaextrakt mit einem anderen Präparat verglichen wurde, kamen Sengupta et al. 2010 zu gleichen Ergebnissen.

Wirkung beim Hund

Eine Schweizer Gruppe (Reichling et al. 2004) untersuchte den Einfluss eines Weihrauchextrakt-Präparates (BSB 108® der Firma Bofar AG) in einer offenen Studie bei 29 Hunden mit Osteoarthritis der Gelenke und der Wirbelsäule. Die Tiere erhielten zusammen mit der Nahrung 400 mg des Präparates pro 10 kg Körpergewicht über 6 Wochen. Von den Hunden zeigten 74 % eine statistisch signifikante Verbesserung der Schwere der klinischen Symptome wie Lahmheit, örtlichem Schmerz und Steifigkeit. Bei 5 Hunden traten vorübergehend Durchfall und Blähungen auf.

Fazit

Die klinischen Studien mit Boswelliaextrakten zusammen mit den Ergebnissen aus den Tierversuchen und den Befunden zum Wirkungsmechanismus der Boswelliasäuren und anderer Stoffe im Vielstoffgemisch eines Boswelliaextraktes legen nahe, dass entzündliche Gelenkerkrankungen bei der Behandlung mit standardisierten Extrakten aus dem Harz des Weihrauchbaumes eine gute Chance haben. Dies auch wegen der geringen Nebenwirkungsrate.

3.4.3 Herz – Kreislauf – Blut

Kardioprotektion

Pharmakologie

Angeregt durch die traditionelle Anwendung von Olibanum einerseits und durch neuere Untersuchungen andererseits, die eine antioxidative Wirkung bescheinigten, gingen einige Autoren der Frage nach, ob sich bei Sauerstoffmangel ähnlich wie beim Gehirn auch beim Herz eine protektive Wirkung von Boswelliaextrakten nachweisen ließ. Eine herzinfarktähnliche Situation lässt sich bei der Ratte durch die Verabreichung von Isoproterenol, einem β-Sympathomimetikum erzielen. In diesem Zusammenhang beobachteten Zaki et al. (2015) unter Verwendung von Olibanum, dass dieses eine schwach kardioprotektive und antioxidative Wirkung ausübte. In einer umfangreicheren Studie an demselben Modell fanden Chen et al. (2016) diesmal bei Zufuhr von AKBA eine Verhinderung pathologischer Veränderungen am Myokard und reduzierte Blutspiegel von Kreatinkinase und Laktatdehydrogenase sowie eine geringere Zahl apoptotischer Zellen und anderer Parameter, die bei Sauerstoffmangel auftreten.

Sauerstoffmangel führt am Herzmuskel zu vermehrter Bildung von Leukotrienen. Diese erschweren ihrerseits die Reperfusion des ischämischen Gewebes. Hier führte bei Ratten, bei denen eine Ischämie durch Unterbindung einer Koronararterie erzeugt wurde, die orale Gabe von 250, 500 und 1000 mg/kg KBA-Dosis abhängig zu einem kardioprotektiven Effekt. Dieser zeigte sich in einer Abnahme der Infarktgröße und der Laktatdehydrogenase im Serum. Zurückgeführt wird diese Wirkung auf einen verstärkten antioxidativen Effekt sowie die Unterdrückung von Entzündungsfaktoren.

Arteriosklerose

Arteriosklerose ist charakterisiert durch eine lokale, langsam fortschreitende chronische Entzündung der Arterienwand. Als Folge endothelialer Dysfunktionen bzw. Endothelläsionen kommt es in der Intima der Gefäße zu herdförmigen Ablagerungen von Lipiden und kollagenreichem Bindegewebe (Plaquebildung), zur Proliferation glatter Muskelzellen sowie zur Ablagerung von Kalziumsalzen. Risikofaktoren für die Entstehung der Arteriosklerose sind Hyperlipoproteinämie, Rauchen, Hypertonie, Diabetes mellitus und Hyperurikämie. Folgen sind die bekannten Durchblutungsstörungen bzw. Verschlusskrankheiten.

Bei der Entstehung und Progression chronisch-entzündlicher Erkrankungen einschließlich der Arteriosklerose besitzt offensichtlich der nukleare Transkriptionsfaktor NFκB eine Schlüsselfunktion (Takk u. Firestein 2001).

Pharmakologie

Wie bereits beschrieben, wird AKBA als Hemmstoff der Aktivierung von NFκB angesehen. In diesem Zusammenhang beobachteten Cuaz-Perolin et al. (2008) eine antiinflammatorische und antiatherogene Wirkung von AKBA bei der Maus. Bei diesen Versuchen wurden bei dem Mäusestamm ApoE-/- arteriosklerotische Läsionen über 5 Wochen durch einmal wöchentliche Injektionen von Lipopolysacchariden (LPS) erzeugt. Dies bewirkte eine Zunahme von NFκB in Makrophagen und mononuklearen Zellen im peripheren Blut. Die tägliche Zufuhr von AKBA (100 µmol/kg) über eine Woche reduzierte dabei die durch LPS erzeugten Läsionen um 50 %. Darüber hinaus beobachteten die Autoren eine Reduktion von NFκB in den arteriosklerotischen Ablagerungen einhergehend mit einer signifikanten „Down-Regulation"einiger NFκB-abhängiger Gene.

In einem Mausmodell (Mehrabian et al. 2002; Alello et al. 2002) und in einer histologischen Studie beim Menschen wurde der 5-LO Weg in Verbindung mit der Arteriosklerose gebracht (Spanbroek et al. 2003). Inwieweit dabei auch die Wirkung von AKBA auf die Leukotriensynthese bei der Arteriosklerose eine Rolle spielt, wurde bisher allerdings nicht untersucht.

Gefäßendothel

Arteriosklerose führt zu Durchblutungsstörungen bis zum Durchblutungsstop (Hämostase) mit allen seinen Folgen auch für das Gefäßendothel. Diesem Thema nahmen sich Wang et al. (2015) an und untersuchten den Einfluss von β-Boswelliasäuren auf die durch eine Blutstase hervorgerufene Dys-

funktion des Endothels. Um eine Blutstase-ähnliche Situation zu erzeugen, setzten die Autoren menschliche Endothelzellen, die sie aus der Nabelvene gewonnen haben, vorübergehend in vitro einer Unterversorgung von Sauerstoff und Glukose aus und konnten dabei zeigen, dass β-Boswelliasäure (β-BA) das Endothel vor den Schäden, wie sie bei einer Blutstase auftreten, schützte. Darüber hinaus führte β-BA zu einer signifikanten Zunahme von intrazellulärem NO und erhöhte die cGMP Spiegel in der Arteria carotis bei Ratten, wenn bei diesen eine Blutstase erzeugt wurde. Eine Erhöhung von cGMP hat jeweils eine Gefäßerweiterung durch Relaxation der glatten Gefäßmuskulatur zur Folge. Dies ist auch der Wirkungsmechanismus des NO-donators Nitroglyzerin z. B. bei koronaren Durchblutungsstörungen oder Hochdruckkrisen.

Gefäßneubildung (Angiogenese)

Unter Angiogenese versteht man Neubildung von Kapillaren durch Migration/Proliferation von Endothelzellen in ein Gewebe. Die neuen Kapillaren bilden ein Netzwerk. Dem folgt dann die Rekrutierung von glatten Muskelzellen und Perizyten (= Zellen auf der Außenwand von Blutkapillaren) und die Stabilisierungen von Gefäßen (☐ Abb. 3.6).

Pathologische Gefäßneubildungen finden sich bei einer Reihe von Erkrankungen, insbesondere bei Tumoren, bei Retinopathien, Psoriasis, Endometriose und rheumatoider Arthritis. Auslösende Faktoren sind die Aktivierung von vaskulären, endothelialen Wachstumsfaktoren (VEGF).

Pharmakologie

Ein Modell, um den Einfluss von Stoffen auf die Bildung von Gefäßen zu prüfen, besteht in der Implantation eines Polyester-Polyurethan-Schwammes in die Maus. Diese Transplantate werden in vivo rasch vaskularisiert. Nach Transplantation eines solchen Schwammes behandelten Sarraswati et al. (2011) die Tiere mit 12,5 oder 25 mg/kg/Tag Boswelliasäuren über 9 Tage. Die Autoren konnten dabei eine signifikante Verminderung der Vaskularisation des Schwammgewebes sowie des vaskulären epithelialen Wachstumsfaktors im Blut beobachten. Diese Hemmwirkung wird u. a. der Boswelliasäure AKBA zugeschrieben. Sie

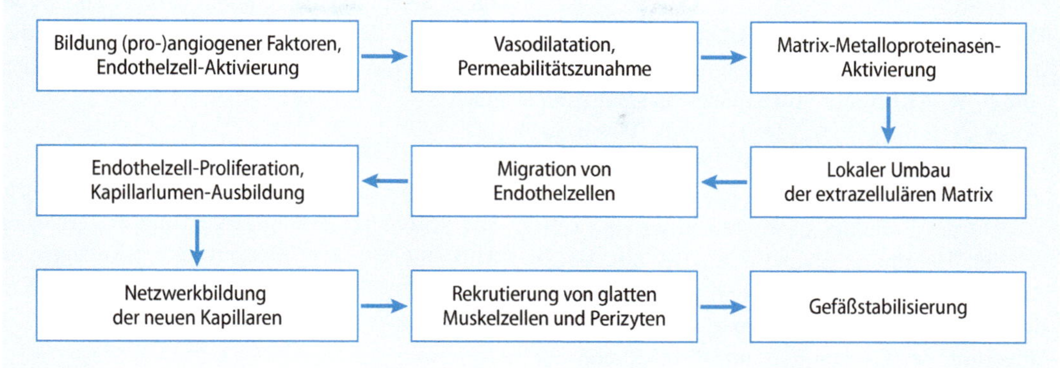

Abb. 3.6 Schematische Darstellung einer Gefäßneubildung (Modifiziert nach Vaupel et al. 2015)

beschränkt sich allerdings nicht auf AKBA alleine. Shen et al. (2015) synthetisierten und evaluierten eine Reihe von AKBA-Derivaten und fanden bei diesen eine Wirkung auf den Wachstumsfaktor VEGF-R-2.

2009 beobachteten Choi et al. dass ein wässriger Boswelliaextrakt die Proliferation und Migration von glatten Gefäßmuskelstellen in vitro unterdrückte, wenn diese durch den sog. „platelet-derived growth factor" (PDGF) stimuliert wurden. Bei Mäusen, denen ein menschlicher Prostatatumor implantiert wurde, hemmte AKBA bei täglicher Zufuhr von 10 mg/kg, sowohl das Tumorwachstum als auch dessen Angiogenese (Panget et al. 2009).

In weiteren Untersuchungen an einem Mausmodell unterdrückte AKBA die bei einer durch sauerstoffinduzierten Retinopathie auftretende Angiogenese (Lulli et al. 2015).

Blutstillung

Beim Auftreten einer Gefäßverletzung verfügt der Körper über zwei Möglichkeiten, die Blutung zu stoppen: eine rasche, die sog. primäre Hämostase, die zur Aktivierung der Thrombozytenaggregation führt, und die sekundäre Hämostase, die über das System der Blutgerinnung letztlich die Bildung eines Thrombus organisiert.

Primäre Hämostase

Sobald es in einem Blutgefäß zur Verletzung der Endothelauskleidung kommt, lagern sich dort Thrombozyten an subepithelialen Strukturen an.

Dies wird als **Thrombozytenadhäsion** bezeichnet. Daraufhin kommt es zur Aktivierung der **Thrombozytenaggregation**. Gefördert wird dieser Vorgang durch Adenosindiphosphat (ADP) aus Thrombozyten und dem plättchenaktivierenden Faktor (PAF), ebenfalls aus Thrombozyten. Die Aggregation wird verstärkt durch Thromboxan A_2 (TXA_2) – einem Produkt der Arachidonsäurekaskade, welches zusätzlich vasokonstriktorisch und dadurch einer Blutung entgegenwirkt. Das bei der Aktivierung des Gerinnungssystems entstehende Thrombin bewirkt schließlich die Ausbildung eines das Gefäß verschließenden Thrombozytenpfropfes. Auf der anderen Seite verfügt das vaskuläre Endothel auch über Möglichkeiten, die Thrombenbildung verhindern können. Sie bestehen in der Bildung von Antithrombin, Protein C und Protein S.

Sekundäre Hämostase

Der zunächst allein aus Thrombozyten zusammengesetzte Pfropf ist allerdings nicht in der Lage, den Endotheldefekt stabil zu verschließen. Dies erfolgt durch das Gerinnungssystem über ein Reihe kaskadenartig angeordneter Gerinnungsfaktoren, bei denen Vitamin K eine wichtige Rolle spielt. In diesem System wird über die Aktivierung von Prothrombin Thrombin gebildet, das seinerseits lösliches Fibrinogen in netzförmige Fibrinfasern überführt, wobei ein Blutgerinnsel entsteht, welches den Gefäßdefekt verschließt. Hemmstoffe des Gerinnungssystems sind Heparine und Vitamin-K-Antagonisten.

Pharmakologie

Den Einfluss eines alkoholischen Extraktes aus dem Harz von Boswellia serrata mit einem Gehalt von 9 % AKBA auf Thrombozytenaggregation, einige Gerinnungsparameter sowie die Plasmagerinnungszeit untersuchten 2011 Kokkiripati et al. in vitro. Unter Verwendung von 3 mg/ml Trockengewicht des Extraktes beobachteten sie eine vollständige Hemmung einer durch ADP-induzierten Aggregation von Thrombozyten, vergleichbar mit der Wirkung von 20 µg/ml Heparin sowie eine Verlängerung der Gerinnungs- und Prothrombinzeit von $\approx$13 auf >60 sec. Darüber hinaus wird über eine deutliche Hemmung der Gerinnungsfaktoren Xa und XIa berichtet.

Im Zusammenhang mit pharmakokinetischen Studien verschiedener Zubereitungstechniken von Frankincens (= Weihrauchharz) beschreiben Pan et al. (2015) eine Verbesserung seiner gerinnungshemmenden Eigenschaften einhergehend mit einer Senkung des D-Dimers des Thrombin-Antithrombin-Komplexes.

Klassische Antikoagulanzien sind Acetylsalicylsäure (ASS), die durch Hemmung der Prostaglandinsynthese die Aggregation von Thrombozyten verhindert sowie Heparin und Vitamin-K-Antagonisten (Derivate des 4-Hydroxycumarins). Diese hemmen die Bildung bestimmter Gerinnungsfaktoren. Ob Boswelliaextrakte oder Boswelliasäuren beim Menschen nach oraler Gabe eine ähnliche Wirkung haben, ist allerdings unbekannt.

3.4.4 Niere

Bei Albino-Ratten führte die i.p. Zufuhr von 50 mg/kg eines rohen wässrigen Extraktes aus Boswellia serrata zu einer 44 %igen Steigerung der Harnausscheidung. Ein lethaler Effekt wurde bei einer hohen Dosis wie 3 g/kg nicht beobachtet (Asif et al. 2014).

3.4.5 Atemwege

Bereits in der ayurvedischen Medizin (■ Tab. 2.1) wurde Salai guggal bei Symptomen von Atemwegserkrankungen eingesetzt. Heute können wir solche Symptome bestimmten definierten Erkrankungen der Atemwege zuordnen, für die es pathophysiologisch gesehen unterschiedliche Ursachen gibt.

Lungenfibrose

Interstitielle Lungenfibrose ist charakterisiert durch eine veränderte Zusammensetzung der Alveolarzellen mit exzessiver Ablagerung von Kollagen. Bei dieser Erkrankung kommt es gewöhnlich auch zu einer Lungenentzündung.

Pharmakologie

In der Annahme, dass dabei Leukotriene eine Rolle spielen, untersuchten Ali En und Mansour (2011) in einem Tierversuch, inwieweit ein Boswelliaextrakt eine bei Ratten durch Bleomycin (BL) erzeugte pulmonale Fibrose beeinflussen könnte. In diesem Modell steigert die intratracheale Verabreichung von 0,15 U BL pro Ratte den „transforming growth factor-β1" (TGF-β1), TNF-α, immunreaktive Parameter, Lipoxygenaseaktivität und die Aggregation von Fibroblasten. Wurde den Tieren 7 Tage lang vor der Zufuhr von BL 1 g/kg eines Boswelliaextraktes per os verabreicht, so hemmte dieser die Aktivität der 5-LO, verringerte die Destruktion der Lungenarchitektur und verminderte die Fibrose des Lungengewebes. Aus den Ergebnissen kann natürlich nicht abgelesen werden, ob ein solcher Effekt eines Boswelliaextraktes auch bei bereits bestehender Fibrose heilend wirksam ist.

Asthma bronchiale

Beim Asthma bronchiale handelt es sich um eine chronisch-entzündliche Erkrankung der Atemwege mit anfallsweise auftretender Atemnot. Diese wird ausgelöst durch eine Bronchokonstriktion, d h. durch eine erhöhte Kontraktion der glatten Muskulatur der Bronchien (Bronchospasmus). Weitere Ursachen sind eine ödematöse Schwellung der Bronchialschleimhaut sowie eine gesteigerte Sekretion von zähflüssigem, schwer abhustbarem Schleim. Bei dieser Erkrankung unterscheidet man zwischen einem exogen-allergisch und einem nicht-allergisch bedingten Asthma. Für die beim Asthma bronchiale auftretenden Symptome sind vor allem die Freisetzung von Histamin und Leukotrienen sowie Interleukine verantwortlich. Die

Pathophysiologie des Asthma bronchiale ist dabei u. a. gekennzeichnet durch eine Entzündung der Atemwege mit verstärkter Schleimproduktion und erhöhten IgE-Spiegeln. Die Erkrankung wird ausgelöst durch TH2-Zellen, die ihrerseits Zytokine wie IL-1, IL-5, IL-13 und IL-9 produzieren.

Von Chanarin und Johnston (2005) wurde als ein Ziel einer Asthmatherapie die Verhinderung der Wirkung von Leukotrienen in den Atemwegen bezeichnet.

Pharmakologie

Liu et al. (2015) berichten über eine antientzündliche Wirkung der Atemwege durch die Anwendung von Boswelliasäuren bei Mäusen, bei denen mit Hilfe von Rinderalbumin (Ovalbumin) eine Asthmasituation erzeugt wurde. Dies ging einher mit einer verminderten Sekretion von Zytokinen aus TH2-Zellen und Ovalbumin spezifischem IgE.

Klinik

Ausgelöst durch die Beobachtung, dass Salai guggal sowie Boswelliasäuren in vitro die Synthese von Leukotrienen hemmen (Ammon et al. 1991; Safayhi et al. 1992) initiierten Gupta et al. (1998) eine Studie mit der Frage, ob sich durch eine Präparation aus dem indischen Weihrauchs bei Patienten mit Bronchialasthma Anfallshäufigkeit und Atemnot sowie die messbaren Atemparameter verbessern ließen.

In einer doppelblinden, Placebo-kontrollierten Studie behandelten sie 40 Asthmapatienten, deren Krankheit im Mittel etwa 9±6 Jahre bestand. Sie erhielten das Weihrauchpräparat S-Compound® der in Jammu, Indien, lokalisierten Firma Rahul Pharma, und zwar 3-mal täglich 300 mg über einen Zeitraum von 6 Wochen. Was dessen Gehalt an Boswelliasäuren anlangte, so enthielt dies 0,63 % KBA, 0,7 % AKBA zusammen mit ca. 1,5 % Acetyl-β-Boswelliasäure und β-Boswelliasäure. Eine Kontrollgruppe von 40 Patienten erhielt Placebo. In dieser Studie zeigten 70 % der Patienten, die das Weihrauchprodukt erhielten, eine verbesserte Atmung, Verschwinden von Rasselgeräuschen und eine Verminderung der Anfallshäufigkeit. Darüber hinaus wurden eine Verbesserung bei den messbaren Atmungsparametern und ein Rückgang der eosinophilen Granulozyten im Blut beobachtet. In

der Kontrollgruppe, die Placebo erhielt, fand sich eine Verbesserung in nur 27 % der Fälle.

Diese Befunde finden ihre Untermauerung durch die präklinischen Daten, die eine Wirkung von Boswelliaextrakten und seinen Inhaltsstoffen im Bereich der Hemmung der Leukotriensynthese und proinflammatorischer Zytokinen zeigen.

Fazit

Insbesondere wegen der geringen UAW von Boswelliaextrakten einerseits, jedoch beachtlichen UAW der derzeitigen Therapie wären standardisierte Boswelliaprodukte durchaus eine Option.

3.4.6 Magen-Darm-Kanal

Magen-Darm-Erkrankungen waren schon immer – von der ayurvedischen Medizin bis in die Neuzeit – das therapeutische Ziel der Behandlung mit Weihrauch/Olibanum (◘ Tab. 1.3). Dies zeigen auch die neuen klinischen Studien.

Magengeschwür

Beim Magengeschwür sind die defensiven Mechanismen der Magenschleimhaut, die ihrerseits aggressive Einflüsse antagonisieren sollen (Mukosabarriere), gestört. Faktoren, die neben Salzsäure und Pepsin zu einer Zerstörung der Mukosabarriere beitragen, sind der Reflux von Gallensäuren und Lysolecithin aus dem Duodenum, sowie Störungen der Mikrozirkulation in der Magenschleimhaut. Eine Infektion mit Helicobacter pylori findet sich bei 75 % der Patienten. Unterschieden wird zwischen einem akuten Ulkus nach Stresssituationen und dem chronisch-rezidivierenden Ulkus. Die Beschwerden äußern sich in periodisch auftretenden krampfartigen Schmerzen im Epigastrikum und sind häufig von der Nahrungsaufnahme abhängig. Die Therapie besteht heute in der Eradikation des Helicobacter pylori, der Verabreichung von Protonenpumpenhemmern (z. B. Omeprazol u. a.) sowie in der Verabreichung von Antazida und Parasympatholytika.

Pharmakologie

Bereits im Altertum und im Mittelalter wurde Weihrauch/Olibanum bei Magenerkrankungen angewendet. Untersuchungen, die kürzlich im Tierversuch (Ratte) durchgeführt wurden, zeigten, dass Boswelliasäuren dosisabhängig einen Antiulkuseffekt bei verschiedenen Tiermodellen ausübten. Modelle zur Erzeugung eines Ulkus bestehen in einer Ligation des Pylorus, Verabreichung von Alkohol, Acetylsalicylsäure, Indometacin und dem Aussetzen gegenüber einem Kältestress. Bei einer Dosis von 250 mg/kg eines Boswelliaextraktes betrug die antiulzerative Wirkung zwischen 31 und 51 %. Sie wird von den Autoren jedoch als unspezifisch angesehen (Singh et al. 2008).

Auf der anderen Seite ist ein Bericht von Interesse, nach dem α-Boswelliasäure bei der Ratte protektiv gegenüber alkoholinduzierten Magenschäden wirkt (Zhang et al. 2016). In dieser Studie reduzierte α-BA die Aktivität des Magensaftes, die Peroxidation von Membranlipiden, die Aktivität der Superoxiddismutase sowie die Spiegel an NO und PGE$_2$. Diese Befunde zeigen, dass α-BA oxidativen Stress reduziert und dabei protektiv gegenüber alkoholinduzierten Schäden der Magenschleimhaut wirkt. Zu einem anderen Ergebnis kommen jedoch Asad und Alhomoud (2016). Durch einen wässrigen Extrakt aus dem Harz von Boswellia serrata wurde bei Ratten bei täglichen Dosen von 2 bzw. 5 mg/kg oral über 30 Tage ein bereits bestehendes Magengeschwür – ausgelöst durch Essigsäure, Pylorusligation, Aspirin®, Alkohol oder Kältestress – sogar verstärkt.

Diese z. T. widersprüchlichen Ergebnisse spiegeln sich auch beim Patienten wieder, bei denen ca. 7 % über Magen-Darm-Unverträglichkeiten nach Einnahme von Boswelliaextrakten klagten (► Kap. 4).

Entzündliche Darmerkrankungen

Bei entzündlichen Darmerkrankungen spielen Parasiten/Mikroorganismen sowie Diätfehler eine wichtige Rolle. Besonders kritisch zu sehen sind chronisch-entzündliche Darmerkrankungen wie Reizdarm, Colitis ulcerosa oder Morbus Crohn. Bei letzteren spielen die diskutierten Entzündungsfaktoren der Arachidonsäurekaskade und insbesondere Faktoren des Immunsystems eine wichtige Rolle.

Pharmakologie

Ein In-vitro-Modell zur Untersuchung von Entzündungsvorgängen an der Darmschleimhaut besteht in der Etablierung von Monolayerkulturen aus Epithelzellen des Kolons. Hier ist es auch möglich, die Barrierefunktion der Darmschleimhaut mit Hilfe eines parazellulären Permeabilitätsassays und transepitheliärer elektrischer Resistenz zu testen. Setzt man diesem Gewebe H$_2$O$_2$, IFN-γ oder TNF-α zu, so kann man damit Entzündungsreaktionen auslösen, bei denen es zur Aktivierung von NFκB, dem Transkriptionsfaktor proinflammatorischer Zytokine sowie reaktiver Sauerstoffspezies kommt.

Dieses Modell benutzten Catanzaro et al. (2015) bei der Frage, ob ein Boswelliaextrakt bzw. AKBA diese Darmepithelbarriere gegenüber oxidativen und entzündlichen Schäden schützen kann. Bei ihren Versuchen bewirkte die Vorbehandlung mit einem Boswelliaextrakt (0,1–10 μg/ml) und AKBA (0.027 μg/ml) eine Prävention der durch die genannten Stimuli funktionellen und morphologischen Veränderungen der Epithelzellen sowie der NFκB-Phosphorylierung. Dieselben Konzentrationen des Extraktes und von AKBA wirkten auch einer durch H$_2$O$_2$ herbeigeführten Zunahme von ROS entgegen. Diese Befunde sind in Übereinstimmung mit der beschriebenen antioxidativen Wirkung von Boswelliasäuren und untermauern deren schützende Wirkung auf die Epithelbarriere der Darmschleimhaut gegenüber inflammatorischen Schäden. Den In-vitro-Modellen folgten eine Reihe von Tierversuchen mit experimentellen Entzündungen an Dünn- und Dickdarm wie Ileitis, Kolitis (s. unten).

Durchfall

Akut entzündliche und chronisch-entzündliche Darmerkrankungen gehen mit Durchfällen einher. Diese sprechen, wie die klinischen Studien zeigen, auch auf Boswelliapräparate an. Durchfälle sind letztlich die Folge erhöhter Darmmotilität, ausgelöst durch einen erhöhten Parasympathikustonus.

Pharmakologie

Ein in der Pharmakologie beliebtes Modell, den Einfluss von Arzneistoffen auf die Kontraktion der Darmmuskulatur zu untersuchen, ist das isolierte Meerschweinchenileum. Fügt man diesem in vitro Acetylcholin – den Neurotransmitter des Parasympathikus – zu, so kontrahiert sich seine Muskulatur. Eine Kontraktion kann man auch durch Bariumchlorid oder elektrische Stimulation herbeiführen. Stoffe, die diese Kontraktion verhindern, hemmen die Peristaltik des Darms (Borrelli et al. 2006). Dazu gehören Parasympatholytika wie z. B. Atropin, aber auch L-Typ-Kalziumantagonisten wie Nifedipin und Verapamil.

In diesem In-vitro-Modell führte der Zusatz eines Boswellliaextraktes zu einer Hemmung der durch Acetylcholin, Bariumchlorid oder elektrischer Stimulation ausgelösten Kontraktion. Bei einem In-vivo-Modell erzeugten die Autoren bei Nagetieren Durchfall durch die Gabe von Crotonöl bzw. Castoröl. Hier verhinderte ein Boswelliaextrakt das Auftreten von Durchfall, ohne dabei eine Obstipation zu bewirken.

Ileitis

Pharmakologie

Bei Ratten haben Krieglstein et al. (2000) eine Entzündung des unteren Dünndarmabschitts (Ileitis) durch Verabreichung von Indometacin erzeugt. 24 Stunden danach erhielten die Tiere 2 Tage lang das Präparata H15® oder AKBA in 2 verschiedenen Dosen. Die orale Therapie beider führte dabei zu einer deutlich abgeschwächten Form der durch Indometacin hervorgerufenen Schädigung der Ileumschleimhaut und zwar sowohl bei makroskopischen als auch mikroskopischen Läsionen. Dass auch AKBA, welche kaum resorbiert wird, dennoch eine Wirksamkeit zeigte, lässt sich möglicherweise dadurch erklären, dass es im Darm verbleibend, dort lokal antiinflammatorisch auf die Darmschleimhaut wirkt.

Kolitis

Pharmakologie

Eine Kolitis – Entzündung des Dickdarms – kann man bei der Maus mithilfe von Dextransulfat oder Trinitrobenzensulfonsäure erzeugen. Hier fand sich in einer Studie von Kiela et al. (2004) bei Gabe eines Boswelliaextraktes keine Besserung. Im Gegenteil, bestimmte Boswelliasäuren steigerten in vitro sogar die dort eine durch IL-1β stimulierte Aktivität von NFκB in Epithelzellen des Darmes. Auch wurden hepatotoxische Wirkungen wie Lebervergrößerung und Steatosis beschrieben. Die Autoren warnen daher vor langfristiger und unkontrollierter Einnahme von Boswellia als **pflanzlichem Nahrungsergänzungsmittel** bei entzündlichen Darmerkrankungen und anderen entzündlichen Erkrankungen. Allerdings stehen diese Ergebnisse im Widerspruch zu den bisherigen klinischen Beobachtungen.

Ein weiterer Versuchsansatz, um bei der Maus eine experimentelle Kolitis zu erzeugen, besteht in der Verabreichung von Dextrannatriumsulfat. Bei diesem Modell kommt es zur Adhäsion von Leukozyten und Thrombozyten in den postkapillären Venolen des entzündeten Kolons. Wurden die Tiere mit AKBA behandelt, so war deren Adhäsion deutlich vermindert. Verantwortlich für die Adhäsion der Blutzellen ist P-Selectin. AKBA verhinderte hier die Upregulation von P-Selectin. Eine vergleichbare Wirkung findet man bei den Kortikosteroiden (Anthoni et al. 2006).

Chronische Kolitis

Klinik

Angeregt durch ihre Colitis-ulcerosa-Studie publizierten Gupta et al. (2001) eine Studie bei Patienten, die unter unklaren Schmerzen im unteren Bereich des Bauches, Blutungen aus dem Rektum mit Durchfall und Berührungsdruckschmerz im absteigenden Kolon und im Sigmoid klagten. Diese Form der Darmerkrankung geht auch mit einer erhöhten Bildung von Leukotrienen einher.

Die chronische Kolitis, wie sie hier Gegenstand der Untersuchung war, scheint die Variante einer diffusen Colitis ulcerosa zu sein, charakterisiert durch einen günstigeren klinischen Verlauf und einer günstigeren Prognose. Sie wurde früher auch als nicht-spezifische Kolitis bezeichnet.

In einer offenen, monozentrischen, nicht-randomisierten klinischen Studie wurden je 20 Patienten mit den oben genannten Symptomen 6 Wochen lang 3-mal täglich mit 300 mg eines Harzes von Boswellia serrata in Kapselform im Handel als „S-Compound®" behandelt. Als Kontrolle dienten 10 Patienten, die über 6 Wochen als Referenzsubstanz 3-mal täglich 1 g Sulfasalazin erhielten.

Neben den klinischen Parametern wurden eine Reihe von Laborwerten wie u. a. Hämoglobin, Serumproteine, Serumkalzium, Phosphor, Eisen, Gesamtleukozyten und eosinophile Granulozyten bestimmt. Darüber hinaus erfolgten Proben auf Blut, Eiter, Schleim im Stuhl, sowie eine histologische Beurteilung der Schleimhaut des Rektums. Alle Untersuchungen wurden unmittelbar vor und nach Beendigung der Therapie durchgeführt. Der untersuchende Kliniker unterteilte die Krankheit in vier Schweregrade, von denen allerdings nur die Schweregrade II und III in die Studie aufgenommen wurden.

Eine Remission der Erkrankung fand sich unter der Behandlung mit dem Weihrauchpräparat bei 18 von 20 Patienten. Dabei war die Remissionsrate bei Patienten mit dem Schweregrad II häufiger als bei dem Schweregrad III. Dies ist nicht verwunderlich, berücksichtigt man die doch recht niedrige Dosierung des Präparates. Gängige Dosierungen sind heute Extraktpräparate mit höherem Anteil an KBA und AKBA und einer Dosierung von 3-mal täglich 400–800 mg. Im pharmakokinetischen Teil dieses Buches wird darauf verwiesen, dass AKBA kaum und KBA nur moderat resorbiert werden. Dass sich hier, wie bei den anderen Darmerkrankungen, dennoch deutliche Effekte nachweisen lassen, könnte darauf zurückzuführen sein, dass sowohl AKBA als auch KBA lokal direkt auf die jeweils entzündete Schleimhaut des Kolons einwirken.

Neben der klinischen Besserung durch das Weihrauchprodukt fand sich auch eine Besserung bei den Laborparametern. Dies war bei der Histologie der sigmoiden Schleimhaut bei 75 % der Fall, in der Sulfasalazingruppe waren es 40 %. Auch bei den Parametern, die letztlich die Folge der Gewebeschädigung im Darm sind, kam es zu Besserun-

gen. So nahmen Eisen- und Hämoglobingehalt des Blutes zu, wohl als Folge geringerer Blutverluste.

Von den 18 Patienten, die nach 6 Wochen auf die Behandlung mit dem Weihrauchharz eine Remission erfuhren, erlitten innerhalb eines Jahres nur 6 einen Rückfall.

Auch wenn diese Studie nicht den heutigen Anforderungen an unser Arzneimittelgesetz (randomisiert, multizentrisch, doppelblind und Placebo-kontrolliert) genügt, so liegt sie doch mit ihren Ergebnissen auf der Linie der bereits 1997 von Gupta et al. unter denselben Kriterien durchgeführten Untersuchung zu Colitis ulcerosa und den Beobachtungen in der Vergangenheit (Tab. 2.1).

Kollagene Kolitis

Die kollagene Kolitis – auch mikroskopische Kolitis genannt – ist charakterisiert durch ein abnorm verdicktes subepitheliales Kollagenband. Sie geht einher mit wässrigen Durchfällen. Leitsymptom ist eine wässrige bis zu 2 l betragende chronische Diarrhö mit 4–10 Stuhlentleerungen pro Tag. Das Allgemeinbefinden der Patienten ist dabei in der Regel nicht wesentlich beeinflusst. Die Ursache ist unbekannt. Häufig existiert eine Assoziation mit Autoimmunerkrankungen (z. B. Hashimoto-Thyreoiditis und Kollagenosen).

Die Therapie besteht in der Verabreichung von Glukokortikoiden, Sulfasalazin oder Wismutsalicylatpräparaten sowie Flüssigkeit und Loperamid (Imodium®).

Klinik

In einer doppelblind randomisierten Placebo-kontrollierten multizentrischen Studie untersuchten Madisch et al. (2005) den Einfluss eines Extraktes aus dem Harz von Boswellia serrata (3-mal täglich 400 mg) bzw. Placebo bei 36 Patienten über 6 Wochen.

Untersucht wurden Histologie der Darmschleimhaut vor und nach Beendigung der Behandlung sowie klinische Symptome und Lebensqualität anhand Ausfüllens eines standardisierten Fragebogens (SF-36). Nach 6 Wochen war der Anteil der Patienten mit klinischer Remission in der Weihrauchgruppe signifikant höher als in der Placebogruppe (63,6 % vs. 26.7 %). In der Studie gab es 5

Abbrecher aus verschiedenen z. T. persönlichen Gründen, einer wegen unerwünschter Nebeneffekte. 7 Patienten wurden nach Beendigung der Studie weiter mit dem Boswelliaextrakt behandelt, davon erreichen 5 eine komplette Remission. Wenn auch diese Studie durchaus zu Hoffnungen berechtigt, ist sie relativ klein.

Colitis ulcerosa

Die Colitis ulcerosa ist eine chronisch-entzündliche Erkrankung mit Zeiten der Remission und des Wiederaufflackerns. Sie betrifft die Schleimhaut des Rektums, des linken Kolons und in vielen Fällen sogar des gesamten Dickdarms. Sie ist charakterisiert durch rektale Blutungen, Schleimabgänge und kleinvolumige Durchfälle von bis zu 30 pro Tag mit Stuhldrang, Stuhlinkontinenz, Gefühl der inkompletten Stuhlentleerung und Bauchschmerzen. Darüber hinaus finden sich Fieber und Gewichtsverlust. Histologisch zeigen sich – abhängig vom Schweregrad der Erkrankung – entzündliche Veränderungen der Mukosa mit Blutungen, Schleimbildung und Ödemen sowie Infiltration weißer Blutzellen, Abzessbildung und Geschwüre. Nach langjährigem Verlauf weist die Mukosa dysplastische Zellveränderungen auf, die als Vorläufer einer malignen Entartung gelten. Die Ursachen dieser Erkrankung sind nicht aufgeklärt. Mehrere Faktoren, wie eine genetische Disposition, Umweltfaktoren und psychosomatische Gründe kommen in Frage.

Beteiligt ist das Immunsystem, hier spielen proinflammatorische Zytokine eine Rolle und im Bereich der Arachidonsäurekaskade kommt es zur vermehrten Bildung von Leukotrienen, die Sauerstoffradikale freisetzen. In der entzündeten Kolonschleimhaut finden sich darüber hinaus vermehrt Immunglobuline (IG_1 und IG_3). Auch das Komplementsystem ist beteiligt. Wir haben es also hier mit der Aktivierung der ganzen Palette von Entzündungsfaktoren zu tun, die eine Schädigung des Darmes bewirken.

Als Autoimmunerkrankung tritt die Colitis ulcerosa gehäuft mit anderen Autoimmunerkrankungen wie Thyreoiditis und Autoimmundiabetes (Typ 1) auf . Zu den extraintestinalen Komplikationen gehören Haut, Augen, Gelenke, Knochen, Fettleber, Galle, Lunge und andere.

Die derzeitige medikamentöse Behandlung der leichten bis mittelgradigen Colitis ulcerosa besteht in der oralen Verabreichung von Aminosalicylaten wie Mesalazin, Olsalazin und Sulfasalazin, bei denen als Wirkungsmechanismus vermutlich eine Hemmung der Leukotriensynthese im Vordergrund steht. Falls diese Therapiemaßnahmen erfolglos bleiben, kommen Glukokortikoide zum Einsatz. Erst bei schweren Fällen von Colitis ulcerosa werden Immunsuppressiva wie Cyclosporin und Tacrolimus verwendet. Sie hemmen proinflammatorische Zytokine des Immunsystems wie IL-2, IFN-β und TNF-α, sind aber mit erheblichen Nebenwirkungen belastet.

Pharmakologie

Eine Colitis ulcerosa kann man bei der Ratte durch orale Zufuhr von 4 ml einer 4 %igen Essigsäure erzeugen. An diesem Modell untersuchten Hartmann et al. (2012) den Effekt eines Boswelliaextraktes nach oraler Gabe von je 34,2 mg/kg/Tag zwei Tage vor und 2 Tage nach Zufuhr von Essigsäure. Histologisch fanden sich nach der Behandlung mit dem Extrakt geringere Ödeme und ein Schutz der Schleimhautkrypten sowie, gemessen an dem Enzym Superoxidismutase, eine antioxidative Wirkung.

Ein weiteres Modell für eine akute ulzerative Kolitis ist die Verabreichung von Arachidonsäure. Wurden in diesem Modell bei der Ratte wiederum 34.2 mg/kg/Tag eines Extraktes aus dem Harz von Boswellia serrata 2 Tage vor Zufuhr der Arachidonsäure verabreicht, so zeigten sich dadurch Schädigung des Gewebes sowie Druck des Analsphinkters verbessert. Die protektive Wirkung wird der antientzündlichen und antioxidativen Wirkung des Extraktes zugeschrieben (Hartmann et al. 2014). Eine Schutzwirkung des Extraktes sowie von AKBA gegenüber der Epithelbarriere der Darmschleimhaut wird auch von Catanzaro et al. (2015) berichtet. Beide führten zur Hemmung der NFκB-Phosphorylierung und der Bildung reaktiver Sauerstoffspezies.

Klinik

Bereits 1997, also 6 Jahre nach der Veröffentlichung einer Arbeit, die die Hemmwirkung eines Extraktes aus dem Gummiharz von Boswellia serrata auf die

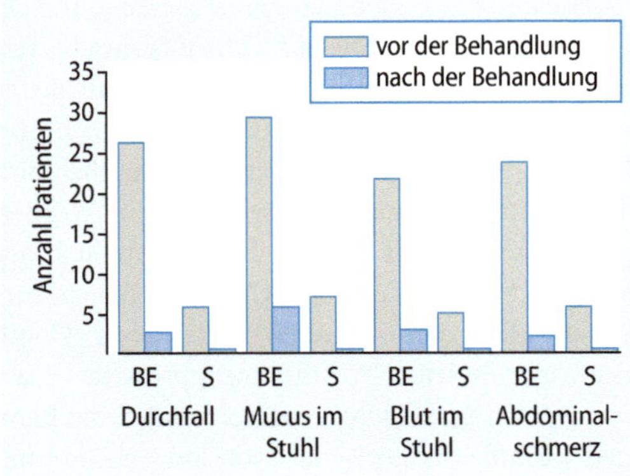

Abb. 3.7 Wirkung eines Boswelliaextraktes (BE) oder von Sulfasalazin (S) bei Patienten mit Colitis ulcerosa Grad II–III. (Modifiziert nach Gupta et al. 1997)

Bildung von Leukotrienen in neutrophilen Granulozyten (Ammon et al. 1991) zeigte, publizierten Gupta et al. eine klinische Studie mit der Frage, ob Salai guggal – indischer Weihrauch – eine Wirkung bei Patienten mit Colitis ulcerosa haben könnte (Abb. 3.7).

In dieser Studie, die in Indien als erste Pilotstudie durchgeführt wurde, sollte herausgefunden werden, ob sich bei einer Erkrankung, bei der eine vermehrte Bildung von Leukotrienen maßgeblich am Entzündungsgeschehen beteiligt ist, mit einem Salai-guggal-Weihrauchpräparat eine Verbesserung bei den Krankheitsbeschwerden erzielen lässt. Zu diesem Zweck erhielten in einer offenen monozentrischen klinischen Studie insgesamt 50 Patienten mit Colitis ulcerosa Schweregrad I–III 3-mal täglich oral 350 mg pulverisiertes Harz von Boswellia serrata in Kapselform per os über 6 Wochen. Dieses enthielt 1,8 % KBA und 1,4 % AKBA. Patienten mit Schweregrad IV (der schwersten Form) wurden in die Studie nicht aufgenommen. Als Referenzsubstanz diente Sulfasalazin in einer Dosis von 3-mal täglich 1 g. Sulfasalazin (Vorstufe von Mesalazin) und Mesalazin (5-Aminosalicylsäure) gehören heute zur Standardtherapie bei chronisch-entzündlichen Darmerkrankungen. Untersucht wurden Körpergewicht, Auftreten von Bauchschmerzen, Stuhlabgänge, Schleim, Blut und nekrotisches Material im Stuhl sowie die Histologie der Rektalschleimhaut. Als Laborparameter wur-

den Hämoglobin, Eisen und die Zahl der Leukozyten im Blut bestimmt.

6 Wochen nach Beginn der Behandlung mit Salai guggal fand sich eine Zunahme beim Körpergewicht von 2–4 kg. In 88,9 % der Fälle kam es zur Reduktion der Leibschmerzen und der Stuhlabgänge, in über 80 % der Fälle zum Verschwinden von Schleim, Blut und nekrotischem Material im Stuhl. Die Effekte waren bei Patienten mit Schweregrad II stärker ausgeprägt als bei Grad III.

Eine Verbesserung der Situation wurde auch im histologischen Bild des Sigmoids und des Rektums, bei Entzündungen der Schleimhautkrypten und der Geschwürebildung beobachtet. Von den Blutparametern zeigten der Hämoglobin- und Eisengehalt eine deutliche Verbesserung, was auf den Stopp der Blutungen zurückzuführen ist.

Im Vergleich zur Referenzsubstanz Sulfasalazin ergaben sich keine signifikanten Unterschiede.

Von den 34 mit Salai guggal behandelten Patienten kamen 28 in Remission nach Beendigung der Behandlung, bei 6 war dies nicht der Fall. Bei den mit Sulfasalazin behandelten 8 Patienten waren es 6 gegen 2.

Wie oben erwähnt, spielen in der Pathophysiologie der Colitis ulcerosa proinflammatorische Zytokine sowie eine vermehrte Leukotrienbildung eine zentrale Rolle. Die präklinischen Daten zu Weihrauch, Weihrauchextrakten und bestimmten Boswelliasäuren sind somit eine logische Begründung für den therapeutischen Erfolg bei der Colitis ulcerosa.

Morbus Crohn

Der Morbus Crohn (Ileitis terminialis) ist eine in Schüben verlaufende chronisch-entzündliche Darmerkrankung, die diskontinuierlich segmental den gesamten Magen-Darm-Kanal von der Mundhöhle bis zum After befallen kann, meist aber im terminalen Ileum und im Kolorektum lokalisiert ist.

Seine Ursache ist unbekannt. Neben einer genetischen Veranlagung spielen offenbar Nahrungsmittelantigene, die Darmflora und pathogene Keime eine Rolle. Über diese Faktoren werden im Darmepithel T-Lymphozyten aktiviert, wodurch es über die Freisetzung proinflammatorischer Zytokine wie NFκB, TNF-α, aus T_H1-Lymphozyten zu Zellvermehrung und Zellzerstörung im Bereich der

Darmschleimhaut kommt. Die Überexpression von TNF-α führt beim Morbus Crohn zur Apoptose von Epithelzellen der Darmschleimhaut und zum Aufbrechen der Epithelbarriere. Darüber hinaus kommt es zur Aktivierung einer Reihe von Zellen des Immunsystems wie neutrophilen Granulozyten, Makrophagen, B-Lymphozyten und T-Lymphozyten sowie zur Steigerung der IFN-γ-Produktion. Die Bildung von Autoantikörpern gegen körpereigenes Gewebe ist ebenfalls erhöht.

Neben dem TNF-α spielen vor allem die proinflammatorisch wirkenden Zytokine IL-1 und IL-6 eine wichtige Rolle. Auch nicht-steroidale Antiphlogistika, übermäßiger Alkoholgenuss, Rauchen und Stress können zu einer erhöhten Permeabilität der Schleimhaut führen und sind als Auslöser von Crohn-Rezidiven bekannt.

Leitsymptome des Morbus Crohn, in unterschiedlicher Häufigkeit, sind Schmerzen um den Nabel und im rechten Unterbauch, chronische Durchfälle – auch nächtlich – vermischt mit Schleim und Eiter. Es kommt zu 10–20 wässrigen Stühlen am Tag, Gewichtsverlust, Vitaminmangel, Kachexie und Fieber. Es finden sich weiter perianale Fisteln, Abzesse um den Analkanal, perianale Blutungen und durch den Blutverlust entwickelt sich eine Anämie. Beteiligt sind alle Darmwandschichten. Weitere Komplikationen sind Darmstenosen mit darmverschlussähnlichen Zuständen, Durchbrüche der Darmwand, toxisch bedingte Gallen- und Nierensteine, Überblähung des Darmes (Megakolon) und schließlich ein erhöhtes Krebsrisiko. Darüber hinaus betreffen extraintestinale Symptome Gelenke, Augen, Galle, seltener Leber, Nieren und Pankreas.

Die arzneiliche Therapie besteht wie bei der Colitis ulcerosa und der chronischen Kolitis in der Verabreichung von Sulfasalazin und Mesalazin, evtl. auch von Antibiotika. Bei mäßiger bis hoher Krankheitsaktivität kommen Glukokortikoide in Frage sowie Immunsuppressiva wie Azathioprin oder Mercaptopurin, Methotrexat, Immunglobuline, Antikörper gegen IgG_1, TNF-α und andere. Prognose: Obwohl keine Heilung der Erkrankung erzielt werden kann, haben Crohn-Patienten heute die gleiche Lebenserwartung wie die Normalbevölkerung. Eine Prävention ist nicht möglich.

Klinik

Nach Veröffentlichung der Studie zur Colitis ulcerosa 1997 stellten sich Wissenschaftler am Universitätsklinikum in Mannheim die Frage, ob durch das Weihrauchextraktpräparat H15® das in Indien zugelassen ist und auf ärztliche Verordnung nach Deutschland eingeführt werden darf, auch beim Morbus Crohn eine Besserung der Situation zu erzielen ist.

In einer randomisierten, doppelblind angelegten Studie untersuchten Gerhardt et al. (2001) bei Patienten mit **aktivem** Morbus Crohn den Einfluss von H15® im Vergleich zu dem bei Morbus Crohn verwendeten Standardpräparat Mesalazin. Als Parameter diente der „Crohn Disease Activity Index" (CDAI) nach Best. Er setzt sich aus einer Reihe typischer Crohn-Parameter in Abhängigkeit von ihrer Intensität zusammen. Ein Index >300 Punkte bedeutet einen schweren Schub; >150 Punkte eine aktive Erkrankung und <150 eine ruhende Erkrankung. Von einer therapeutischen Verbesserung spricht man, wenn dieser Index im Vergleich zur Eingangsuntersuchung um 60–70 Punkte abgenommen hat.

In der Studie von Gerhardt et al. (2001) erhielten 44 Patienten das Präparat H15® (3,6 g täglich) und 39 Patienten Mesalazin (4,5 g täglich) über 8 Wochen. Es wurden Patienten im **akuten Schub** erfasst, deren Krankheitsbeginn nicht länger als 3 Jahre zurück lag. Der CDAI lag zu Beginn der Behandlung zwischen ≤450 und ≥150. 8 Wochen nach Behandlungsbeginn verbesserte sich der CDAI-Index bei den mit H15® behandelten Patienten im Mittel um 90 Punkte, war also klinisch relevant; bei den Patienten, die Mesalazin erhielten, waren es im Mittel 53 Punkte. Wenngleich die Verbesserung bei den H15®-Patienten besser war als bei den Mesalazinkontrollen, so war der Unterschied zwischen beiden statistisch nicht signifikant. Im vorliegenden Fall kamen bei der H15®-Gruppe 16 Patienten (36,4 %) und nach Mesalazin 12 Patienten (30,8 %) in Remission. Aussagekräftiger als der Vergleich mit Mesalazin wäre natürlich ein Vergleich gegen Placebo. Ein solcher Vergleich war allerdings zu Beginn dieser Studie (vor 2001) aus ethischen Gründen schwer vertretbar.

In einer weiteren randomisierten doppelblind, Placebo-kontrollierten, parallel multizentrischen

Studie gingen Holtmeier et al. (2010) der Frage nach, ob es bei Patienten mit Morbus Crohn, die mit einem Weihrauchextraktpräparat (Boswellan®, PSO21.Bo der Firma Pharmasan, Freiburg) behandelt wurden, zu einer **Verlängerung der Remissionszeit** kommt. In Remission befindet sich ein Patient, wie gesagt, mit einem CDAI-Index von ≤150. Nach Sandborn et al. (2002) wird ein Rückfall definiert bei einem CDAI ≥150.

In ihrer Studie verabreichten Holtmeier et al. 36 Patienten Placebo und 37 Patienten Boswellan® 2400 mg/Tag. Untersucht wurde anders als in der Studie von Gerhardt et al. (2001) die **Aufrechterhaltung einer Remission** bzw. die Prävention eines Rückfalles. Als primärer Endpunkt galt der Anteil an Patienten, bei denen die Remission durch die Behandlung über wenigstens 12 Monate anhielt. In die Studie wurden nur solche Patienten eingeschlossen, die sich bereits in einer Remissionsphase befanden und die 28 Tage vor Beginn der Behandlung keinerlei Symptome aufwiesen.

Dabei zeigte sich allerdings, dass die Boswellan®-Behandlung die Remissionszeit gegenüber Placebo nicht signifikant verbesserte. So befanden sich 52 Wochen nach Beginn der Behandlung 59,9 % (±10,2 %) der mit Boswellan® behandelten Patienten weiterhin in Remission. Bei der Placebogruppe waren es 55,3 % ± 16,1 %). Betrachtet man die Rückfallquote, so betrug sie bei den Boswellan-patienten 30 % und den Placebopatienten 36 %. Der Unterschied war statistisch nicht signifikant.

Wie sind diese Ergebnisse gegenüber der Studie von Gerhardt et al. zu sehen? Zunächst sei festzustellen, dass beide Studien eine verschiedene Ausgangslage hatten. Holtmeier et al. untersuchten Patienten, die sich bereits in Remission befanden, Gerhardt et al. (2001) dagegen solche mit aktivem Morbus Crohn, das heißt mit einem erhöhten CDAI. In diesem Fall sollte untersucht werden, ob sich durch die Behandlung mit dem Präparat H15® der erhöhte CDAI innerhalb von lediglich 8 Wochen senken lässt und inwieweit die Patienten dabei eine Besserung ihrer Beschwerden erfuhren. Verglichen wurde bei Gerhardt et al. (2001) nicht gegen Placebo sondern gegen Mesalazin. In dieser Studie wurde gezeigt, dass die Ergebnisse mit H15® nicht schlechter, ja sogar etwas besser waren als die mit Mesalazin. Auch erhebt sich die Frage der Ver-

gleichbarkeit der beiden Präparate H15® vs Boswellan®, da letzteres Produkt nach einem anderen Extraktionsverfahren herstellt war als H15®.

Fazit

Wenn auch die Remissionsraten unter der Therapie mit H15® lediglich etwas über 30 % lagen, so erfuhren die Patienten doch während des akuten Schubs eine Erleichterung ihrer Beschwerden. Einzelberichte von Betroffenen sowie Erfahrungsberichte von Ärzten (s. unten) bestätigen dies immer wieder.

3.4.7 Leber

Hepatitis, Fettleber und Leberzirrhose sind gängige Erkrankungen der Leber mit unterschiedlicher Genese.

Akute Hepatitis

Der Begriff akute Hepatitis umfasst alle hepatozellulären Erkrankungen, die mit einer akuten Entzündung der Leber einhergehen. Neben infektiösen Noxen (Viren, Bakterien, Parasiten) können zahlreiche chemische Substanzen, vor allem Alkohol, halogenierte Kohlenwasserstoffe sowie Arzneimittel und Gifte (z. B. Knollenblätterpilz) eine akute Hepatitis auslösen. Leberschäden äußern sich Blut-biochemisch in einem Anstieg der sog. Leberenzyme wie Sorbitoldehydrogenase – Aspartataminotransferase – und der Alaninaminotransferase.

Die Behandlung von Virushepatitiden besteht heute in Impfung sowie der Verabreichung von Nukleosidanalogen, Interferon-α und Virusstatika. Mit Ausnahme der Hepatitiden ist die Therapie von Lebererkrankungen begrenzt. Auch die Wirksamkeit von Silymarinpräparaten (Extrakte aus Mariendistel) ist umstritten.

Pharmakologie

Hepatoprotektion

Eine vermehrte Sekretion von Leukotrienen in die Gallenflüssigkeit findet sich bei Mäusen, denen zur Erzeugung einer Leberschädigung Endotoxin verabreicht wurde. Einen protektiven Effekt hat bei einer durch Glukosamin/Endotoxin hervorgerufenen Hepatitis die Behandlung mit Hemmstoffen der Leukotriensynthese (zitiert bei Safayhi et al. 1991). Auf der Basis dieser Beobachtungen untersuchten Safayhi et al. (1991) den Einfluss von Acetyl-Boswelliasäuren auf eine durch Galactosamin/Salmonellen-Endotoxin induzierte Leberschädigung bei der Maus. Dabei zeigte sich eine deutliche Hemmung des Anstiegs von SGPT, SGOT und SDH im Blut durch Acetyl-Boswelliasäure (1500 mg/kg), wenn diese vor der Galactosamin/Endotoxin Gabe verabreicht wurde. Eine hepatoprotektive Wirkung am Galactosamin-Modell konnten Wang et al. (2013) auch unter Anwendung verschiedener Diterpene nachweisen.

In einer anderen Studie von Kamath u. Asad (2006) wurde ein Leberschaden durch Tetrachlorkohlenstoff, Paracetamol sowie Thioacetamid erzeugt. Hier reduzierte die p.o. Gabe von 87,5 mg/kg eines Hexanextraktes vom Harz aus Boswellia serrata den Anstieg der Serumtransaminasen in allen drei Modellen.

Paracetamol ist dafür bekannt, dass es beim Menschen – insbesondere auch beim Hund – zu Leberschäden führt. Die Lebertoxizität steht hier im Zusammenhang mit der Bildung reaktiver Sauerstoffspezies. In den vorangegangenen Kapiteln wurde die antioxidative Wirkung von Boswelliaextrakten immer wieder angesprochen. Unter diesem Vorzeichen prüften Mahesh et al. (2014), inwieweit ein alkoholischer Extrakt aus der Rinde von Boswellia ovalifoliolata bei der Ratte den durch Paracetamol induzierten Leberschaden verhindern könnte. Der Extrakt zeigte dabei eine Abschwächung des durch Paracetamol hervorgerufenen Leberschadens und eine deutliche Schutzwirkung gegen Lipidoxidation und hielt den Glutathionstatus im Bereich der Norm.

In einer weiteren Arbeit zur hepatoprotektiven Wirkung einer Boswelliasäure, in diesem Fall gegen einen durch Acetaminophen induzierten Leberschaden bei der Maus, traten wiederum die antioxidative Wirkung sowie die hemmende Wirkung auf die Expression des NFκB deutlich hervor (Chen et al. 2016).

Was die eigentlichen Wirkstoffe von Boswelliaextrakten in ihrer hepatoprotektiven Wirkung betrifft, so scheinen diese nicht auf Boswelliasäuren begrenzt zu sein. Auch Triterpene vom Tirucallan-Typ spielen dabei offensichtlich eine Rolle (Wang et al. 2016). So wurde von Wang et al. (2013) über eine moderate hepatoprotektive Wirkung bei Verwendung einiger Prenylaromadendran-Typ-Diterpene aus dem Harz von Boswellia serrata berichtet.

Nicht-alkoholische Fettleber

Eine nicht alkoholische Fettleber lässt sich bei Ratten durch eine Hochfettdiät über 12 Wochen erzeugen. Unter Anwendung dieses Modelles verabreichten Zaitane et al. (2015) Ratten ab der 5. Woche der Fettdiät zusätzlich Boswelliasäuren (nicht näher definiert) in einer Dosis von täglich 125 bzw. 250 mg/kg. Als Vergleichsmedikation diente Pioglitazon – ein Insulinsensitizer. Die Hochfettdiät führte nach 12 Wochen zu Entzündung und Steatosis der Leber. Darüber hinaus veränderten sich Leberindex, Insulinresistenzindex, Aktivität von Leberenzymen und Serumlipide. Weiter kam es zur Erhöhung von TNF-α, IL-6 und COX-2 sowie der induzierbaren NO-Synthase. Wurden die Tiere, wie beschrieben, mit Boswelliasäuren bzw. Pioglitozan behandelt, verbesserten sich Insulinresistenz, Leberindex, die Aktivität der Leberenzyme, Serum TNF-α, IL-6 sowie die induzierbare NO-Synthase. Während die Boswelliasäuren ihre Wirkung vermutlich über ihre entzündungshemmenden Eigenschaften vermittelten, dürfte die Wirkung von Pioglitazon eher auf eine Verbesserung der Insulinwirkung zurückzuführen sein.

Lebergranulom

Leberfibrose ist die Hauptkrankheits- und Todesursache bei Menschen, die sich mit Schistosoma infiziert haben. Lebergranulate werden durch Antigene gegen Eier von Schistosoma japonicum ausgelöst und entwickeln letztlich eine Fibrose in Leber und Darm. Liu et al. (2013) untersuchten bei mit Schistosoma-infizierten Mäusen die Wirkung eines wässrigen Boswelliaextraktes. Bei dieser Studie zeigte sich eine Reduzierung der Granulomgröße in der Leber und der Serumspiegel an Alaninaminotranferase und Aspartataminotransferase. Gleichzeitig fand sich eine signifikante Abnahme von LTB_4 und PGE_2. Als weiterer Mechanismus wird eine Reduzierung der NFκB-Signalwirkung und die dabei als Folge verminderte Expression von VEGF, TNF-α angesehen (Lin et al. 2014).

Fazit

Die Tierversuche vermitteln einen eindrucksvollen protektiven Effekt von Boswelliaextrakten auf verschiedene Art und Weise erzeugte Leberschäden. Wieder stehen dabei deren entzündungshemmende und antioxidativen Eigenschaften im Vordergrund. Allerdings gibt es bisher keine Erkenntnisse, was eine Anwendung von Boswelliaextrakten beim Menschen mit Lebererkrankungen angeht.

3.4.8 Haut

Entzündungen, Geschwüre und Wunden der Haut wurden lokal über Jahrtausende mit Präparationen von Weihrauch/Olibanum behandelt (◻ Tab. 2.1). Die entzündungshemmenden Eigenschaften gegenüber Mediatoren der Arachidonsäurekaskade sowie des Immunsystems würden dies auch heute noch rechtfertigen. So wären u. a. Psoriasis und Neurodermitis eine Option für eine Behandlung mit Boswelliapräparaten.

Eine entzündungshemmende Wirkung von Boswelliasäuren bei der Haut konnte in einer Reihe unterschiedlicher akuter und chronischer Tiermodelle nachgewiesen werden (▶ Abschn. 3.2). Solche Entzündungen werden z. B. mit Arachidonsäure und Crotonöl am Ohr der Maus, an der Rattenpfote durch Carrageenan und mit einem Adjuvans vermittelten Arthritismodell bei der Ratte erzeugt. In allen Fällen erwies sich die Zufuhr von Boswelliasäuren – ob systemisch oder lokal – als wirksam (Singh et al. 2008).

Psoriasis

Psoriasis ist eine Autoimmunerkrankung der Haut, bei der die Aktivierung von NFκB und proinflammatorischer Zytokine eine wichtige Rolle spielen.

Pharmakologie

Wurden Mäuse mit genetisch bedingten schweren Hautläsionen bei Psoriasis systemisch oder lokal mit AKBA behandelt, so war in diesem Modell die TNF-α-Produktion durch Makrophagen deutlich herabgesetzt. Dies ging einher mit einer Besserung des „Psoriasis Disease Activity Score" und einer nahezu vollständigen Restitution nach der Krankheit (Wang et al. 2009).

Klinik

In einer randomisierten, Placebo-kontrollierten Studie wurden Patienten mit Psoriasis und erythematösem Ekzem mit einer kosmetischen Formulierung von Boswelliasäuren (Bosexil® Fa. Indena SpA, Indien) auf Juckreiz und Hautrötung sowie den Score des „Psoriasis Area Severity Index" und des „Eczema Area and Severity Index" untersucht. Das Präparat führte bei 70 % der Psoriasispatienten zur Besserung im Bereich der Schuppenbildung und reduzierte die Rötung der Haut um 50 %. Unter den Ekzempatienten fand sich in 60 % eine Besserung bei Juckreiz und der Rötung der Haut. Placebo hatte bei 90 % der Patienten keinen Effekt, bei 10 % kam es sogar zu einer Verschlimmerung der Symptome (Togni et al. 2014).

Wurde die Boswelliasäuren enthaltende Creme Bosexil® bei Hautschäden nach einer adjuvanten Radiotherapie bei Patienten mit Mammakarzinom eingesetzt, so konnte hier das Auftreten von Hautrötungen und oberflächlichen Symptomen verhindert werden (Bonucci et al.(2016). Auf Grund dieser Befunde sprechen die Autoren auch von der Möglichkeit der Reduktion in der Anwendung von Kortikosteroiden (Togni et al. 2015).

Fazit

Die lokale Anwendung von Boswelliaextrakten bzw. bestimmter Boswelliasäuren könnte durchaus eine nebenwirkungsfreie Option zur Behandlung entzündlicher Hauterkrankungen, insbesondere von Psoriasis und Neurodermitis, sein.

3.4.9 Stoffwechsel

Diabetes mellitus

Die Zuckerkrankheit mit allen ihren Begleiterscheinungen und Folgen ist letztlich auf eine ungenügende Insulinwirkung zurückzuführen. Unterschieden wird zwischen dem Typ 1, dem jugendlichen Diabetes, und dem Typ 2 oder Erwachsenendiabetes (Altersdiabetes). Dem **Typ-1-Diabetes** liegt ein absoluter **Insulinmangel** zugrunde, während beim Erwachsenen zunächst eine Insulinresistenz, später auch ein Insulinmangel das Bild bestimmt. Beim jugendlichen Diabetes spielt eine genetische Komponente eine Rolle. Kommt dazu ein äußeres Ereignis (Virus), reagiert das Immunsystem mit einer Autoimmunerkrankung, die sich gegen insulinproduzierende Zellen richtet. Proinflammatorische Zytokine aus immunkompetenten Zellen wie bestimmte Interleukine, INF-γ, TNF-α verursachen eine Insulitis, in deren Verlauf die Insulin produzierenden β-Zellen zerstört werden und es dann zum Versagen der Insulinsekretion kommt. Therapie ist hier die Substitution von Insulin.

Beim **Typ-2-Altersdiabetes** verlieren insulinabhängige Gewebe, vor allem Skelettmuskulatur und Fettgewebe, ihre Ansprechbarkeit gegenüber Insulin, das heißt, sie entwickeln eine **Insulinresistenz**. Folge ist u. a. der Blutzuckeranstieg. Auch hier liegt eine genetische Komponente vor. Auslöser sind aber vor allem Übergewicht und Bewegungsmangel. In diesem Fall versucht man einerseits die noch intakte Insulinsekretion durch Sulfonylharnstoffe, Glinide und GlP-1-Agonisten bzw. Hemmstoffe des GlP-1-Abbaus zu steigern bzw. die Insulinempfindlichkeit durch sog. Insulinsensitizer wie Glitazone zu erhöhen. Ist die Sekretionsfähigkeit erschöpft, muss mit Insulin substituiert werden.

Ein Sonderfall des Erwachsenendiabetes ist der „late onset autoimmune diabetes of adults" (**LADA**). Hier handelt es sich um einen verspäteten Typ-1-Diabetes im Alter von >35 Jahren.

Wie beim Typ-1-Diabetes kommt es durch eine Störung des Immunsystems zur Freisetzung proinflammatorischer Zytokine, die sich in diesem Fall gegen die insulinproduzierenden β-Zellen der Langerhans'schen Inseln richten. Dabei entsteht eine Insulitis mit der Folge der Zerstörung der insulinproduzierenden β-Zellen. Der daraus resultierende Insulinmangel ist die Ursache für die Stoffwechselstörungen im Rahmen der Zuckerkrankheit mit dem Hauptsymptom der Hyperglykämie. Ca. 15 % der Erwachsenendiabetiker sind Diabetiker mit LADA. Im Gegensatz zu den jugendlichen Typ-1-Diabetikern, bei denen nach der ersten Diagnose meist innerhalb eines Jahres fast alle Inseln insulindefizient sind, entwickelt sich der LADA über einen wesentlich längeren Zeitraum, u. U. von Jahren, und wird daher erst spät erkannt.

Insulitismarker

Beim Auftreten einer Insulitis sind im Blut bereits eine Reihe von Marker vorhanden, die auf eine Insulitis hinweisen. Es sind dies u. a. Inselzellantikörper (ICA), Glutamatdecarboxylase-Antikörper (GADA), Tyrosinphosphatase-Antikörper (IA$_2$A) und Insulinautoantikörper (IAA). Eine frühzeitige Erkennung solcher Marker würde die Möglichkeit einer Intervention sowohl beim Typ 1 als auch bei dem sich langsam entwickelnden LADA eröffnen.

Pharmakologie

Im Bereich der Versuchstiere gibt es eine Reihe unterschiedlicher Diabetesmodelle, die z. T. der Situation beim Menschen nahekommen. Sie sind Gegenstand der Erprobung von Antidiabetika sowie der Erforschung diabetesbedingter Stoffwechselstörungen und deren Folgeerkrankungen. Verwendet werden zur Erzeugung eines Diabetes Alloxan und Streptozotocin. Darüber hinaus werden Tiere mit genetisch bedingtem Diabetes eingesetzt.

Bei der Behandlung von Ratten oder Mäusen mit **Alloxan** kommt es durch Bildung reaktiver Sauerstoffspezies zur Schädigung/Zerstörung von β-Zellen. **Streptozotocin** bewirkt eine Schädigung/ Zerstörung von β-Zellen durch Alkylisierung der DNA. Wird **Streptozotozin** in mehreren kleinen Dosen verabreicht, so entsteht ein Autoimmundiabetes ähnlich dem Typ 1. Freisetzung von proinflammatorischen Zytokinen aus Makrophagen und Lymphozyten führt zur Insulitis mit der Folge des Untergangs von β-Zellen.

Einen **angeborenen Diabetes** – ähnlich dem Typ 1 – findet man bei der „non obese diabetic" (NOD) Maus. Hier entwickelt sich ab der 5. Lebenswoche eine Insulitis, die ebenfalls zum Untergang der β-Zellen führt. Ein weiteres Diabetesmodell ist die ob/ob-Maus, bei der es sich um eine genetisch bedingte Fettleibigkeit handelt.

Von Helal et al. (2005) wurden **Alloxan-diabetische** Ratten bei Blutzuckerwerten von 266 mg/dl und einem Serum Insulin von 20,6 µU/ml 30 Tage lang vorab mit einem wässrigen Auszug aus dem Harz von Boswellia carterii (0,01 g/100 g Körpergewicht) behandelt. Der Blutzuckerspiegel sank nach dieser Behandlung auf 136,8 mg/dl und die Seruminsulinspiegel waren auf 37,6 µU/ml angestiegen. Bei den nicht diabetischen Kontrollen lagen diese Werte bei 137,6 mg/dl bzw. 40,0 µU/ml. Histopathologisch führte Alloxan zu degenerativen Veränderungen der β-Zellen, wogegen sich durch die Behandlung mit dem wässrigen Extrakt eine normale Architektur der Langerhans'schen Inseln einstellte. Offenbar hat dieser Extrakt zu einer Regeneration der durch Alloxan entstandenen Schäden an den Inseln geführt.

Ebenfalls am Modell Alloxan-diabetischer Ratten untersuchen Kavitha et al. (2007) den Einfluss eines wässrigen Extraktes aus Blättern und Wurzeln von Boswellia glabra. Die orale Verabreichung des Extraktes über 28 Tage senkte Blutzucker, Serumcholesterin und Triglyzeride. Ultrastrukturelle Untersuchungen an β-Zellen zeigten bei den Alloxan-behandelten Tieren nach Behandlung mit den Extrakten eine vermehrte Bildung insulinsekretorischer Granula.

Beim Modell des **„Multiple-low-dose-streptozotocin"-Diabetes** kommt es zur Infiltration weißer Blutzellen in Langerhans'sche Inseln als Zeichen einer Insulitis mit Zerstörung der insulinproduzierenden β-Zellen und anschließender Hyperglykämie. In diesem Modell findet sich im Blut auch ein deutlicher Anstieg pro- und antiinflammatorischer Zytokine wie IL-1, IL-2, IL-6, IFN-γ, TNF-α (pro) sowie IL-4, IL-10 (anti). In diesem Modell beobachteten Shehata et al. 2011 und 2015, dass die gleichzeitige Verabreichung von Streptozotozin (STZ) zusammen mit einem alkoholischen Extrakt aus dem indischen Weihrauch (Boswellia serrata) bzw. seiner beiden Inhaltsstoffe KBA und AKBA sowohl den Anstieg pro- und antiinflammatorischer Zytokine im Blut als auch die Infiltration von weißen Blutzellen in das Inselgewebe und den Blutzuckeranstieg verhinderten.

Bei der **NOD**-Maus ist die Insulitis ebenfalls die Folge freigesetzter proinflammatorischer Zytokine im Rahmen einer Autoimmunerkrankung. Hier zeigten Ammon et al. 2012, Shehata et al. 2017) dass, beginnend mit der 5. Lebenswoche eine dreiwöchige i.p. Behandlung mit je 7,5 mg/kg KBA die Infiltration von Leukozyten in das Inselgewebe sowie das Auftreten apoptotischer Zellen verhinderte.

Klinik

Typ-2-Diabetes

An 30 Patienten mit Typ-2-Diabetes untersuchten Ahangarpour et al. (2014) den Einfluss des Harzes von Boswellia serrata (900 mg/Tag über 6 Wochen). Weitere 30 Patienten erhielten diese Behandlung nicht. Bei den untersuchten Parametern des Fettstoffwechsels beobachteten sie unter der Behandlung mit dem Harz eine signifikante Zunahme von HDL sowie eine deutliche Abnahme von Gesamtcholesterin, LDL und Triglyzeriden im Serum. Vorher erhöhte Leberenzyme wie SGPT und SGOT nahmen ebenfalls ab. In Tierversuchen mit einer atherogenen Diät kamen Pandey et al. (2005) zu ähnlichen Ergebnissen. Es dürfte sich daher bei den Typ 2-Diabetikern um eine direkte Wirkung des Boswellliaextraktes auf den gestörten Fettstoffwechsel gehandelt haben. Die Studie war nicht Placebo-kontrolliert.

In einer randomisierten, doppelblinden, Placebo-kontrollierten Studie an 71 Patienten mit Typ-2-Diabetes verabreichten Azadmehr et al. (2014) 2-mal täglich 400 mg Olibanumharz über 12 Wochen. Die Patienten standen gleichzeitig unter Behandlung mit Metformin, einem in der Behandlung des Typ-2-Diabetes gängigen Medikament. Gegenüber der Placebogruppe beobachteten die Autoren eine signifikante (p<0,001) Abnahme des Nüchternblutzuckers, des HbA_1, von Insulin, Cholesterin, LDL und des Triglyzeridspiegels. UAW wurden nicht beschrieben.

LADA

Zu diesem Thema liegt bis dato nur ein Einzelfallbericht vor. In Kenntnis des antientzündlichen Wirkungsspektrums der Boswelliasäuren untersuchten Schrott et al. (2014) bei einem Patienten mit LADA, ob sich bei ihm unter der Behandlung mit einem Weihrauchextrakt (Indian Boswellia the Original®, Fa. Indian Boswellia Laboratory in Agra, Indien), die Konzentration eines Markers der Insulitis (IA_2-A) im Blut beeinflussen lässt.

Es handelte sich um einen 50-jährigen Patienten mit einem Körpergewicht von 72 kg. Bei der Diagnosestellung lag ein Blutzuckerspiegel von 391 mg/dl vor. Die anfängliche Behandlung mit Metformin erbrachte keine wesentliche Änderung. Erst nach Umstellung auf eine Insulintherapie sank der Blutzucker auf 129 mg/dl. Der HbA_{1c} ging von 13,7 auf 7,3 % zurück. Zur Zeit der Insulintherapie fand sich im Blut dennoch ein IA_2-A von 25 K/U/l, also ein deutliches Zeichen einer Insulitis. Etwa 3 Monate nach Beginn der Behandlung mit Insulin erhielt der Patient zusätzlich 3-mal täglich 800 mg des indischen Boswelliaextraktes „Indian Boswellia the Original®" mit einem Gehalt an KBA 3,6 % und AKBA 1,4 % über einen Zeitraum von 8,5 Wochen. Nach Beendigung dieser Behandlung lagen der IA_2-A bei 10 K/U/l, der Blutzucker bei 70 mg/dl und der HbA_{1c} bei 6,2 %. Durch diese Behandlung mit dem Weihrauchprodukt wurde also hier die Insulitis als solche reduziert, was sich offenbar auf eine weitere Senkung des Blutzuckers auswirkte.

Man kann natürlich aus wissenschaftlicher Sicht sagen: Ein Fall ist kein Fall. Dennoch würde es sich lohnen, dieses Thema weiter zu verfolgen, denn es gibt wie gesagt bis heute keinen therapeutischen Ansatz zur Unterbrechung der Autoimmunreaktion vom Typ 1 und LADA mit niedrigem Nebenwirkungsrisiko.

Fazit

Tierversuche mit Alloxan lassen eine gewisse Regenerationsfähigkeit insulinproduzierender β-Zellen durch einen wässrigen Boswelliaextrakt vermuten und beim „Multiple-low-dose"-Streptozotocin-Diabetes sprechen die Befunde mit einem Boswelliaextrakt sowie mit Boswelliasäuren für einen präventiven Effekt gegenüber der Entstehung eines Autoimmundiabetes. Klinisch gesehen sind die vorliegenden Daten eher mager. Hier fehlen zielführende klinische Studien zum Typ 1, Typ 2, und LADA mit standardisierten Produkten – besser noch mit den wirksamen Boswelliasäuren.

Serumlipide

Der Transport von Lipiden im Blut erfolgt wegen ihrer Unlöslichkeit in Wasser in Form sog. Lipoproteine. Lipoproteine bestehen aus Neutralfett, Cholesterin, Phospholipiden und Protein in jeweils unterschiedlicher prozentualer Zusammensetzung. Zu ihnen gehören Chylomikronen, „Very-low-density"-Lipoproteine (VLDL), „Low-density"-Lipoproteine (LDL) und „High-density"-Lipoproteine (HDL). So transportieren Chylomikronen die aus dem Darm resorbierten Triglyzeride. VLDL werden in der Leber gebildet und transportieren hauptsächlich im Organismus selbst produzierte Neutralfette. LDL tragen als Hauptteil Cholesterin und Cholesterinester in die Peripherie, also auch zur Gefäßwand. HDL kann dagegen Cholesterin aus Körperzellen – auch aus Gefäßwand – aufnehmen und an Leberzellen abgeben.

Ein erhöhter Gehalt an Lipoproteinen gilt als Risikofaktor für die Arteriosklerose und nimmt zu, je höher der Cholesteringehalt des entsprechenden Lipoproteins ist. Die Gefahr ist am höchsten bei LDL, mittel bei VLDL und am geringsten bei den Chylomikronen. HDL besitzt dagegen meist ein antiarteriosklerotisches Potenzial.

Eine Senkung erhöhter Lipoproteine im Blut ist das Ziel jeder antiarteriosklerotischen Therapie. Hier steht uns gegenwärtig eine Reihe von Arzneimitteln zur Verfügung. Im Vordergrund sind es Statine, die die Cholesterinsynthese in der Leber hemmen. Ezetimid ist ein Cholesterinresorptionshemmer. Fibrate senken im Wesentlichen den Triglyzeridspiegel im Blut und Nikotinsäure hemmt die Lipolyse im Fettgewebe und reduziert damit freie Fettsäurekonzentration im Blut und somit auch den Triglyzeridspiegel.

Pharmakologie

Eine Hyperlipidämie kann man im Tierversuch bei der Ratte durch eine atherogene Diät (cholesterin- und fettreich) erzeugen. Von Pandey et al. (2005) wurde bei Ratten mit einer solchen Diät (2,5 % Cholesterin, 1 % Cholsäure, 15.7 % gesättigte Fettsäuren) 20 g/Tag über 90 Tage eine Hyperlipidämie erzeugt. Die gleichzeitige Gabe von 15 mg/100 g eines wässrigen Boswelliaextraktes führte dabei zu einer Reduktion des Gesamtcholesterins im Blut um 38,48 % und zu einer Zunahme von HDL-Cholesterin um 20–30 %. Gleichzeitig kam es zu einer signifikanten Minderung vorher erhöhter SGPT- und Harnstoffwerte im Blut.

Klinik

Auf die lipidsenkende Wirkung des Weihrauchharzes bei Patienten mit Typ-2-Diabetes wurde bereits im vorhergehenden Kapitel hingewiesen.

Fazit

Sowohl nach einer atherogenen/fettreichen Diät bei Versuchstieren als auch bei Typ-2-Diabetikern mit Hyperlipidämie bewirkte ein wässriger Boswelliaextrakt bzw. das Weihrauchharz als solches eine Senkung erhöhter Lipidwerte im Blut. Interessant ist in diesem Zusammenhang auch die antiatherogene Wirkung von AKBA, die dort allerdings auf eine Hemmung der 5-LO zurückgeführt wird. Klinische und praktische Erfahrungswerte in einer Lipidsenkung liegen allerdings derzeit nicht vor.

3.5   Wirkungen auf Mikroorganismen und Parasiten

Harze schützen ganz allgemein Rinde und Stamm von Bäumen vor Mikroorganismen und Parasiten. Weihrauch/Olibanum wurde bereits im Altertum und im Mittelalter zur Wundreinigung und Wundbehandlung verwendet (◘ Tab. 2.1). Jetzt gibt es eine Reihe von Studien, die eine antibakterielle Wirkung belegen (◘ Tab. 3.9).

◘ **Tab. 3.9**   Wirkungen von Boswelliaextrakten und Inhaltsstoffen auf Mikroorganismen und Parasiten

	Wirkungsspektrum	Publikation
Extrakte		
Methanolextrakt Stamm, Rinde B. dalzielli	Breites Spektrum Grampositive und -negative Bakterien sowie Pilze	Adelakum et al. 2001
Methanolextrakt B. ameero B. elongata	Grampositive multiresistente Staphylococcus-Stämme	Mothana u. Lindquist 2005
Boswelliaextrakt B. ameero B. elongata	Influenza-A-Virus	Mothana et al. 2006
Methanolextrakt B. carterii	Hepatis-C-Virus	Hussein 2000
Methanolextrakt Stamm, Rinde	Schnecken	Kala et al. 1989
Methanolextrakt B. papyrifera	Pilze	Elfadil et al. 2015
Methanolextrakt Blätter B. dalzielli	Anopheles gambia Culex quinquefasciatus	Younoussa et al. 2016
Ätherische Öle		
Ätherisches Öl Verschiedene Spezies	Grampositive und -negative Bakterien sowie Pilze	Camardes et al. 2007
Ätherisches Öl B. riva	Candida albicans	Schillaci et al. 2008
Ätherisches Öl B. carterii	Pilze	Nicolic et al. 2016
Chemische Inhaltsstoffe		
Serratol (Diterpen von B. serrata)	Trypanosoma brucei und rhodesiense Plasmodium falsiparum (tropische Malaria)	Schmidt et al. 2011
AKBA	Staphylococcus aureus, Grampositive Bakterien	Raja et al. 2011

Pharmakologie

2011 untersuchten Raja et al. an 112 pathogenen Keimen die Wirkung verschiedener Boswelliasäuren. Bei diesen Tests stellte sich **AKBA** mit einer minimalen Hemmkonzentration (MIC) von 2–8 µg/ml gegenüber allen grampositiven Keimen als wirksamste Boswelliasäure heraus. AKBA zeigte auch eine konzentrationsabhängige toxische Wirkung gegenüber Staphylococcus aureus des Stammes ATCC 29213. Als Wirkungsmechanismus wird eine Zerstörung der Bakterienmembranstruktur angenommen.

In einer anderen Studie, die einen methanolischen bzw. wässrigen Extrakt von Boswellia dalziellia verwendete, zeigten Adelakun et al. (2001) ein breites Wirkungsspektrum gegenüber grampositiven und gramnegativen Bakterien sowie gegenüber Pilzen.

Serratol, ein Diterpen aus dem Harz von Boswellia serrata wurde kürzlich von Schmidt et al. (2011) an verschiedenen Protozoen getestet. Sie fanden eine Wirksamkeit gegenüber Trypanosoma brucie (Erreger der Nagana-, Tsetse-Krankheit), Trypanosoma rhodesiense (Schlafkrankheit) und Plasmodium falciparum (tropische Malaria).

Auch **ätherische Öle** aus verschiedenen Boswellia spezies verfügen über antimikrobielle Aktivität (Camarades et al. 2007).

Eine Reihe von Krankheiten wird von Stechmücken übertragen. In diesem Zusammenhang zeigte sich ein methanolischer Extrakt von Blättern aus Boswellia dalzielii gegenüber Eiern, Larven und Puppen von Moskitos Anopheles gambae und Culex quinquefasciatus als wirksam (Younoussa et al. 2016).

Inwieweit sich die beobachteten antimikrobiellen und antiparasitären Eigenschaften auf Infektionskrankheiten des Menschen übertragen lassen, ist nicht bekannt.

3.6 Forschungsschwerpunkt Tumoren

In der Vergangenheit gab es eine Vielzahl von Berichten über die Anwendung von Olibanum zur Behandlung von Gewebeneubildungen. Nicht klar zu erkennen ist, um welche Neubildungen es sich dabei handelte und ob auch Karzinome Gegenstand der Anwendung waren. Zur Zeit häufen sich die Veröffentlichungen, die Boswelliaextrakte bzw. seine Inhaltsstoffe in Verbindung mit einer Antitumorwirkung bringen. Eine der ersten Publikationen erschien 1991 von Wang et al.

3.6.1 Mechanismen einer Antitumorwirkung

Proliferation, Apoptose, Vaskularisierung und Ausbreitung von Metastasen sind wesentliche Merkmale eines malignen Tumors. Hier sollen zunächst diese Vorgänge beschrieben werden, um anschließend zu diskutieren, wie Boswelliaextrakte, Boswelliasäuren und andere Inhaltsstoffe dort eingreifen.

Proliferation

Unter Proliferation versteht man die Vermehrung von Gewebe. Sie erfolgt meist im Rahmen einer Wundheilung, einer Gewebsregeneration oder bei Gewebewucherungen (Tumoren). Die proliferative Wirkung betrifft die Vorgänge bei der Zellteilung. Diese wiederum besteht aus verschiedenen Phasen, die jeweils Einwirkungsmöglichkeiten von Antitumormitteln ermöglichen. Zunächst kommt es zur Verdoppelung des Genmaterials im Zellkern. Im menschlichen Genom liegen die Chromosomen in Form von Desoxyribonukleinsäure (DNA) vor. Ein menschliches Genom besteht aus ca. 23.000 Genen, die ihrerseits Proteine kodieren. Sie besitzen die Form eines spiraligen Doppelstrangs (Doppelhelix). Dies ermöglicht eine raumsparende Verpackung der DNA.

Zur Zellteilung müssen die DNA-Stränge vorübergehend unterbrochen (Entdrillung) werden. In einem weiteren Schritt erfolgt dann die Synthese neuer DNA. Anschließend werden die DNA-Stränge wieder zusammengefügt. Dafür sind sog. **Topoisomerasen** zuständig. Dies sind Enzyme, die Esterbindungen auf der DNA spalten und anschließend wieder verknüpfen. Man unterscheidet davon verschiedene Typen:

- **Topoisomerase 1**, sie spaltet lediglich einen Strang der doppelsträngigen DNA und erlaubt damit die freie Rotation des Gegenstranges um eine Phosphodiesterbindung, eine Voraussetzung für die Replikation.
- **Topoisomerase 2** bindet an beide DNA-Stränge, spaltet sie temporär und ermöglicht dadurch die Rotation.

Anschließend wird die Bruchstelle verschlossen und die Topoisomerase dissoziiert von der DNA. Die Hemmung von Topoisomerasen durch Zytostatika führt dazu, dass DNA-Strangbrüche entstehen und die Zelle stirbt.

Da Topoisomerasen nicht nur für die Aufspaltung der Doppelhelix, sondern auch für Replikation, Transkription, Rekombination und Reparatur der DNA zuständig sind, ist es nur logisch, dass ihre Hemmung die Proliferation von Tumorzellen unterbindet.

Ein weiterer Faktor ist der **„signal transducer and activator of transcription-3 (STAT-3)"**, der für Proliferation, Überleben, Chemoresistenz und Gefäßneubildung von Tumorzellen zuständig ist. Seine Unterdrückung kann ebenfalls ein Mittel sein, um Tumorwachstum zu hemmen. Über seine Aktivierung kommt es zur Transkription verschiedener Gene.

Apoptose

Apoptose bedeutet „programmierter Zelltod (Suizid)". Mithilfe der Apoptose können nicht mehr benötigte oder geschädigte Zellen eines Gewebes gezielt eliminiert werden. Durch ein extrazelluläres Signal, das über einen Todesrezeptor (DR-5) in das Zellinnere vermittelt wird, werden kaskadenartig Proteasen (**Caspasen**) aktiviert, die den programmierten Zelltod einleiten. Ein zweiter Weg, der durch Zytostatika oder Strahlenbehandlung initiiert werden kann, ist von Todesrezeptoren unabhängig. Bei diesem werden wiederum Caspasen aktiviert. Im Falle von Tumorerkrankungen ist die Fähigkeit von Tumorzellen zur Apoptose häufig stark eingeschränkt. Ursache ist eine erhöhte Expression von antiapoptotischen Proteinen. Ein weiterer Grund für eine verringerte Apoptose und damit Unsterblichkeit von Krebszellen kann in einer erhöhten Aktivität von **Telomerasen** liegen, die ihrerseits das Zellteilungsvermögen fördern.

Vaskularisierung

Für das Wachstum von Tumoren ist eine ausreichende Sauerstoffversorgung unabdingbar. Sie kann jedoch nur dann erfolgen, wenn der Tumor ausreichend vaskularisiert ist. Da Tumoren selbst keine Gefäße bilden können, müssen sie das umliegende Bindegewebe zur Angiogenese veranlassen. Eine zentrale Rolle spielen dabei **„vaskuläre endotheliale Wachstumsfaktoren"** (VEGF) und deren Rezeptoren. Bei Sauerstoffmangel wird in der Tumorzelle ein **Hypoxie-induzierbarer Faktor-1** (HIF-1) gebildet, der seinerseits über die Expression von VEGF die Gefäßbildung in Gang setzt. Eine Hemmung der Angiogenese wäre somit ebenfalls eine therapeutische Möglichkeit bei Tumorerkrankungen. Einer dieser Wachstumsfaktoren ist der **„basic fibroblast growth factor"** (BFGF), ein sog. **„metastatic growth factor"**, von dem bekannt ist, dass er die tumorvermittelte Angiogenese induziert. 2007 berichteten Singh et al. dass die parenterale Verabreichung von 10 mg/kg/AKBA/Tag bei der Maus diesen Faktor unterdrückt. Inwieweit sich dieser Befund auf den Menschen übertragen lässt, ist derzeit allerdings unklar.

Metastasenausbreitung

Und noch ein weiterer Punkt ist von Bedeutung, nämlich die Ausbreitung von Metastasen. Hierbei spielt ein Stoff eine Rolle, der als **„Cystein-X-Cystein-Chemokinin-Rezeptor 4** (CXCR4) bezeichnet wird. Park et al. (2011) sehen in AKBA einen Hemmstoff von CXCR4 und somit einen potenziellen Hemmstoff der Ausbreitung von Tumorzellen.

Zytotoxizität

Neben ihrer antiproliferativen und Apoptose-induzierenden Antitumorwirkung verfügen Antitumormittel auch über einen zytotoxischen, also direkt schädigenden Effekt auf die Tumorzelle. Er betrifft die Hemmung der Phosphorylierung der extrazellulären, über ein Signal regulierten **Kinase 1 und 2** (Erk-1/2). Kinasen sind Enzyme, die durch Phosphorylierung von Proteinen Stoffwechselvorgänge und Aktivität anderer Enzyme regulieren.

▣ Tab. 3.10 Angriffspunkte und Wirkungsmechanismus von Zytostatika (Auswahl, modifiziert nach Mutschler et al. 2013)

Substanzgruppe	Wirkumechanismus	Beispiele
Antimetabolite	Hemmung der Purin-/Pyramidinsynthese	6-Mercaptopurin Methotrexat
Alkylanzien	Direkte DNA-Schädigung	Cyclophosphamid, Cisplatin, Doxorubicin
Topoisomerase-Hemmstoffe	Hemmung der DNA-Replikation	Etoposid
Enzyme	Abbau für den Tumor wichtiger Substanzen	Asparaginase, PEGaspargase
Hormonantagonisten	Hemmung des hormonabhängigen Wachstums	Tamoxifen, Aromatasehemmer
Mitosehemmstoffe	Hemmung der Mikrotubuli-Funktion	Vinca-Alkaloide, Taxane
Zytostatisch wirksame Antibiotika	Hemmung der RNA-Synthese über Interaktion mit DNA	Actinomycine, Anthrazykline, Mitomycin
Kinaseinhibitoren	Hemmung von Tyrosinkinasen	Gefitinib, Lapatinib, Desatinib, Temsirolimus
Hormone	Meist gegengeschlechtlich wirkend	Östrogene, Gestagene
Antikörper	Reagieren mit Oberflächenantigenen von Tumorzellen, z. B. VEGF, EGFR, CD20 u. a.	Bevacizumab, Cetuximab, Rituximab

VEGF „vascular endothelial growth factor"
EGFR „epidermal growth factor receptor
CD20 Oberflächenantigen (Lymphome)

Gegenwärtig gebräuchliche Zytostatika

Die gegenwärtig verfügbaren Zytostatika und der ihnen zugrundeliegende Wirkmechanismus sind in ▣ Tab. 3.10 aufgelistet. Dabei stellt sich heraus, dass sie meist nur über einen Mechanismus verfügen. Wie in den folgenden Kapiteln gezeigt wird, haben wir bei der Antitumorwirkung eines Extraktes aus dem Harz von Boswellia mehrere Stoffe mit zytostatischer Wirkung, die sich synergistisch verhalten können. Zusätzlich wirken diese Stoffe über mehrere Mechanismen und dies bei einer Vielzahl unterschiedlicher Tumoren.

3.6.2 Wissenschaftliche Datenlage zur Antitumorwirkung von Boswellliaextrakten und deren Inhaltsstoffen

Hierzu gibt es Versuche in vitro und in vivo an verschiedenen Tumorzelllinien. Untersucht wurde der Einfluss von Weihrauchextrakten, ätherischen Ölfraktionen, Boswelliasäuren und halbsynthetischen Derivaten von Boswelliasäuren.

3.6.3 Wirkungen auf verschiedene Tumorzelllinien in vitro

Pharmakologie

Leukämiezellen

HL-60-Leukämiezellen sind ein beliebtes Modell, um Arzneistoffe auf eine potenzielle Antitumorwirkung zu testen. Im Jahr 1992 berichteten Jing u. Mitarbeiter, dass ein Extrakt aus dem Harz von Boswellia carterii die **Proliferation** von HL-60-Leukämietumorzellen hemmte. Die Daten wurden 1999 von Qui u. Mitarbeiter bestätigt. Bereits 1991 beobachteten Wang und Mitarbeiter eine Hemmung der Topoisomerase-2-Aktivität durch einen Weihrauchextrakt bei Leukämiezellen. Eine Hemmung der Topoisomerase 1 durch AKBA bei HL-60-Zellen beschrieben Hörnlein u. Mitarbeiter 1999. Unter Verwendung der gereinigten Topoisomerasen 1 und 2a wurde von Syrovets und Mitarbeiter (2000) über eine Hemmwirkung durch Acetyl-β-BA, Acetyl-α-BA und AKBA berichtet.

In diesem Zusammenhang fanden Shao et al. (1998), dass verschiedene Boswelliasäuren bei HL-60-Leukämiezellen in einem IC_{50}-Bereich von 0,6–7,1 µM auch die Synthese von DNA, RNA und Proteinen hemmten.

Die Antitumorwirkung von Boswelliasäuren beschränkt sich allerdings nicht auf das Gebiet der Proliferation. 1999 berichteten Hörnlein et al. dass AKBA in vitro bei Leukämiezellen auch zur **Apoptose** dieser Zellen führt. Und schließlich wurde bei einem Extraktpräparat der Fa. Pharmasan (Freiburg), das 3,68 % AKBA, 3,29 % KBA und 5,39 % Acetyl-β-BA enthielt, bei verschiedenen Leukämiezellen beobachtet, dass dieses Produkt sowohl zur Hemmung der Proliferation als auch zur Apoptose führte und darüber hinaus auch zytotoxisch wirkte (Hostanka u. Mitarbeiter 2002). Es zeigte sich also bereits in diesem Modell der HL-60-Leukämiezellen, dass Boswelliasäuren im Gegensatz zu den heute üblichen Zytostatika über mehrere Mechanismen in ihrer Antitumorwirkung verfügen. Dies bestätigte sich dann immer wieder auch bei anderen Tumorzelllinien.

Glioblastomzellen

Spektakulär waren in diesem Zusammenhang Medienberichte, wonach das Boswelliaextraktprodukt H15® angeblich bei Patienten mit Hirntumor wirksam war. Zumindest in vitro fanden Glaser et al. 1999 eine Hemmung der Proliferation von Glioblastomzellen durch AKBA. Diese Befunde erfuhren 2016 eine Bestätigung durch Schneider und Weller. Die Autoren verwendeten verschiedene Derivate von Boswelliasäuren und beschreiben eine konzentrationsabhängige Abnahme der Viabilität und Klonogenität bei verschiedenen Gliomazelllinien. Die Behandlung führte letztlich zum Zelltod und zeigte Grundzüge einer Apoptose. Im Zusammenhang mit einer Bestrahlung fand sich sogar ein additiver Effekt.

Meningiomzellen

Bei Meningiomzellen beobachteten Park et al. (2002), dass Erk-1/2 in vitro durch AKBA in einer Konzentration von 2–8 µM innerhalb von Minuten inhibiert wird. Sie sehen dies als einen möglichen zytotoxischen Mechanismus von AKBA an. Die Hemmung des Signaltransduktionsweges Erk-1/2 dürfte nach Park et al. (2002) auch auf andere Neoplasmen übertragbar sein. In diesem Zusammenhang sind Beobachtungen von Kunnumakkara et al. (2009) von Interesse, nach denen AKBA die Aktivierung von STAT-3 in menschlichen multiplen Myelomzellen unterdrückte.

Magenkarzinomzellen

In vitro wie in vivo (nach Implantation bei Mäusen) beobachteten Zhang et al. 2013 eine Hemmung des Wachstums menschlicher Magenkarzinomzellen durch AKBA. Dies ging einher mit der Modulation eines Signaltransduktionsweges, genannt „Wnt/β-Catenin", der seinerseits eine wichtige Funktion bei der Entwicklung tierischer Zellen einnimmt und über den Zellen auf äußere Signale reagieren können.

Kolonkarzinomzellen

Menschliche Kolonadenokarzinomzellen, die Mäusen implantiert wurden, wurden in ihrem Wachstum unterdrückt, wenn die Tiere 24 Tage oral mit AKBA behandelt wurden. Die Autoren beschreiben dabei eine Hemmung des Zellzyklus in der

G-1-Phase sowie die Modulation weiterer Signaltransduktionswege und die Induktion von Apoptose (Yuan et al. 2013).

Leberkarzinomzellen

Hep-G2- und Hep-3B-Zellen sind beliebte Modelle, den Einfluss von Zytostatika beim hepatozellulären Karzinom zu untersuchen. In diesem Modell führte eine an Boswelliasäuren reiche Extraktfraktion zur Hemmung der Proliferation mit einer IC_{50} von 21 bzw. 18 µg/ml. Dies war verbunden mit einem dosisabhängigen Anstieg der Caspase-3-Aktivität, TNF-α- und IL-6-Spiegel (Kahn et al. 2014). 2003 berichteten Liu et al. über eine Aktivierung von Caspasen bei Hep-G2-Lebertumorzellen und Kolonkarzinomzellen. In einer anderen Untersuchung, die unter Verwendung von AKBA an Prostatakarzinomzellen durchgeführt wurde, vermuten Liu et al. (2008), dass eine Induktion der Apoptose über eine Reaktion von AKBA mit dem DR-5 erfolgte. In dieser Studie fand sich parallel dazu eine Aktivierung der Caspase 8.

Prostatakarzinomzellen

1998 veröffentlichten Gosh et al. Daten, die sie vermuten ließen, dass eine Hemmung der 5-LO bei menschlichen Prostatakarzinomzellen zu deren Apoptose führten. Es fragt sich jedoch, ob es tatsächlich die Hemmung der 5-LO und nicht doch die durch Boswelliasäuren aktivierten Caspasen waren, die eine Apoptose bewirkten. Über eine Aktivierung der Apoptose in vitro und in vivo durch Acetyl-Boswelliasäuren beim androgenunabhängigen PC-3-Prostatakarzinom berichten Syrovets et al. (2005). In diese Richtung gehen auch Untersuchungen von Liu et al. (2008) sowie Pang et al. (2009), die ihrerseits eine Hemmung der Proliferation und der Angiogenese beobachteten.

Mammakarzinomzellen

Das Mammakarzinom ist einer der häufigsten Tumoren bei der Frau. Auch hierzu gibt es Untersuchungen in vitro, allerdings nur mit jeweils einem Boswelliaextrakt. Bei Brustkarzinomzellen („triple negativ breast cancer cells") wirkte ein alkoholischer Extrakt aus Blättern von Boswellia ovalifoliolata zytotoxisch bzw. apoptotisch mit IC_{50} von ca. 70 µg/ml (Thummuri et al. 2014). Ein methanolischer Extrakt aus dem Harz von Boswellia thurifera erwies sich als zytotoxisch bei menschlichen Brustkarzinomzellen in vitro. Die IC_{50} wird mit 80 µg/ml angegeben (Yazdanhanhi et al. 2014).

Hauttumorzellen

Eine weitere Antitumorwirkung betrifft die Haut. So berichteten Zhao et al. (2003) über eine Hemmung der Topoisomerase 2 in Melanom- und Fibrosarkomzellen durch Acetyl-α-BA und Acetyl-β-BA.

Nicht nur Boswelliasäuren verfügen über eine Antitumorwirkung. Kürzlich wurde von El Gaafary et al. (2015) eine Tirucallsäure [3 α-Acetyloxy-tir-8,24-dien-21 oic acid (α-ATA8.24)] mit Antitumorwirkung beschrieben. Diese hemmt die Akt1-Kinase-Aktivität – die ein Signal für die Tumorentstehung gibt. Aus ■ Tab. 3.11 ergibt sich, dass die Antitumorwirkung von Boswelliasäuren nicht nur auf eine einzelne Tumorart zutrifft. Man

■ **Tab. 3.11** Wirkung von Boswelliaextrakten und Boswelliasäuren auf verschiedene Karzinomzellen in vitro

Tumorzelllinien	Substanz	Wirkung		Publikation
HL-60-Leukämiezellen	Extrakt	Topoisomerase 2	Hemmung	Wang et al. 1991
	Extrakt	Proliferation	Hemmung	Jing et al. 1992
	Verschiedene Boswelliasäuren	Synthese von DNA, RNA und Protheinen	Hemmung	Shao et al. 1998
	Extrakt	Proliferation	Hemmung	Qui et al. 1999
	ABA	Apoptose Zytotoxische Wirkung	Aktivierung	Jing et al. 1999

◘ Tab. 3.11 Wirkung von Boswelliaextrakten und Boswelliasäuren auf verschiedene Karzinomzellen in vitro

Tumorzelllinien	Substanz	Wirkung		Publikation
HL-60-Leukämiezellen	AKBA	Topoisomerase 1 Apoptose	Hemmung Aktivierung	Hörnlein et al. 1999
	ABA	Apoptose Differenzierung	Aktivierung Hemmung	Jing et al. 1999
	AKBA, A-β-BA, A-α-BA	Topoisomerase 1+2	Hemmung	Syrovets et al. 2000
	Extrakt	Proliferation Apoptose	Hemmung Aktivierung	Hostanka et al. 2002
	Boswelliasäuren	Apoptose Caspase	Aktivierung Aktivierung	Xia et al. 2005
HL-60-Leukämiezellen	AKBA	Proliferation Apoptose	Hemmung Aktivierung	Yuan et al. 2010
	Cyananaloga von KBA und β-BA	Apoptose Zytotoxische Wirkung	Aktivierung	Kaur et al. 2011
Glioblastomzellen	AKBA	Proliferation	Hemmung	Glaser et al. 1999
	Boswelliasäure-Derivate	Viabilität Klonogenität Apoptose Zelltod	Abnahme Abnahme Aktivierung	Schneider u. Weller 2016
Meningiomzellen	AKBA	Zytotoxischer Mechanismus	Aktivierung	Park et al. 2002
Myelomzellen	AKBA	Stat-3-Aktivierung Proliferation Apoptose	Hemmung Hemmung Aktivierung	Kunnumakkara et al. 2009
Hep G2, Hep 3B, Leberkarzinomzellen	KBA, AKBA	Apoptose Caspase 8	Aktivierung Aktivierung	Liu et al. 2002b
	AKBA	Caspasen	Aktivierung	Liu et al. 2003
	Boswelliasäuren	Proliferation Caspase 3	Hemmung Aktivierung	Kahn et al. 2014
Kolonkarzinomzellen	Boswelliasäuren	Apoptose Caspase 8	Aktivierung Aktivierung	Liu et al. 2002a
	AKBA	Caspasen	Aktivierung	Liu et al. 2003
	AKBA	Proliferation	Hemmung	Liu et al. 2006
Prostatakarzinom-zellen	Acetylboswelliasäuren	Apoptose	Aktivierung	Syrovets et al. 2005
	AKBA	Apoptose Caspase 8	Aktivierung Aktivierung	Liu et al. 2008
	AKBA	Apoptose	Aktivierung über DR5	Min Lu et al. 2008

▣ Tab. 3.11   Wirkung von Boswelliaextrakten und Boswelliasäuren auf verschiedene Karzinomzellen in vitro

Tumorzelllinien	Substanz	Wirkung		Publikation
Prostatakarzinom-zellen	AKBA	Proliferation Angiogenese VEGF	Hemmung Hemmung Hemmung	Pang et al. 2009
Mammakarzinom-zellen	Boswellia-serrata-Prä-parat	Hirnmetastasen	Verhinde-rung	Flavin 2007
	Extrakt	Zytotoxische Wirkung Apoptose	Aktivierung	Czuk et al. 2010, 2015
	KBA-Derivate	Apoptose	Aktivierung	Thummuri et al. 2014
Melanomzellen	A-α-BA, A-β-BA	Topoisomerase 2	Hemmung	Zhao et al. 2003
Fibrosarkomzellen	A-α-BA, A-β-BA	Topoisomerase 2	Hemmung	Zhao et al. 2003
Zervikalkarzinom-zellen	KBA-Derivate	Apoptose	Aktivierung	Czuk et al. 2010, 2015
	Cyananaloga von KBA und β-BA	Apoptose Zytotoxische Wirkung	Aktivierung	Kaur et al. 2011
Osteoklastenbildung	AKBA	Apoptose Proliferation NFκB	Aktivierung Aktivierung Aktivierung	Takada et al. 2006

kann daher davon ausgehen, dass sich die Antitumorwirkungen der einzelnen wirksamen Stoffe bei einem Extrakt gegenseitig sogar ergänzen. So beobachteten Hostanka et al. (2002), dass bei Verwendung eines Extraktes dieser in seiner Antitumorwirkung etwa 3-mal stärker wirksam war als seinem Gehalt an AKBA entsprach.

Fazit

Während die Antitumorwirkung der heute verwendeten Zytostatika meist auf einem einzelnen Mechanismus beruht (▣ Tab. 3.10), scheinen Inhaltsstoffe des Weihrauchs ihre Antitumorwirkung über mehrere und unterschiedliche Mechanismen (s. unten) gleichzeitig auszuüben.

3.6.4 Anwendung von Boswelliaextrakten bei menschlichen Tumoren

Betrachtet man die vielen Wirkungen von Weihrauchextrakten und ihren Inhaltsstoffen auf Tumorzelllinien in den präklinischen Studien, so sollte man meinen, dass es sich sowohl bei Extraktpräparaten als auch bei einigen seiner Inhaltsstoffe des Weihrauchs um ideale Antitumormittel handeln müsse, insbesondere auch deswegen, weil die zu erwartenden Nebenwirkungen im Vergleich zu herkömmlichen Zytostatika vermutlich als gering einzustufen sind. Bis dato gibt es lediglich einige klinische Studien mit dem Weihrauchextraktpräparat H15® bei Patienten mit Hirntumoren.

Hirntumoren

Klinik

1996 untersuchten Heldt und Mitarbeiter die Wirkung von H15® (3-mal täglich 3 Tabletten à 400 mg) bei Patienten mit Hirntumoren (Astrozytom, Glioblastom) über sieben Tage, bevor diese sich einer Tumoroperation unterzogen. Dabei beobachteten die Autoren im Operationsgut nekrotische Tumorzellen, die sie als Ergebnis ihrer Behandlung mit H15® erklärten.

Bei einer kleinen Anzahl von Patienten (≈12) mit der Diagnose Hirntumor, die mit begleitendem Hirnödem und einer Leukoenzephalopathie einherging, verabreichten Streffer u. Mitarbeiter (2001) 3-mal täglich 3 Tabletten (400 mg) H15® über mehrere Wochen. Die erzielten Ergebnisse waren diffus. Sie fanden keine Beeinflussung des Tumors als solchen, bei einigen Patienten verringerte sich jedoch das Volumen des Hirnödems und andere berichteten über eine Besserung ihrer klinischen Symptomatik. Eine histologische Bewertung des Tumormaterials – wie oben – lag in dieser Studie nicht vor.

Wenn auch diese bisherigen Ergebnisse nicht schlüssig klingen, so mag dies, wie bereits diskutiert, daran liegen, dass die verwendeten Dosen zu niedrig und die Behandlungsdauer zu kurz waren. Immerhin tauchten vor einigen Jahren einige spektakuläre Presseberichte im Fernsehen auf, wonach es bei einem Patenten durch H15® zur „Heilung" eines Hirntumors gekommen sein soll. Einer Studie von Flavin (2007) zufolge wurde bei einer Patientin mit Mammakarzinom die Ausbreitung von Metastasen im Gehirn durch eine Therapie mit Boswellia serrata verhindert.

Peritumorales Hirnödem

Klinik

Realistischer sind die Ergebnisse bei der Behandlung des peritumoralen Hirnödems. Wie bereits beschrieben, hemmen Boswelliasäuren die Synthese von Leukotrienen, die ihrerseits die Gefäßpermeabilität erhöhen und für die Bildung von Ödemen zuständig sind. Es ist daher nicht verwunderlich, wenn einige Autoren über die Rückbildung eines peritumoralen Hirnödems berichten, und dies der Hemmung der Leukotriensynthese zuschreiben, denn die IC_{50} für die Hemmung der Leukotrienbildung ist deutlich geringer als die für eine Antitumorwirkung.

So behandelten Heldt und Mitarbeiter (1996) Patienten mit Hirntumoren 3-mal täglich mit 3 Tabletten (400 mg) H15®. In dieser Studie beobachteten sie eine signifikante Reduktion des perifokalen Ödems sowie eine verminderte Ausscheidung von Leukotrienen mit dem Urin. Mit der Rückbildung des Ödems verschwanden oder verringerten

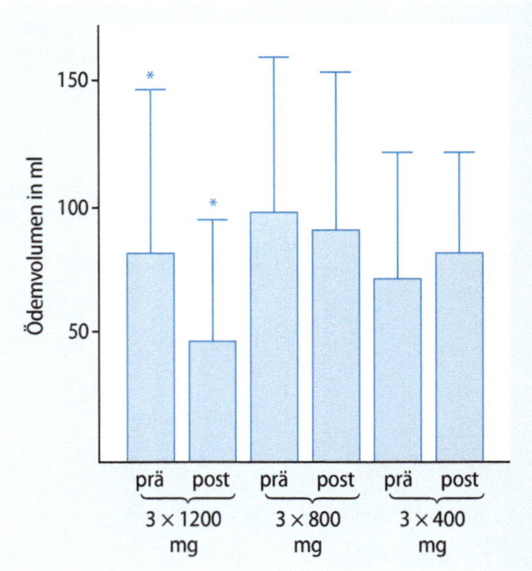

Abb. 3.8 Wirkung eines Boswelliaextraktes (H15®) auf das Volumen eines peritumoralen Hirnödems 7 Tage nach Beginn der Behandlung. (Modifiziert nach Böker u. Winking 1997)

sich dabei ödembedingte funktionelle Störungen im Gehirn (Abb. 3.8).

In einer prospektiven kontrollierten Studie kamen Böker und Winking (1997) nach 7-tägiger Gabe von 3-mal täglich 1200 mg H15® zu ähnlichen Ergebnissen. Eine Reduktion des Tumorvolumens fand sich nach 7 Tagen Behandlung nicht, die Ödemreduktion betrug ca. 34 %.

Eine prospektive, randomisierte, doppelblinde und Placebo-kontrollierte Studie wurde 2011 von Kirste u. Mitarbeitern bei 44 Patienten mit primären oder sekundären bösartigen Hirntumoren veröffentlicht. Die Patienten erhielten neben einer Radiotherapie entweder 4200 mg des Nahrungsmittels H15® der Firma Hecht Pharma pro Tag oder Placebo. Dabei beobachteten sie eine etwa 78%-ige Reduktion des Ödems bei 60 % der Patienten, die H15® Hecht Pharma erhielten, jedoch nur 26 % bei den Placebokontrollen.

Interessant war in diesem Zusammenhang die Bestimmung von Boswelliasäuren im Blut. Während AKBA im Blut nicht nachweisbar war (!), wurden im Mittel 64,9 µg/ml KBA gefunden, allerdings bei einer Streuung von 5,12–153 µg/ml.

Ausblick

Die bisher zitierten Ergebnisse zur Antitumorwirkung von Boswelliaextrakten und einer Reihe seiner Inhaltsstoffe sind überzeugend. Ob sie sich auch auf den Menschen übertragen lassen, ist ungeklärt. Hierfür gibt es weder Erfahrungswerte noch klinische Studien, die eine Wirksamkeit belegen.

In der Vergangenheit wurden Gewebeneubildungen immer wieder mit dem Harz des Weihrauchbaumes behandelt. Ein Problem ist die Findung der richtigen Dosierung. Dies zeigen die In-vitro-Versuche, bei denen die Wirkung von Boswelliasäuren erst mit wesentlich höheren Konzentrationen auftrat als bei den Versuchen zur entzündungshemmenden Wirkung. Allerdings ist zu berücksichtigen, dass bei den In-vitro-Versuchen die jeweilige IC_{50} der verschiedenen Wirkstoffe sehr von der gewählten Inkubationsdauer abhing. Das heißt, dass bei längerer Inkubationsdauer die IC_{50} niedriger war als bei kürzerer Inkubation. Da in vivo die Tumorzellen einer Dauerexposition gegenüber den Inhaltsstoffen des Weihrauchs ausgesetzt sind, könnte sich die in vitro gemessene IC_{50} gegenüber In-vivo-Verhältnissen relativieren.

In verschiedenen Übersichten werden Boswelliasäuren immer wieder als potenzielle Kandidaten zur Behandlung von Tumoren benannt (Roy et al. 2016; Khan et al. 2016). Dies zeigen auch die Bemühungen vieler Autoren, die **Bioverfügbarkeit** und **Wirkungsstärke** von Boswelliasäuren zu verbessern (Kumar et al. 2016; Snima et al. 2015; Csuk et al. 2015; Satpathy et al. 2015). Dafür gibt es mehrere Ansätze:

- Um eine bessere Löslichkeit der Wirkstoffe und damit ihrer Resorption zu erreichen, werden z. Zt. verschiedene Verfahren angewendet, wie die Verwendung von Boswelliasäuren in Form von **Nanopartikeln** oder der Zusatz von **Lösungsvermittlern**.
- Ein weiterer Ansatz ist die Synthese von wirksameren **Analoga**. In diesem Zusammenhang ist eine Studie von Ravanan et al. (2011) von Interesse, die sich mit dem Dosisproblem bei Tumoren beschäftigt. Sie zeigen, dass eine Modifikation am Ring A der Boswelliasäure (2-Cyano,3-enon) bei einer Anzahl von Tumorzelllinien Proliferation, DNA-Synthese hemmte, zytotoxisch wirkte und Apoptose aktivierte bei einer IC_{50} von 0,2 bei 0,6 µM – Konzentrationen, die durchaus therapeutisch relevant sind. So hemmte diese Substanz auch das Wachstum von C6-Gliomzellen, wenn diese bei der Maus implantiert wurden.
- Eine andere Frage ist, ob man sich auf einen standardisierten Extrakt oder auf einen einzelnen Inhaltsstoff des Harzes konzentrieren soll. Im **Extrakt** sind es mehrere Komponenten mit Antitumorwirkung, die sich synergistisch verhalten können und deren individuelle Toxizität sich in Grenzen hält. Bei einer **Einzelsubstanz** – wenn sie in höherer Dosis als im Extrakt vorliegen – müsste erst die Frage der Toxizität geklärt werden.

Fazit

Grundsätzlich sind Zubereitungen von Olibanum oder seiner Inhaltsstoffe eine Option zur Behandlung von Tumoren, sobald die Dosisfrage und die Unbedenklichkeit hoher Dosen geklärt ist und klinische Studien deren Wirksamkeit belegen.

Nebenwirkungen

Zusammenfassung

Was die Nebenwirkungen von Weihrauch und Weihrauchextrakten betrifft, so sind diese selbst bei langer Anwendung im Rahmen chronischer Entzündungen gering. Dies auch im Vergleich zu den NSAID und Kortison. Lediglich über einige Fälle von Magen-Darm-Beschwerden wird bei insgesamt guter Verträglichkeit berichtet. Über die Toxizität einzelner Inhaltsstoffe – insbesondere Boswelliasäuren – in einem hohen Dosisbereich, wie dieser zur Behandlung von Tumoren erforderlich wäre, ist nichts bekannt.

Hermann P. T. Ammon, *Weihrauch – Anwendung in der westlichen Medizin*,
DOI 10.1007/978-3-662-55909-3_4, © Der/die Herausgeber bzw. der/die Autor(en) 2018

In Anbetracht der weitverbreiteten Anwendung von Weihrauch/Olibanum als **Arzneimittel** in der Vergangenheit scheinen **unerwünschte Arzneimittelwirkungen** (UAW) kein Thema zu sein. Dies zeigen auch die klinischen Studien, die in den vorangegangenen Kapiteln besprochen wurden.

4.1 Magen-Darm-Kanal

Wenn überhaupt – und hier ist von ca. 7 % der Fälle die Rede – sind dies Störungen im Magen-Darm-Bereich wie Leibschmerzen, Appetitverlust, vermehrte Magensäure, Übelkeit, Sodbrennen und Durchfall (s. dort).

In diesem Zusammenhang sei eine Studie an Ratten erwähnt, die auf einen pro-ulzerogenen Effekt eines wässrigen Extraktes aus dem Harz von Boswellia sacra hinweist, der auf einer Steigerung der Säureproduktion basiert (Singh et al. 2008).

In Placebo-kontrollierten Studien von Sengupta et al. (2008 und 2010) ergaben sich allerdings keine Unterschiede in den UAW zwischen den mit Boswelliaextrakten und den mit Placebo behandelten Patienten. Mehrere Autoren stellen übereinstimmend die gute Verträglichkeit fest. Allergische Reaktionen sind äußerst selten, aber – wie bei jedem anderen Arzneimittel nicht auszuschließen.

4.2 Leber- und Nierenfunktion

Die langfristige Anwendung von nicht-steroidalen antientzündlichen Arzneistoffen führt nicht selten zu Störungen der Leber- und Nierenfunktion.

Dagegen wurden in einer Studie zur Wirksamkeit und Unbedenklichkeit einer H15 Ayurmedica® Therapie bei Morbus-Crohn-Patienten in einem Beobachtungszeitraum von z. T. über 60 Monate (Median 0,5–60) keine UAW im Bereich Leber- und Nierenfunktion beobachtet (Buvari 2001). Das insgesamt beobachtete Patientenkollektiv beinhaltete 2057 Patienten.

543 Patienten (26,4 %) nahmen eine Dosis von 3 Tbl./Tag, 582 Patienten (28,3 %) 6 Tbl./Tag, 604 Patienten (29,3 %) 8 Tbl./Tag. Davon standen 982 Patienten (47,7 %) im Beobachtungszeitraum unter Monotherapie. Aus dieser Gruppe wurden die hier beschriebenen Parameter ausgewertet. Die Tagesdosis blieb in der Regel über den Beobachtungszeitraum konstant. Änderte sich die Dosis, so wurde zur Auswertung die letzte vor der Verlaufskontrolle eingenommene Dosis herangezogen.

◘ Tab. 4.1 Laborwerte nach bis zu 60 Monaten Behandlung von Patienten mit H15 Ayurmedica® (Buvari 2001)

Parameter	Fallzahl	Statistisch signifikante mittlere Veränderung im Beobachtungszeitraum	Interpretation
Natrium	276	Nein	Keine Veränderung
Kalium	283	Nein	
Kalzium	263	Nein	
Eisen	267	Nein	Kein Abfall des Serumeiens
Albumin	247	Ja (Abnahme)	Klinisch bedingt relevant (gleicher Endwert wie bei Mesalazin-Kontrollgruppe der klinischen Studie)
Glukose	281	Nein	Keine Veränderung
Bilirubin gesamt	258	Ja (Abnahme)	Klinisch nicht relevant (Signifikanz winziger Effekte bei großen Datensätzen)
Harnsäure	277	Ja (Abnahme)	Bedingt durch Größe der Datenmenge; Erhöhung, die auf Niereninsuffizienz hindeuten könnte, hat sich nicht gezeigt

Tab. 4.1 Laborwerte nach bis zu 60 Monaten Behandlung von Patienten mit H15 Ayurmedica® (Buvari 2001)

Parameter	Fall-zahl	Statistisch signifikante mittlere Veränderung im Beobachtungszeitraum	Interpretation
Choletsterin gesamt	276	Nein	Keine standardisierten Ausgangwsbedingungen mit Nahrungskarenz: nur bedingt beurteilbar
Trizglyzeride	268	Nein	
Harnstoff	253	Nein	Kein Anhalt für Nephrotoxizität
Kreatinin	290	Nein	
AP	264	Nein	Keine Veränderung
γGT	290	Nein	Kein Anhalt für Hepatopathien
GPT	292	Nein	
GOT	272	Nein	
Cholinesterase	249	Nein	Kein Anhalt für katabole Stoffwechsellage
CRP	261	Nein	Keine Veränderung
Ferritin	228	Nein	Keine Veränderung
Lipase	28	Nein	Kein Anhalt für toxische Wirkung auf Pankreas
Leukozyten	315	Ja (Abnahme)	Erklärbar durch möglich gewordenen Verzicht auf Kortikosteroide, die vor der Behandlung bei vielen Patienten eingesetzt worden waren und eine Leukozytose bedingt hatten
Erythrozyten	271	Nein	Keine Veränderung
Hämoglobin	314	Nein	
Hämatokrit	313	Nein	
MCV	272	Nein	
MCH	268	Nein	
MCHC	261	Ja (Abnahme)	Keine klinische Relevanz
Thrombozyten	314	Nein	Keine Zeichen einer Thrombopenie
Quick	230	Nein	Keine Veränderung (insbesondere keine Induktion eines Gerinnungsfaktorenmangels, keine Hinweise auf Leberinsuffizienz mit eingeschränkter Biosynthse der Gerinnungsfaktoren)
aPTT	191	Nein	
Fibrinogen	233	Nein	Keine Veränderung des „Akute-Phase-Proteins"
BKS 1 h	265	Nein	Keine Veränderung

AP	alkalische Phosphatase	γGT	Glutamat-Pyruvat-Transaminase
aPTT	aktivierte partielle Thromboplastinzeit	MCH	mittleres korpuskuläres Hämoglobin (Erythrozyt)
BKS	Blutkörperchensenkungsgeschwindigkeit		
BS	Boswellia serrata	MCHC	mittlere korpuskuläre Hämoglobinkonzentration (Erythrozyt)
CRP	C-reaktives Protein		
GOT	Glutamat-Oxalacetat-Transaminase	MCV	mittleres korpuskuläres Volumen (Erythrozyt)

Im Gruppenvergleich zeigten Laborwerte vor Beginn und nach Abschluss der Untersuchung auch in der Langzeitbeobachtung bei einer Therapiedauer von bis zu 60 Monaten und unterschiedlichen Erkrankungen keine signifikanten Abweichungen von der Norm, die auf toxische, metabolische oder andere unerwünschte Wirkungen schließen lassen (⬛ Tab. 4.1). Es zeigen sich hingegen im Kollektiv der Morbus-Crohn-Patienten in der Langzeitanwendungsbeobachtung Auffälligkeiten im Rahmen derjenigen Laborparameter, die maßgeblich für eine Volumenverschiebung im Wasserhaushalt verantwortlich sind. Da bei CED-Patienten durch das häufige Auftreten von Durchfällen von einer Dehydratationsneigung ausgegangen werden kann und durch das Fehlen dieses Phänomens bei Rheuma-Patienten sprechen die vorliegenden Ergebnisse für eine vermehrte Wiedereinlagerung von Wasser als therapeutischen Weg zur Herstellung eines ausgeglichenen Wasserhaushalts mit der Folge einer Besserung des Beschwerdebildes.

4.3   Knochendichte

Bei der klinischen Anwendung von H15® stellte sich die Frage, ob bei einer sonst Kortison-ähnlicher Wirkung die unerwünschte Begleiterscheinung „Osteoporose" fortbesteht. In einer Studie von Bouhmidi-Boumariz (2001) wurde dieser Frage nachgegangen. Hauptzielparameter war der Verlauf der Knochendichte (QCT) bei Patienten mit chronisch-entzündlichen Darmerkrankungen.

In der H15®-Therapiegruppe verbesserte sich die Knochendichte bei 74,2 % der Frauen und Bewegungsschmerzen halbierten sich von 62,2 % auf 31,2 %. In der Kontrollgruppe blieben sie bei 62,63 % auf 63,87 % praktisch unverändert.

4.4   Haut

Eine Kontaktdermatitis wurde bei Anwendung einer Creme, die einen Extrakt aus dem Harz von Boswellia serrata enthielt, von (Acebo et al. 2004) beschrieben.

4.5   Blut

Ähnlich wie bei der Apoptose von gesunden Körperzellen können Erythrozyten einer Eryptosis anheimfallen, einem suizidalen Tod, der charakterisiert ist durch Zellschrumpfung und Reißen der Zellmembran. In diesem Zusammenhang beobachteten Calabro et al. (2015) bei In-vitro-Versuchen, dass eine 24-stündige Exposition von menschlichen Erythrozyten gegenüber 5 µg/ml Boswelliasäure zur Schrumpfung und Reißen der Phospholipidschicht der Erythrozyten führte. Bei Patienten wurde über eine solche Beobachtung allerdings bisher nicht berichtet.

4.6   Einatmen von Rauch

Eine andere Situation wie nach systemischer Zufuhr haben wir bei der Verbrennung von Weihrauch. Hier kommt es zum Einatmen flüchtiger Bestandteile (z. B. ätherische Öle) und Verbrennungsprodukten des Harzanteils. Darüber hinaus muss unterschieden werden zwischen dem passiven Einatmen z. B. im Rahmen kirchlicher Zeremonien und dem aktiven Einatmen im Zusammenhang mit Rauchen. Dabei stellt sich immer wieder die Frage, ob beim Einatmen des Rauchs Schäden an der Lunge entstehen könnten.

In arabischen Ländern wird traditionell arabischer Weihrauch – dort Bakhour genannt – geraucht und damit z. T. in erheblichem Umfang aktiv eingeatmet. In diesem Zusammenhang untersuchten Alokail und Alarifi (2004) und Alarifi et al. (2004) an Ratten, wie sich dieser Rauch auf Lungengewebe auswirkt. Zu diesem Zweck wurden die Tiere 14 Tage lang in einem geschlossenen System dem Rauch aus der Verbrennung von 4 g des Harzes/Tag ausgesetzt. Hier kam es in der Tat im Lungengewebe zu ultrastrukturellen Veränderungen der Pneumozyten, Hyperplasie von Alveolarzellen, Infiltration von neutrophilen Granulozyten, begleitet von degenerativen und nekrotischen Veränderungen von Alveolarzellen sowie von Kollagenablagerungen in den Alveolarwänden. Diese Exposition der Versuchstiere ist allerdings extrem und es ist fraglich, ob sich der Mensch bei gelegentlichem

Rauchen von Weihrauch einer solchen Situation aussetzt. Dagegen dürfte der bei kirchlichen Zeremonien auftretende Rauch wegen seiner Verteilung über ein großes Luftvolumen und wegen einer relativ kurzen Expositionsdauer nicht zu Schäden am Lungengewebe führen. Eher sind hier allergische Reaktionen möglich.

Berichtet wird allerdings über einen Asthmaanfall bei einem 61 Jahre alten Mann, der beim Einatmen von Weihrauch in der Kirche den Gottesdienst verlassen musste (O'Connor et al. 2014).

Angemerkt sei hier auch, dass der allseits bekannte „Kirchen-Weihrauch" aus einer Mischung verschiedener Harze, Hölzer und bestimmter Duftölen besteht.

4.7 Männliche Gonaden

Die Frage, ob langes Einatmen von Rauch bei der Verbrennung von Harzen an Boswelia papyrifera und Boswellia carterii in geschlossenen Räumen die Funktion männlicher Gonaden beeinflusst, wurde 2014 von Ahmed et al. untersucht. Zu diesem Zweck wurden Ratten 120 Tage lang täglich wiederum in einem geschlossenen System dem Rauch aus 4 g Harz/kg KG ausgesetzt. Dabei zeigte sich eine signifikante Abnahme von FSH, LH und Testosteron im Blut. Auch die Zahl der Spermien nahm ab, ebenso deren Motilität und Geschwindigkeit. Darüber hinaus kam es zu ultrastrukturellen Schäden des Nebenhodens (Ahmed et al. 2013). Dass sich die hier gewählten Versuchsbedingungen auch bei der Verbrennung von Weihrauch im Zusammenhang mit religiösen Zeremonien übertragen lassen, ist eher unwahrscheinlich.

4.8 Interaktionen

In einer Übersichtsarbeit, die sich mit Interaktionen von pflanzlichen Arzneimitteln beschäftigt (Milic' et al. 2014), wird auf die Möglichkeit einer Wechselwirkung von Boswellia serrata mit **Warfarin** hingewiesen.

Fazit

Bedenkt man die vielen UAW unserer heutigen Arzneistoffe mit ähnlicher Anwendung, so liegt hier, wie klinische Studien und die Erfahrung praktizierender Ärzte zeigen, klar ein Vorteil bei Präparaten aus dem Harz von Boswelliaspezies.

Erfahrungswissen

Zusammenfassung

Erfahrungswissen hat in der Vergangenheit vorwiegend die Anwendung von pflanzlichen Arzneistoffen geprägt. Dies gilt auch für die Anwendung von Olibanum/Weihrauch. Wissenschaftliche Erkenntnisse lagen dazu bis Ende des letzten Jahrhunderts nicht vor. Auch heute ist die Erkenntnislage, insbesondere was klinische Studien anlangt, noch dürftig. Die moderne Wissenschaft neigt leider dazu, Erfahrungswissen abschätzig zu beurteilen. Sie setzt auf klinische Studien. Erfahrungswissen von einigen tausend Jahren hat dazu geführt, dass Olibanum noch Bestandteil des Deutschen Arzneibuches 6. Ausgabe Ergänzungsband bis Mitte des letzten Jahrhunderts war. Unter diesem Gesichtspunkt sollte in diesem Werk einigen Ärzten Gelegenheit gegeben werden, über ihre Erfahrungen mit neuen Weihrauchprodukten zu berichten.

Hermann P. T. Ammon, *Weihrauch – Anwendung in der westlichen Medizin*, DOI 10.1007/978-3-662-55909-3_5, © Der/die Herausgeber bzw. der/die Autor(en) 2018

» Aus Einzelbeobachtungen generieren sich Erfahrungen. Erfahrungen ihrerseits legen nahe, dass …

» Bei einer gut geplanten wissenschaftlichen Studie möchte man aber Gewissheit haben, dass …

Dort, wo wissenschaftliche Studien nicht vorliegen, sollten aber Erfahrungsberichte nicht negiert werden, denn auch sie sind hilfreich, wenn auch mit der gebotenen kritischen Bewertung ihrer Qualität.

Bei einem so vielseitig wirkenden Produkt wie dem Harz aus Boswelliaspezies, für das – warum auch immer – keine klinischen Studien mit Zulassungsformat vorliegen, welches aber bereits eine breite Anwendung auch außerhalb ärztlicher Verordnungen (Selbstmedikation) erfährt und kaum über ein Nebenwirkungspotenzial verfügt, muss es erlaubt sein, alle verfügbaren Informationen – auch die von Patienten – aufzunehmen, um sich ein Gesamtbild über Nutzen/Risiko zu verschaffen; in anderen Worten, passt alles zusammen oder ergeben sich Widersprüche?

Einige Ärzte, die Weihrauchprodukte seit langem bei den beschriebenen und auch bei anderen entzündlichen Erkrankungen anwenden, verfügen bereits über weitreichende Erfahrungen. Ihnen sollte hier Gelegenheit gegeben werden, über ihre Erfahrungen zu berichten. Es handelt sich um die Ärzte Dr. med. Rainer Etzel, Pöcking-Possenhofen, Dr. med. Henning Gerhardt, Mannheim, und Dr. med. Ernst Schrott, Regensburg.

Erfahrungen liegen auch bei den betroffenen Patienten vor. Diese sollen im Folgenden den Lesern ebenfalls nicht vorenthalten werden. Solche Erfahrungsberichte könnten Anstoß für systematische Untersuchungen geben. Dies war der Grund, warum der Herausgeber versuchte, Erfahrungsberichten über die Wirkung von Weihrauchpräparaten bei chronisch-entzündlichen Erkrankungen und anderen Erkrankungen in diesem Buch ein Forum zu geben.

Die folgenden Berichte der drei Ärzte, die sich von Anfang an intensiv mit Weihrauch als Therapeutikum beschäftigt haben, geben die jeweils individuellen Sichten, Erfahrungen, Einschätzungen und Maßnahmen unter den in einer Praxis gegebenen Umständen wider.

5.1   Aus der ärztlichen Praxis von Dr. med. Rainer Etzel

5.1.1   Zur Person Dr. R. Etzel

Seit 1985 nimmt die Heilpflanze Boswellia serrata (BS) in seiner ärztlichen und wissenschaftlichen Tätigkeit einen beträchtlichen Raum ein. Geschuldet war dies letztlich seinem frühzeitigen Interesse an ayurvedischer Medizin. Seine internistische Teilausbildung zum Allgemeinmediziner in Heidelberg an einem modellhaften Rehabilitationsprojekt zur beruflichen Umschulung junger Menschen mit chronischen Störungen und Erkrankungen war Motivation, sich ergänzend zur vorgegebenen Ausbildung ab 1977 auch naturheilkundlich weiterzubilden und die gängigen Naturheilverfahren im ärztlichen Tätigkeitsspektrum unmittelbar zu integrieren. Das Konzept und die sich hieraus ableitenden diagnostischen und therapeutischen Möglichkeiten des Ayurveda gewannen für ihn bereits in dieser Zeit sehr an Bedeutung. Ab 1978 folgten zahlreiche Studienaufenthalte in Indien bei Ayurvedaexperten und an ayurvedischen Universitäten.

5.1.2   Wie kam ich, Dr. Etzel, zum Weihrauch

Aus dem vielfältigen Spektrum, die der Ayurveda – damals der Allgemeinheit noch gänzlich unbekannt – an Optionen auch für unsere sog. westliche Medizin bereithält, fielen auch einige wenige **ayurvedische Heilmittel** auf, die sich unmittelbar als hilfreiche Erweiterung des therapeutischen Potenzials bei chronischen Erkrankungen herausstellten. Neben einem in Indien sehr bekannten Lebermedikament mit Namen Liv. 52 war dies auch ein Heilmittel auf Basis von **indischem Weihrauch** (Salai guggal); letzterer für den Anwendungsbereich eher chronisch-entzündlicher Erkrankungen. Er führte aber ein wenig beachtetes Dasein unter vielen ähnlichen in Indien selbst kaum verwendeten Heilmitteln desselben Pflanzeninhaltes.

Als Therapieoption für den ärztlichen Wirkungsbereich in Deutschland waren vor allem diese beiden Heilmittel hochinteressant, zeigten sie speziell eine gute Wirksamkeit im therapeutischen Einsatz. Viele weitere ayurvedische Heilmittel erfüllten nicht die Erwartungen, die man bei ausgewählten chronischen Erkrankungen in sie gesetzt hatte, was auch die Grenzen so manch hochgelobter anderer ayurvedischer Heilmittel zeigte.

Mit Kollegen begann ich damals neben der Medizinertätigkeit in eigener Praxis ab 1983 als „Start up" eine Forschungs- und Entwicklungsfirma (F&E) zur systematischen Erforschung und wissenschaftlichen Entwicklung hauptsächlich dieser für die ärztlichen Belange herausragenden ayurvedischen Heilmittel in Kooperation mit den Firmen Himalaya Drug Co., Gufic, Zandu, und weiteren damals weniger bekannten Firmen in Indien.

Hauptthemen waren zunächst notwendigerweise die gesamte Bandbreite zur Sicherstellung der sog. pharmazeutischen Qualität, dann Pharmakologie und Toxikologie, klinische Prüfungen, Arzneimittelgesetze, LMBG (heute LFGB), was zwangsläufig zu einer zusätzlichen Qualifikation für den Themenbereich Arzneimittelentwicklung und -zulassung führte. Für die avisierten Arzneimittelzulassungen wurde die Etablierung und Dokumentierung der pharmazeutischen Qualität mit all ihren Aspekten von Identität, Reinheit und Gehalt in einem sehr aufwändigen Prozess essenziell, was letztlich eine zusätzliche Expertise gerade im Bereich der Galenik für Boswellia serrata ergab.

Ab 1985 wurde neben der systematischen Dokumentation eigener therapeutischer Erfahrungen mit einer Präparation aus dem indischen Weihrauch (im Ayurveda Salai guggal) mit den ersten Schritten klinischer Prüfungen im Rahmen der Vorgaben des Arzneimittelgesetzes (AMG) nach Hinterlegung beim damaligen Bundesgesundheitsamt (BGA) für die Daten von H15®, dem von Ayurmedica definierten Namen zum Thema chronische Polyarthritis begonnen. Die Rekrutierung einer ausreichend großen Anzahl an Patienten in rheumatologischen Zentren für solch ein Therapeutikum war zu dieser Zeit enorm schwierig. Diese Etappe endete 1990. Publiziert wurden diese Daten nicht umgehend, sondern erst später in einer Übersichtsarbeit (Etzel 1996). Es sollte nämlich vermieden werden, dass eine Nachfrage generiert würde, bevor die damals erwartete Zulassung dieser H15 Ayurmedica® Tabletten eine reguläre Verfügbarkeit über alle Apotheken ermöglicht hätte.

Heute sind Datenveröffentlichungen lange vor Zulassungen die Regel. Die Datenlage für H15® war gut für die damaligen Zulassungsanforderungen für ein bekanntes Phytopharmakon wie Weihrauch mit einer weltweit dokumentierten Tradition. Allein die Behörden stuften H15® als **NCE** („new chemical entity") ein. Hierdurch wurde die Datenlage für eine Zulassung unzureichend, und die Behörde versagte die Zulassung dann auch wegen eines unklaren toxikologischen Befundes an einer Tierart aus formalen Gründen mit der „fehlenden positiven Nutzen/Risiko-Relation".

5.1.3 Plötzliches Interesse einer breiten Öffentlichkeit am Weihrauch als Therapeutikum (▶ Kap. 2)

Dass dem indischen Weihrauch als Therapieoption damals trotzdem plötzlich in Fachkreisen und dann auch in der breiten Öffentlichkeit so viel Aufmerksamkeit gezollt wurde und er dadurch heute weltweit Beachtung findet, lag an mehreren wesentlichen Gründen:

- Dass gerade zu dieser Zeit um 1991 die ersten wissenschaftlichen Ergebnisse von Prof. Ammon mit der Entdeckung eines wesentlichen Wirkmechanismus für Boswellia serrata (BS) in Wissenschaftskreisen Aufsehen erregen konnten, unabhängig von den Aktivitäten der Firma Ayurmedica.
- Dass parallel zu dieser Zeit mit H15 Ayurmedica® Tabletten bereits das erste und einzige verkehrsfähig gewordene und über ärztliches Rezept erhältliche Arzneimittel mit Boswellia-serrata-Extrakt in Apotheken erhältlich und für ärztliche Verordnungen verfügbar war, das zudem über eine vollständige Dokumentation (sog. „Dossier") für einen Zulassungsantrag verfügte, wenn auch noch nicht zugelassen.

— Dass aus dieser Kombination Wissenschaftskontakte und Kooperationen entstanden, die damals zu weiteren erstaunlichen und vielversprechenden Wirksamkeitsindizien von H15 Ayurmedica® führten, wie z. B. bei malignen Gliomen und bei chronisch-entzündlichen Darmerkrankungen (CED).

Dies blieb auch der breiten Öffentlichkeit nicht verborgen. Mit einer enormen Resonanz in Fachzeitschriften, Fernsehbeiträgen und Publikumsmedien wurde das mögliche therapeutische Potenzial dieses an sich traditionellen Heilmittels einem größeren Bereich von Wissenschaftlern, ärztlichen Kollegen und der Öffentlichkeit nahegebracht.

Diese neue Bekanntheit von Boswellia serrata barg Licht und Schatten. Plötzlich war der indische Weihrauch nicht nur für Patienten, Therapeuten und Wissenschaftler interessant geworden, sondern auch für rein wirtschaftlich Interessierte (▸ Kap. 7, Nahrungsergänzungsmittel). Und hieraus entstanden neben seriösen Produkten auch unseriöse Nachahmermittel, die sich allein auf die Daten, Erkenntnissen und Ergebnissen von H15 Ayurmedica® bezogen und auch als „H15" bezeichnet wurden.

Andererseits entstanden hieraus auch viele wertvolle Anfragen interessierter Kollegen aus der Praxis, weitere Kooperationen und der intensive Austausch mit Kollegen verschiedener Fachrichtungen. So wurde es möglich, auf sehr breit gestreute Erkenntnisse und Erfahrungen bis heute zurückgreifen zu können. Dazu zählen auch enorm viele Rückmeldungen von anfragenden Patienten, die entweder das ursprüngliche oder das ab 2004 weiterentwickelte neue H15 Ayurmedica® in Kapseln verwendeten, aber auch von vielen solchen, die mit den inzwischen zahlreichen anderen Präparaten befasst waren oder noch sind.

Nun bestehen heute durch die wissenschaftlichen Arbeiten in vitro und in vivo am Modell keine Zweifel mehr, dass Stoffgruppen aus Boswelliaarten pharmakologisch wirken können. Eine Wirksamkeit lässt sich hieraus jedoch aus methodisch wissenschaftlicher Sicht nie bestätigen. Wirksamkeit kann nur am Kranken als erwünschtes Ergebnis mit einem therapeutischen Agens wie hier die verschiedenen Zubereitungen von Boswelliaarten erkannt und definiert werden.

Die Feststellung einer klinisch relevanten Wirksamkeit ist idealerweise an einer genügend großen Anzahl Patienten in kontrollierten klinischen Studien nachzuweisen, möglichst als reine Monotherapie. Wer klinische Prüfungen professionell durchführt, weiß um die generellen Schwierigkeiten in diesem Kontext. Keine derartige GCP-Studie ist bis dato mit einem existierenden Weihrauchpräparat wirklich erfolgreich beendet worden. Im Sinne einer evidenzbasierten Medizin werden deshalb auch heute noch keine Evidenzklassen I–IV erreicht, um hier Aussagen zur Wirksamkeit machen zu können. Trotzdem sind weitere Erkenntniswege gegeben, die gesamthaft im Sinne einer Evidenzklasse IV–V eine Wirksamkeitshypothese für BS mit einer gewissen Sicherheit bestätigen mögen.

5.1.4 Erfahrungen aus der ärztlichen Praxis von Dr. Etzel mit H15 Ayurmedica®

Wir können heute feststellen, dass Weihrauchprodukte Wirksamkeit bei unterschiedlichen Erkrankungen besitzen, und dabei auch vollumfänglich die Ergebnisse und Beurteilungen der Kollegen Dres. Gerhardt und Schrott aus unserer eigenen Erfahrung bestätigen, wobei die Wirksamkeit verschiedener BS-Produkte sehr unterschiedlich zu sein scheint.

Wir selbst stützen uns hierbei im Wesentlichen auf 2 BS-Extrakte, und zwar auf
— H15 Ayurmedica® **Tabletten**, 400 mg, hergestellt von der Fa. Gufic in Indien (von 1985 bis 2003), bis Ende der 1990er Jahre das einzige damals hinreichend bekannte und verfügbare Produkt
— H15 Ayurmedica® **Kapseln**, 400 mg, hergestellt von Fa. Ayurmedica in Deutschland (seit 2004), als konsequent optimierte Weiterentwicklung des Produktes H15

und methodisch auf unsere seit 1985 nunmehr über 30 Jahre bestehende breite eigene ärztlich-therapeutische Erfahrung mit BS und den bereits 1987 begonnenen klinischen Studien:

- Phase-II-explorative klinische Studie 1985–86, juvenile chronische Arthritis
- Phase-III-konfirmatorische klinische Studien 1987–90, chronische Polyarthritis
- eine sehr große Anzahl sog. individueller Therapieversuche, und zwar reproduzierbar
  - zur erstmaligen Behandlung mit den o. g. BS-Extrakten,
  - durch Therapieergänzung mit BS zur laufenden, bisher nicht erfolgreichen Therapie,
  - mit sog. Auslassversuchen von BS im Rahmen der Therapie, gezielt oder zufällig geschehen,
  - Wechsel zu einem alternativen BS-Präparat bei laufender Therapie,

zusätzlich viele systematisch erfasste Ergebnisse aus Anfragen und Berichten externer Patienten, die um unsere Expertise gebeten hatten.

◘ Tab. 5.1 bezieht sich auf die wesentlichen Erkrankungen, in deren Verlauf durch die Therapie mit diesen zwei speziellen Weihrauchextrakten (H15 Ayurmedica® Tabletten und H15 Ayurmedica® Kapseln) Einfluss genommen wurde. Die hier dargestellten Ergebnisse resultieren aus den oben geschilderten gesamten Erfahrungs- und Erkenntnisprozessen. Dies schließt andere Indikationen nicht aus. Allein hier mangelt es an genügenden Fallzahlen mit eindeutigen Indizien für eine eigene fundierte Aussage.

Die **Dosierung** bei nahezu allen Patienten: 3×2 Kapseln H15 Ayurmedica® oder 3×2 Tabletten H15 Ayurmedica® (Gufic) pro Tag.

◘ **Tab. 5.1** Beurteilung der Wirkung von H15 Ayurmedica® bei verschiedenen Krankheitsbildern: Erkrankungsart und Zahl von Patienten (Dr. R. Etzel, Pöcking/Possenhofen

Erkrankungs-art	Anzahl Patien-ten	Besserung der Krankheits-symptome	Besserung der Erkrankung (jeweils annähernd prozentuales Ergebnis)				
			Keine	Schwa-che	Mäßige	Gute	Sehr gute
Glioblastom/ Astrozytom	>40	Reduktion des peritumoralen Ödems Besserung der klinischen Symptomatik Verlangsamung bis Stillstand des Tumorwachstums	15	15	30	25	15
Multiple Sklerose	16	Besserung von Gangunsicherheit, Sehstörungen, Muskelschwäche	50	15	25	10	0
Senile Demenz(oft unklar, ob Gefäß- oder Alzheimer-Typ)	>100	Besserung von Desorientiertheit, Ängstlichkeit, Vergesslichkeit und Stimmungslabilität	25	15	25	20	15
Polymalgia rheumatica	10	Reduktion von Schmerzen Besserung von Schwäche und Erschöpfungszuständen Einsparung von Kortison	40	20	20	10	10
Chronische Polyarthritis	>500	Reduktion von Schmerzen, Schwellung und Morgensteifigkeit Besserung von Erschöpfungszu-ständen Reduktion von Remissionen Einsparung von Kortison und Schmerzmitteln	25	10	25	30	10

□ Tab. 5.1 Beurteilung der Wirkung von H15 Ayurmedica® bei verschiedenen Krankheitsbildern: Erkrankungsart und Zahl von Patienten (Dr. R. Etzel, Pöcking/Possenhofen

Erkrankungs-art	Anzahl Patien-ten	Besserung der Krankheits-symptome	Besserung der Erkrankung (jeweils annähernd prozentuales Ergebnis)				
			Keine	Schwa-che	Mäßige	Gute	Sehr gute
Juvenile chronische Polyarthritis	15	Reduktion von Schmerzen und Schwellung Besserung der körperlichen Befindlichkeit	20	20	30	20	10
Chronisch-ent-zündliche Darmerkran-kungen	>200	Besserung bei Diarrhö, Tenesmen, Leibschmerzen und körperlicher Schwäche Gewichtszunahme Aufhellung der Stimmung Reduktion von Remissionen Einsparung von Kortison	10	15	20	30	25
Psoriasis und Neurodermitis	>50	Reduktion von Schmerzen, Juckreiz und nässenden Hautflächen Aufhellung der Stimmung Reduktion von Remissionen Einsparung von Kortison	50	20	20	10	0
Einzelfallbeobachtungen							
Monoklonale Gammopathie	1	Diagnose 2011 „IgGκ", massive Beschwerden, 2015 totale Remission					
Autoimmune Thyreoiditis	4	Jeweils erhebliche Besserung von Symptomatik und Laborwerten, auch längerfristig und nach Absetzen der H15®-Kapseln stabilisiert					

Erwähnenswert sind folgende Fallbeispiele:

Astrozytom

Eine vollständige und andauernde Remission eines mehrfach operierten anaplastischen Astrozytoms (WHO-Grad III): Patientin kommt erstmals in unsere Praxis, damals 27 Jahre, schwanger im 5. Monat. Von der Univ. Klinik austherapiert nach Hause „entlassen" mit infauster Prognose bei erneut starkem Rezidivwachstum des Tumors nach mehreren Operationen, Chemotherapie und Bestrahlung hofft die Patientin, wenigstens bis zur Geburt des Kindes zu überleben. Sie hatte zuvor 2 Jahre lang mit H15® Gufic 3×3 Tabletten nach eigener Angabe eine Reduktion der Wachstumsgeschwindigkeit erzielt. Nun Wechsel zu 3×3 H15 Ayurmedica® Kapseln. 3 Monate nach Therapiebeginn beginnt der offensichtliche Therapieerfolg. Heute 10 Jahre später ist die Patientin bis auf die Notwendigkeit von Antiepileptika als Folge der Operationsnarben nach wie vor völlig beschwerdefrei und Mutter eines gesunden 9-jährigen Sohnes. Mehrere intensive Nachuntersuchungen der sehr erstaunten Fachleute ergaben nur noch eine Zyste (punktiert) ohne Tumorzellen darin. Die H15

Ayurmedica® Kapseln konnten 7 Jahre nach Beginn abgesetzt werden. Kein Rezidiv bis heute.

Senile Demenz

Beispielhaft zur Wirksamkeit von H15 Ayurmedica® Kapseln bei seniler Demenz: Email einer Kollegin vom 11.5.2012 10:31:

» ...Ich bin auch Psychotherapeutin in München: …Meine Mutter 85 Jahre, Pflegestufe 2 wegen Demenz und chronischem Schmerzsyndrom... Meine Mutter war vor 4 Wochen so verwirrt, ihr alter Kater war gestorben, daß sie nicht mal mehr wußte, wie mal das Nachthemd anzieht. Dazu gäbe es noch viel auszuführen. Seit Sonntag 15.4.12 bekommt meine Mutter H15 Ayurmedica®. Schon nach 5 Tagen merkte ich eine deutliche Verbesserung. Auch die Rückenschmerzen nahmen deutlich ab. Nach 8 Tagen konnte man schon normale Gespräche führen. Heute, es grenzt an ein Wunder, wiederholte meine Mutter keine oder kaum noch Sätze. Erzählt, was sie am Abend im Fernsehen gesehen hat und vieles mehr... Unser Hausarzt, Dr. M., der täglich vorbeikam, sagte, das grenzt an ein Wunder. Wunder sei auch ihr geistiger Zustand. Er hat hier eine Privatpraxis und viele alte, zum Teil demente Patienten. Auch er wird H15® jetzt hier einsetzen… Viele Grüße F. G.

Lymphozytäre Kolitis

Beispielhaft der Wechsel von einem BS-Präparat zu H15 Ayurmedica® Kapseln bei lymphozytärer Kolitis: Email von Maria R. vom 21.12.2015 11:41:

» Sehr geehrte Frau Etzel, danke für Ihr aufschlussreiches Gespräch, ich nehme nun H15 Ayurmedica und habe nun meine Beschwerden (lymphzytäre Kolitis) nach neuer Diagnose voll im Griff und damit wieder ein Riesenstück Lebensqualität. Noch mal vielen, vielen Dank und Ihnen und Ihrer Belegschaft frohe Weihnachten und ein friedliches neues Jahr. Mit freundlichen Grüßen Maria R.

Grundsätzliches zur Therapie bei diesen genannten Erkrankungen:

- Bei den meisten dieser Erkrankungen wurde mit der Einnahme der Extrakte bei bereits laufenden Standardtherapien begonnen.
- Überwiegend zeigt sich bei den Therapierespondern eine langsame Zunahme der Wirksamkeit über mehrere Wochen, sehr selten eine Sofortwirkung. Bei kurzzeitigen sog. Auslassversuchen kann nach Wiedereinsetzen jedoch auch manchmal ein schneller Wirkungseintritt beobachtet werden.
- Diese Weihrauchextrakte werden bei den meisten dieser Erkrankungen über Monate bis Jahre auch im Sinne einer krankheitsmodifizierenden Arznei eingesetzt.
- Mit einer Reduktion von Symptomen und Besserung von Befunden lässt sich dann auch oft eine Reduzierung von Steroiden und Antiphlogistika erreichen, wo diese vorher nötig waren. In einigen wenigen Fällen konnten diese schließlich längerfristig sogar abgesetzt werden. Ob totale Remissionen, die nach längerer Gabe der Extrakte vereinzelt gesehen wurden, allein durch die Extrakte oder in Kombination mit anderen Mitteln erreicht wurden, ist nicht definierbar. Sie sollten aber erwähnt werden.
- Nebenwirkungen und unerwünschte Wirkungen zeigten sich selten bei den H15 Ayurmedica® Tabletten von Gufic. Sie beschränkten sich auf leichte vorübergehende Irritationen des Magens und Druckgefühl mit leichter Nausea. Das mag an dem schwer löslichen Extrakt der Tabletten liegen, die deshalb auch des Öfteren ungelöst mit dem Darminhalt ausgeschieden wurden. Bei den H15 Ayurmedica® Kapseln traten diese Nebenwirkungen nicht auf.

5.1.5 Pharmazeutische Aspekte der Produktherstellung

Die dargestellten klinischen Erfahrungen und Ergebnisse basieren auf dem speziellen Extrakt der H15 Ayurmedica® Tabletten der Firma Gufic von 1986 bis 2002, ab 2004 dann auf dem weiterentwickelten Extrakt der Kapseln H15 Ayurmedica®. Von den ab 1998 durch die Bekanntheit von H15® neu hinzugekommenen Produkten verschiedener Anbieter, die sich auf H15® und deren Erkenntnisse bezogen haben, sind uns nur wenige klinische Erfahrungen bekannt geworden und aus ärztlicher Sicht nicht immer sehr erfreulich.

Denn die pharmakologischen Eigenschaften, ob und wie die verschiedenen Wirkstoffe aus dem Harz zur Wirkung und Wirksamkeit kommen, hängen von vielen Faktoren ab. Dazu gehören v. a. die Sorten der Weihrauchpflanze, die pharmazeutisch-galenische Herausarbeitung der richtigen und wichtigen Inhaltsstoffe und auch deren Einbettung in die geeigneten Hilfsstoffe. Bei den H15 Ayurmedica® Tabletten von Gufic und den neueren H15 Ayurmedica® Kapseln sind die Sorten des indischen Weihrauchs jeweils definiert, die Inhaltsstoffe der Extrakte lipophil. Der Extrakt von Gufic ist mit Hilfsstoffen in Tabletten verpresst. Der modifizierte Extrakt in den H15® Kapseln von Ayurmedica ist in Sesamöl gelöst.

Im Rahmen der ärztlichen Tätigkeit ergab sich die Gelegenheit, einigen Patienten unter laufender Therapie mit H15 Ayurmedica® Kapseln eine Umstellung der Medikation auf kostenfreie Muster eines anderen Weihrauchpräparates zu ermöglichen. Diese Muster mit Namen „Boswelic" hatten mit 400 mg Inhalt den nahezu qualitativ und quantitativ identischen Extrakt wie die H15® Tabletten von Gufic. Doch nach 9 Patienten musste wegen wieder zunehmender Beschwerden unter Boswelic dieses Experiment beendet werden. Der vermutliche Hintergrund: Dieser Boswelic-Extrakt war in einem Tensid für Kosmetikprodukte („propylene glycol laurate") in der Kapsel gelöst. Hier zeigte sich sehr anschaulich, dass nicht nur die Standardisierung der sog. Wirkstoffe wesentlich ist, sondern auch die gesamte Galenik, also in welchen Substanzen ein Extrakt gelöst ist.

Dies korreliert wiederum sehr gut mit den neuesten Erkenntnissen der aktuellen Forschung der Systembiologie. Man bezeichnet dort inzwischen Pflanzen als „lebende Systeme", deren jeweils spezifischer Inhalt einen unmittelbaren Einfluss auf das menschliche Mikrobiom im Darm hat. Pharmazeutisch definierte Pflanzensäfte werden binnen 4 Stunden im menschlichen Mikrobiom fast vollständig verstoffwechselt. Hieraus resultieren modifizierte Stoffe, die dann ihrerseits erst nach Resorption im Körper Wirkungen induzieren. Wenn folglich ein Weihrauchextrakt – in Tensid gelöst – das Mikrobiom erreicht, könnte hierfür die Ursache für die gesehene mangelnde Wirksamkeit von Boswelic liegen. Dieses Produkt hatte übrigens dann auch in einer kontrollierten klinischen Prüfung die Erwartungen nicht erfüllen können. Die Studie wurde vorzeitig abgebrochen.

Fazit

— Unterschiedliche Darreichungsformen mit unterschiedlichen Extrakten zeigen offensichtlich unterschiedliche Wirksamkeit des „Weihrauchs", wie auch das Beispiel Boswellic gezeigt hat.

— Dabei ist eine Zulassung als Arzneimittel in Indien und somit ein Inverkehrbringen in unserem Geltungsbereich als importiertes Arzneimittel nicht grundsätzlich ein Gütesiegel, verglichen mit hier seriös hergestellten Nahrungsergänzungsmittel. Wer die Verhältnisse und Gesetzeslage in Indien kennt, so wie wir selbst erfahren konnten, weiß, dass dort eine Arzneimittelzulassung eines Weihrauchproduktes eine Art Registrierung, also sehr einfach ist und wenig über die Qualität aussagt.

— Die Verwendung geeigneter Weihrauchprodukte lohnt sich aus ärztlicher Sicht v. a. als Langzeittherapie bei chronischen Erkrankungen. Sie sind weitgehend nebenwirkungsfrei und können sowohl supportiv mit anderen Arzneimitteln oder auch manchmal alternativ zu anderen Arzneimitteln Krankheitsprozesse reduzieren, manchmal sogar zur Remission der Erkrankung führen.

— Eine Sofortwirkung ist eher selten zu sehen; meist zeigt sich ein langsam zunehmender positiver Wirksamkeitseffekt.

— Unklar bleibt für uns letztlich bis heute, warum oft „nur" bei 50–70 % Prozent innerhalb einer Gruppe der genannten Erkrankungen eine Wirksamkeit gesehen wird, auch wenn der Wirkmechanismus eine höhere Quote erwarten ließe. Dies sollte nicht übersehen werden.

5.2 Aus der Kolitis-Crohn-Ambulanz von Dr. med. Henning Gerhardt am Universitätsklinikum Mannheim

5.2.1 Zur Person von Dr. H. Gerhardt

1979 kam Dr. Gerhardt als Facharzt für Innere Medizin und Zusatzbezeichnung Gastroenterologie nach Mannheim in die 1. Medizinische Klinik der klinischen Fakultät Mannheim der Ruprecht-Karls-Universität Heidelberg.

Seine Aufgabe war die endoskopisch-diagnostische und konservativ-therapeutische Versorgung von Patienten mit chronisch-entzündliche Darmerkrankungen (CED) in enger Zusammenarbeit als internistischer Konsiliararzt am Zentralinstitut für Seelische Gesundheit Mannheim, Direktor Prof. Häfner. Die endoskopisch-chirurgischen Aufgaben am Universitätsmedizin Mannheim lagen in den bewährten Händen von Prof. Trede und Prof. Manegold.

Zur Bewältigung ihrer Aufgaben boten sie den Patienten neben der interdisziplinären Ambulanzsprechstunde einen für alle Patienten und Kollegen offenen CED-Gesprächskreis – jeden 1. Donnerstag im Monat im UMM – an, den sie bis heute mit mehr als 400 Treffen fortführen.

5.2.2 Wie kam ich, Dr. Gerhardt, zum Weihrauch als Therapeutikum bei chronisch-entzündlichen Erkrankungen?

In der gastroenterologischen Ambulanz des Klinikums in Mannheim bestand die medikamentöse Therapie chronisch-entzündlicher Darmerkrankungen wie Morbus Crohn und Colitis ulcerosa vorwiegend in der Anwendung von psychotherapeutischen Methoden, antientzündlichen Therapien (Mesalazin, Sulfasalazin u. a.), Chemotherapie (Metromidazol), Immunsuppressiva (Glukokortikoide, Azathioprin) und Antikörper.

Da war es schon recht seltsam, als einige meiner Patienten erschienen und mir mitteilten, dass sie bei einem Vortrag in Bad Mergentheim (► Kap. 6) hörten, dass Weihrauchpräparate bei chronisch-entzündlichen Darmerkrankungen eine Option bei geringen Nebenwirkungen seien, und sich dann entschlossen, es einmal mit einem solchen Produkt zu versuchen. Verfügbar war das Präparat H15® der Firma Ayurmedica. Voll Überzeugung berichteten sie mir, dass es ihnen jetzt deutlich besser ginge und dass sie die bisherige Medikation weggelassen hätten. Sie baten mich darum, sie in Zukunft mit der Weihrauchtherapie weiter zu betreuen.

Ich selbst wollte an diesen „Spuk" nicht glauben und ordnete ihn in die Kategorie „Placebo" ein, da es auch durch Placebos zu Remissionen bei diesen Erkrankungen kommen kann. Nachdem ich diese Patienten eine Zeitlang beobachtet hatte, musste ich dann aber feststellen, dass an dieser Geschichte doch etwas dran sei. Bestärkt wurde ich durch etwa gleichzeitig publizierte präklinische Studien, die belegten, dass Extrakte aus dem indischen Weihrauch (Boswellia serrata) bzw. einige seiner Inhaltsstoffe (Boswelliasäuren) in der Lage waren, die Synthese von Entzündungsfaktoren (hier Leukotriene) zu unterdrücken, von denen bekannt war, dass sie am Entzündungsgeschehen von chronisch-entzündlichen Darmerkrankungen (CED) beteiligt sind. Später kam dann noch die Erkenntnis einer gewissen immunsuppressiven Wirkung (Unterdrückung proinflammatorischer Zytokine) hinzu.

Unter diesen Vorgaben entschloss ich mich zur Behandlung einer größeren Zahl von CED-Patienten mit dem Präparat H15 Ayurmedica®, insbesondere auch vor dem Hintergrund, den Patienten die z. T. unerträglichen Nebenwirkungen der bisherigen Therapien zu ersparen, da von den Weihrauchprodukten bisher nicht über nennenswerte Nebenwirkungen berichtet wurde.

Dies alles geschah jedoch vor den kritischen und nicht immer wohlwollenden Blicken der Kollegenschaft im Haus, die mir letztlich die Verordnung auf Kassenrezept untersagte.

5.2.3 Erfahrungen aus der ärztlichen Praxis von Dr. Gerhardt

Bis zur Zeit der Erstellung dieses Buchmanuskriptes wurden von mir 2015 Patienten mit Morbus Crohn und 1227 Patienten mit Colitis ulcerosa mit dem dort genannten Weihrauchprodukt behandelt. Die Erfolgsrate lag bei ca. 70 %.

Aufgrund der beschriebenen antientzündlichen Wirkungen, die auch Faktoren des Immunsystems betraf (▶ Kap. 3) und inzwischen gezeigter Antitumorwirkungen in vitro (▶ Kap. 3), lag es für mich nahe, auch einen Versuch bei solchen Erkrankungen zu unternehmen, von denen bekannt ist, dass die Entzündungsparameter auch bei ihnen eine Rolle spielen. Bis heute haben ich und meine Mitarbeiter über 6000 Patienten dokumentiert. Einen Überblick gibt ◘ Tab. 5.2.

Natürlich ist eine Heilung der meist chronisch-entzündlichen Erkrankungen mit Autoimmuncharakter nicht zu erwarten. Jedoch können im Falle eines Schubs, einer Exazerbation bzw. so lange das Medikament eingenommen wird die für die Patienten z. T. unerträglichen Beschwerden gelindert, reduziert oder auch beseitigt werden.

Im Folgenden sollen nach einer kurzen Krankheitsbeschreibung – so weit nicht schon in den klinischen Kapiteln vorgenommen – die jeweils unter der Behandlung mit einem Boswelliaextrakt (H15 Ayurmedica®, H15® Gufic) oder anderen Weihrauchpräparaten gemachten Beobachtungen zusammengefasst, dargestellt und bewertet werden. Neben den selbst gewonnenen Erkenntnissen sind mir auch eine große Zahl von Patientenschreiben zugeflossen.

Morbus Crohn

Das Krankheitsbild wurde als solches bereits bei den klinischen Studien im ▶ Kap. 3 beschrieben. Dort zeigte sich in einer randomisierten Doppelblindstudie, dass ein Boswelliaextrakt (H15®) bei aktivem Morbus Crohn über 8 Wochen zu einer Verbesserung des „Clinical Disease Activity Index" (CDAI) als Hauptzielparameter von 90 Punkten führte (Gerhardt et al. 2001).

◘ **Tab. 5.2** Beurteilung der Wirkung von Boswelliaextraktpräparaten bei verschiedenen Krankheitsbildern: Diagnosen und Zahl von Patienten (Dr. H. Gerhardt, Klinikum, Mannheim)

Diagnose	Anzahl	Dosierung (H15 Gufic Sallaki®, H15 Ayurmedica®)	Therapieerfolg
Morbus Crohn	2015	3x2 Tabl./Tag	++++
Colitis ulcerosa	1227	3x2 Tabl./Tag	++++
Chronische Polyarthritis (Rheuma)	911	3x2 Tabl./Tag	+++
Asthma bronchiale	219	3x1 Tabl./Tag	+++
Multiple Sklerose	160	3x2 Tabl./Tag	++
Psoriasis	110	3x2 Tabl./Tag	+++
Lupus erythematodes	42	3x2 Tabl./Tag	++
Hirntumoren Astrozytom Glioblastom	45 76	3x4 Tabl./Tag	++++
Insulinpflichtiger Diabetes mellitus	1	3x2 Tabl./Tag	++++

+ schwach, ++ mäßig, +++ gut, ++++ sehr gut

Welche Krankheitssymptome haben sich verbessert?

Bisher haben wir 2015 Patienten mit bzw. ohne Operation behandelt und sahen dabei in 70 % der Fälle bei den verschiedenen Symptomen eine Besserung von Krankheitssymptomen, wie:

- Weniger Bauchkrämpfe
- Weniger Durchfälle
- Weniger rheumatische Beschwerden
- Besseren Appetit
- Besseres Allgemeinbefinden

Weitere allgemeine Beobachtungen

Zu beobachten waren:

- Gute Magen-Darm-Verträglichkeit
- Erholung der Knochensubstanz nach Ausschleichen einer Kortisontherapie
- Deutliche physische und psychische Stabilisierung
- Deutlich verbesserte Immunitätslage, was jahreszeitlich bedingte Infektionen bedingt
- Deutliche Verbesserung der Haut bei systemischer und topischer Anwendung
- Deutliche Senkung des Insulinbedarfs bei einigen insulinpflichtigen Diabetikern

Auffallend war das gute Abheilen von Wunden an Haut und Schleimhaut, auch nach operativen Eingriffen sowie – im Gegensatz zur Kortisontherapie – eine Zunahme der Knochendichte.

Colitis ulcerosa

Nach sorgfältiger Anamnese und Untersuchung von Abdomen, Enddarm evtl. auch mit Endoskopie zur Feststellung der Intensität und Ausdehnung des Befalls sollte eine aktive Colitis ulcerosa, die mit zahlreichen blutigen Stühlen, mit Entzündungszeichen, Fieber und Blutbildveränderungen sowie Leukozytose und Linksverschiebung einhergeht, geradezu nach Kortison „schreien".

Ein solcher Patient sollte zunächst mit einer Gesamtdosis an Kortison von mindestens 1 mg/kg KG, von denen 2/3 der Dosis morgens und 1/3 abends oral über 3–5 Tage je nach Ansprechen der Therapie behandelt werden. Anschließend kann bei einer mit 3×2 Tbl. Sallaki® dosierten Therapie das Kortison angemessen bis zur Sallaki® Monotherapie mit 3×2 Tbl. – immer unter Ansprechen der

Therapie, das heißt bei leichter anhaltender Besserung – langsam „ausgeschlichen" werden.

Welche Krankheitssymptome haben sich verbessert?

Die Besserung der Krankheitssymptome deckt sich mit den oben unter Morbus Crohn beschriebenen Beobachtungen.

Weitere allgemeine Beobachtungen

Jede Form eines Disstress wirkt in Richtung eines akuten Schubes der Grundkrankheit. Wenn möglich, sollten die Ursachen besprochen und abgestellt werden. Stresstransformation: „Energie nutzen, nicht vergeuden".

Unsere Therapieerfahrungen in den letzten 30 Jahren bei CED stützen sich

- auf die schulmedizinischen Therapieansätze und Leitlinien sowie
- auf die komplementäre Therapie mit H15®/ Sallaki® der Fa. Gufic, Bombay/Indien seit 1993

bei Patienten mit chronisch-entzündlichen Erkrankungen – speziell mit den chronisch-entzündlichen Darmerkrankungen (CED) Morbus Crohn und Colitis ulcerosa.

Anfangsdosierung

Zu der zumeist bei Therapiebeginn bestehenden Standardtherapie mit Kombinationen von Salicylaten, Kortikoiden und Immunsuppressiva haben wir zusätzlich in der Regel mit einer Dosis von 3×2 Tabletten H15®/Sallaki® à 400 mg (2,4 g) – rezeptpflichtig – begonnen. Unser Ziel war es jedoch, die bestehende Kortikoidtherapie mit ihren zahlreichen unerwünschten Arzneimittelwirkungen (UAW) auszuschleichen.

Einnahme

H15®/Sallaki® Tabletten werden mit dem Essen eingenommen. Wir empfehlen, die Tabletten vor dem Schlucken zu zerkauen oder sie in ein Trinkglas mit „fingerbreit" Leitungswasser zu geben, worin sich diese in ca. 20 Minuten auflösen: umschwenken und trinken.

Verträglichkeit

H15® wird von den Patienten gut vertragen. Einige Patienten beklagen den eigentümlichen Weihrauchgeschmack. Abhilfe ist möglich durch die Einnahme in Gelatinekapseln. Über Oberbauchbeschwerden wurde, verglichen mit NSAR-Schmerzmitteln, nicht berichtet. Nur sehr selten traten allergische Exantheme in Begleitung eines Infekts auf. Bei jeweils negativer dermatologischer Austestung setzten alle Patienten die begonnene H15®-Therapie fort.

Kortisonbedingte UAW wie Fresssucht mit zwangsläufiger Gewichtszunahme, mit „Mondgesicht" und „Stiernacken", Steroiddiabetes, Stimmungsschwankungen bis hin zur Depression, dünne Haut und Osteoporose wurden bei Patienten unter der Boswelliatherapie bisher nicht beobachtet; es traten deutlich weniger Erkältungsinfekte in den Wintermonaten auf.

Medikamentenreduktion

Bei spürbarem Wirkungseintritt der H15®/Sallaki®-Therapie mit Nachlassen der Bauchschmerzen und -krämpfen, der Inappetenz und der extraintestinalen Symptome wie Hauterscheinungen und rheumatischen Beschwerden u. a. haben wir die Patienten angehalten, ihre Vormedikation bei konstantem Wohlbefinden wöchentlich um eine Tablette zu reduzieren, wobei wir in der Regel mit dem Kortison begonnen (20 mg – 15 mg – 10 mg – 10 mg/2. Tag usw.), anschließend die Salicylate und das Azathioprin. Schließlich wurde auch die H15®/Sallaki®-Monotherapie nach 4–6 Wochen langsam reduziert und eine H15®/Sallaki®-Dauertherapie-Dosis „austitriert".

Akuter Schub

Im Falle eines akuten Schubes der Grunderkrankung mit erhöhten Entzündungsparametern (BKS, CRP) reagieren wir mit einer Erhöhung der H15®/Sallaki®-Dosierung z. B. 3×3 Tbl. (3,6 g). Falls diese H15®/Sallaki®-Dosiserhöhung nicht ausreicht, haben wir beobachtet, dass CED-Patienten, die zuvor einige Monate kortisonfrei geworden waren, auf eine Gabe von z. B. 30 mg Prednisolon/Tag über 3–5 Tage meist sehr gut ansprachen: Wir reagierten dann bei

- akuter Besserung auf diesen „Kortisonstoß" – mit direktem Absetzen; oder bei
- verzögertem Wirkungseintritt mit langsamem Ausschleichen des Kortisons nach bekanntem, meist beschleunigtem Reduktionsschema;

und dies jeweils unter Beibehaltung der vorübergehend gesteigerten Boswelliamedikation.

Bewährte Therapiehilfen

Als bewährte Therapiehilfen können wir für den Ambulanzbereich je nach Situation empfehlen:

- Semen plantaginis ovatae totalis (indischer Flohsamen) als Stuhlregulans
- Imodium (Loperamid) und Paracodin-Trpf. (Codein) im Wechsel zur Begrenzung der häufigen quälenden Durchfälle
- Gedankenaustausch und Ratschläge der Mitglieder von Selbsthilfegruppen untereinander mit Anregungen, Zuspruch, Hinweisen und Tipps
- Partnerspaziergänge und eigene Tagebuchaufzeichnungen
- Heilnahrung zum Kostaufbau
- Ionenaustauscher zur Beherrschung chologener Diarrhöen nach Darmoperationen
- „Zhencidian"-Reizmatte bei Bauchschmerzen durch Blähungen und Rückenschmerzen
- Entspannungsmethoden (z. B. Autogenes Training, Yoga oder Meditation)

Zurückhaltung ist angesagt bei der therapeutischen Anwendung von:

- Antirheumatika (NSAID)
- Kortikosteroiden
- Antibiotika

Für sehr wichtig halten wir die unmittelbare Ansprechbarkeit des behandelnden Arztes zur Klärung von therapeutischen Fragen und zum Abbau von Ängsten.

Chronische Polyarthritis (Rheuma)

Die Anamnese umfasst meist Schmerzen, Schwellungen und Bewegungseinschränkungen. Die Therapie entspricht der für rheumatische Arthritis an anderen Gelenken. Im akuten Stadium werden entzündungshemmende Medikamente gegeben. Sobald die Symptome sich legen, tragen Bewegungsübungen zur Vermeidung eines Bewegungsverlustes bei. Da degenerative Arthritiden häufig relativ symptomlos verlaufen, klagen die Patienten häufig nur über Steifheit, Gelenkknacken oder leichte Schmerzen.

Die Therapie ist bei Myopathien konservativ. Ein Therapieversuch mit 3×2 Tbl. Sallaki® zeigte bei uns eine Ansprechrate von 60–80 %.

Die juvenile idiopathische Arthritis (JIA) bezeichnet eine Gruppe von rheumatischen Erkrankungen, die vor dem oder spätestens im 16. Lebensjahr beginnen. Arthritis, Fieber, Hautausschlag, Lymphadenopathie, Splenomegalie und Iridozyklitis sind typische Befunde der einzelnen Unterformen. Die Diagnose wird klinisch gestellt. Die Behandlung besteht aus NSAID, intraartikulären Kortikosteroiden und aus Antitheumatika, die die Krankheitsprogression verlangsamen („Disease modifying antirheumatic drugs", DMARD) (MSD-Manual, 8. Auflage). Wir haben die jugendlichen Patienten mit einer Dosierung von 1 Tbl. Sallaki® 400 mg/10 kg KG mit Erfolg behandelt.

Welche Krankheitssymptome haben sich verbessert?
Bei Gelenkrheumatismus zeigte sich eine deutliche Verringerung von Schmerz, Steifheit und mangelndem Greifen. Sogar Rückbildungen der entstellenden Gelenkveränderungen der kleinen Endgelenke der Finger mit Streckungstendenz und Wiedergewinnung der alten Beweglichkeit und Funktionen dieser Gelenke wurden beobachtet.

Weitere allgemeine Beobachtungen
Weniger jahreszeitlich bedingte Infekte; rheumatisch bedingte Schübe haben sich verringert.

Alopecia areata
Die Alopecia areata ist ein akut einsetzender, entzündlich bedingter Haarausfall ohne Vernarbung der Haarfollikel, der sich meist in umschriebenen, kreisrunden bis ovalen Bereichen der Kopfhaut manifestiert. Die Ursachen der Alopecia areata sind nicht völlig geklärt. Es wird jedoch allgemein angenommen, dass es sich um eine Autoimmunerkrankung handelt. Dabei kommt es jedoch nicht zu einer Zerstörung der Haarfollikel, sondern es wird lediglich die Faserbildung unterdrückt. Genetische

Ursachen scheinen eine Rolle zu spielen, allerdings gibt es keinen klaren Erbgang. Der Ausbruch der Erkrankung kann durch zusätzliche Auslöser getriggert werden, z. B.:
- Stress
- Traumen
- Infektionen
- Allergien
- Schwangerschaft
- Medikamente
- Lokale Verletzung der Kopfhaut

Welche Krankheitssymptome haben sich verbessert?
Entzündung der Kopfhaut rückläufig durch Anwendung von Boswellia serrata lokal und systemisch.

Weitere allgemeine Beobachtungen:
Spontanes Wachstum der Haare mit Stabilisierung der Psyche des Patienten. Bei Wiederauftreten Erfolg mit erneuter Behandlung.

Asthma bronchiale
Bei Asthma bronchiale sind die Atemwege – meist vorübergehend – als Reaktion auf bestimmte Reize verengt. Husten, keuchender Atem und Kurzatmigkeit nach dem Auftreten gewisser auslösender Stoffe sind die häufigsten Symptome. Um Anfällen vorzubeugen, sollten Betroffene den Kontakt mit Stoffen vermeiden, die das Asthma auslösen und Arzneimittel einnehmen, welche die Atemwege offen halten.

Welche Krankheitssymptome haben sich verbessert?
Rückläufige Bronchialspastik unter Boswellia-serrata-Therapie; keine Kortisontherapie mehr erforderlich.

Weitere allgemeine Beobachtungen:
Stabilisierung und Verbesserung der physischen und psychischen Situation.

Multiple Sklerose (MS)
Bei der Multiplen Sklerose (MS) werden die Myelinschicht und die darunterliegenden Nervenfasern in Auge, Gehirn und Rückenmark stückchenweise

beschädigt oder zerstört. Die Ursache ist unbekannt, kann jedoch mit dem Angriff des Immunsystems auf das körpereigene Gewebe zusammenhängen (Autoimmunreaktion). In der Regel wechseln sich Phasen guter Gesundheit mit Episoden ab, nach denen sich die Symptome verschlimmern. Die Betroffenen können Sehprobleme und abnorme Empfindungen haben, die Bewegungen können schwach und schwerfällig sein (MSD Manual, 8. Auflage).

Welche Krankheitssymptome haben sich verbessert?

Verringerung der MS-Schübe unter der Boswelliatherapie; mehr Vertrauen in sich selbst; Stabilisierung und Verbesserung der physischen und psychischen Situation.

Ein Aussetzen der Boswelliatherapie für 3 Monate führte zu:

- Verschlechterung der MS-Symptome
- Verstärkte Venenprobleme (Lymphdrainage plötzlich im Winter nötig)
- Erhöhte Temperatur bzw. Fieber
- Häufigere Erkältungen
- Wieder viel stärkere Muskelschmerzen
- Mensis unregelmäßig (6-mal in 3 Monaten)
- Wieder beginnende Magen-/Darmprobleme (Blähungen, Diarrhö)

Psoriasis

Die Psoriasis (Schuppenflechte) ist eine chronisch-entzündliche Autoimmunerkrankung der Haut, die meist mit scharf begrenzten erythematösen Papeln und Plaques einhergeht, die mit silbernen Schuppen bedeckt sind. Neben den Nägeln können auch Gelenke befallen sein. Zu ihr tragen mehrere Faktoren einschließlich Genetik bei. Häufige Auslöser sind Verletzungen, Infektionen, Stress und bestimmte Arzneimittel.

Die Symptome sind in der Regel minimal, aber es kann leichter bis schwerer Juckreiz auftreten. Die kosmetischen Folgen können groß sein. Manche Patienten entwickeln eine schwere Erkrankung mit schmerzhafter Arthritis. Die Diagnose erfolgt anhand des Erscheinungsbildes und der Verteilung der Läsionen. Die Behandlung kann aufweichende Mittel, Vitamin-D-Analoga, topische Retinoide, Holzteer, Anthralin, Kortikosteroide, Phototherapie am Toten Meer sowie in schweren Fällen Methotrexat, orale Retinoide, immunomodulatorische Stoffe (Biogicals) und Immunsuppressiva umfassen.

Therapie: Erhöhung der Sallaki®-Dosierung auf 3×4 Tbl. Sallaki® 400 mg.

Welche Krankheitssymptome haben sich verbessert?

Verbesserung der erythematös-kosmetischen Veränderungen; Rückgang des quälenden Juckreizes; Stabilisierung und Verbesserung der physischen und psychischen Situation. Darüber hinaus können erhebliche psychische Traumata einen schweren Schub auslösen:

Psoriasis-Arthritis

Die Schuppenflechtenarthritis (Arthritis psoriatica, PsA) ist eine entzündliche Erkrankung der Gelenke vorwiegend an Händen und Füßen und/oder der Wirbelsäule. Sie tritt typischerweise begleitend zu einer Schuppenflechte der Haut oder der Nägel auf, manchmal geht sie auch der Hauterkrankung voraus. 5–15 % aller Patienten mit einer Schuppenflechte entwickeln diese Arthritis, insgesamt leiden 0,1–0,2 % der Gesamtbevölkerung daran.

Welche Krankheitssymptome haben sich verbessert?

Abklingende Rötung der Psoriasisherde, des Juckreizes und der Gelenkbeschwerden. Gutes Ansprechen auf die Therapie mit Boswelliaextrakten: klinische und psychische Stabilisierung.

Lupus erythematodes

Lupus erythematodes – oder auch Schmetterlingsflechte genannt – ist eine Autoimmunerkrankung. Dabei sieht das Immunsystem körpereigene Zellstrukturen fälschlicherweise als fremd und greift sie an. Die Erkrankung tritt vor allem im jungen Erwachsenenalter auf. Frauen erkranken dabei viel häufiger an Lupus erythematodes als Männer, und zwar bevorzugt im jüngeren Erwachsenenalter.

Systemischer Lupus erythematodes ist eine chronische Bindegewebeentzündung, bei der Gelenke, Nieren, Haut, Schleimhäute und die Wände der Blutgefäße betroffen sein können.

- Erkrankungen der Gelenke, des Nervensystems, des Blutes, der Haut, der Nieren, des Magen-Darm-Trakts, der Lungen und anderer Gewebe und Organe sind häufig die Folge.
- Diagnostisch wird ein Blutbild erstellt und die Anzahl der Autoimmunantikörper geprüft.

Bei Patienten mit einem aktiven Lupus muss das Immunsystem häufig durch Kortikosteroide oder andere Medikamente unterdrückt werden.

Welche Krankheitssymptome haben sich verbessert?

Die meistens verordnete, anfangs hochdosierte Kortisontherapie konnte unter einer Gabe von 3×2 Tbl. Sallaki® 400 mg bis auf eine Cushingschwellendosierung zurückgenommen oder auch ganz ausgeschlichen werden.

Weitere allgemeine Beobachtungen

Die Sallaki®-Therapie mit 3×2 Tbl. kann in „stabilen Erkrankungs- und Wetterphasen" – Wohlbefinden nach eigenem Ermessen vorausgesetzt – langsam wöchentlich um 1 Tbl. Sallaki® reduziert werden. Auf eine Sallaki®-Packung sollte man im Falle eines Schubs zurückgreifen können.

Hirntumoren

Hirntumor ist eine Sammelbezeichnung für gutartige und bösartige Tumoren, die vom Gehirngewebe ausgehen. Im weiteren Sinn werden alle Tumoren, die innerhalb der Schädelhöhle wachsen, als Hirntumoren bezeichnet, einschließlich der Metastasen extrakranieller Tumoren.

Nach dem Aufbrauchen der intrakraniellen Reserveräume steigt der Hirndruck exponentiell an (Monro-Kellie-Doktrin). Dies macht sich klinisch durch die Hirndruckzeichen bemerkbar. Im weiteren Verlauf kann es zu charakteristischen Massenverschiebungen (z. B. Midlineshift), Herniationen und Einklemmungssymptomen kommen.

Welche Krankheitssymptome haben sich verbessert?

Unter einer Therapie mit 3-mal täglich 4 Tabletten H15® besserten sich Zeichen des Hirndrucks mit Sprach- und Wortfindungsstörungen und anderen seltenen Ausfallstörungen. Eine schnelle Rückbildung dieser durch Hirndruck bedingten Ausfälle ist häufig und sehr erfreulich, so dass wesentliche Lebensentscheidungen noch geplant und entschieden werden können.

Weitere allgemeine Beobachtungen

Oft ist eine sehr erfreuliche physische und psychische Stabilisierung zu beobachten.

Insulinpflichtiger Diabetes mellitus

Der Diabetes mellitus Typ 1 ist eine Form des Diabetes mellitus, die auf einem Mangel an Insulin infolge einer Zerstörung der insulinproduzierenden β-Zellen in den Langerhans'schen Inseln des Pankreas (Bauchspeicheldrüse) beruht. Am höchsten ist die Neuerkrankungsrate bei Kindern zwischen 11 und 13 Jahren. Deshalb wurde der Typ-1-Diabetes früher auch als jugendlicher oder juveniler Diabetes bezeichnet.

Welche Krankheitssymptome haben sich verbessert?

Bei einer Behandlung mit 3-mal täglich 2 Tabletten H15® Reduzierung der Insulinmenge (ca. 50 %), weniger Gelenkbeschwerden. Physische und psychische Belastbarkeit gesteigert.

5.2.4 Unsere Verordnungen von H15®/Sallaki® 400 mg Tabletten

Wir verordneten für die derzeit behandelten >6000 Patienten auf Rezept/Quartal in der Regel 600 Tbl./Patienten im Hinblick auf eine mittlere Dosierung von 3×2 Tbl. H15®/Sallaki® 400 mg/Tag. In diesem Umfang wurde auch weiter verordnet.

- Bei **Tumorpatienten** begannen wir mit hohen Dosierungen von 10 Tbl. H15®/Tag (4 g/Tag) bis zu 3×4 Tbl. H15® (=4,8 g/Tag)
- Bei **Kindern** haben wir pragmatisch eine Dosierung von mit 1 Tbl.l H15®/Sallaki® 400 mg ermittelt und entsprechend weiter verordnet. Ein Kind mit einem Körpergewicht von 30 kg erhält dementsprechend 3×1 Tbl. H15® in Leitungswasser gelöst und mit Apfelsaft verdünnt im Fläschchen. Ein Heranwachsender/Erwachsener mit einem

Körpergewicht von 60 kg und mehr erhält dementsprechend 3×2 Tbl. H15®/Tag (2,4 g).

- Bei **Asthmatikern** haben wir in unserer Ambulanz besondere Vorsicht walten lassen. Die erste H15®-Einnahme haben wir über 1–2 Stunden selbst beobachtet und die Patienten erst dann entlassen.

5.2.5 Erfahrungsberichte von Patienten mit verschiedenen Erkrankungen aus dem Patientenkollektiv von Dr. H. Gerhardt

Neben den Erfahrungsberichten von Herrn Dr. Gerhardt liegen diesem eine größere Zahl (55) an Schreiben von Patienten vor, in denen diese über ihre Erkrankungen als solche und den jahrelangen Leidensweg bei ihrer Behandlung berichten. Selbst die Anwendung von Leitlinien gerechten Arzneimitteln führte nicht immer zum erwarteten Erfolg und war z. T. mit erheblichen UAW verbunden. Aus Verzweiflung, nach Alternativen suchend, stießen sie u. a. auf Berichte über entzündungshemmende Wirkungen von Weihrauchpräparaten insbesondere bei chronisch-entzündlichen Darmerkrankungen, rheumatoider Arthritis, Asthma bronchiale und andere. Meist trafen sie bei den sie behandelnden Ärzten bei ihrem Wunsch, es mit Weihrauchpräparaten zu probieren, verständlicherweise auf Ablehnung, denn in den Leitlinien kommt Weihrauch nicht vor und jüngere Erkenntnisse hatten sich noch nicht verbreitet.

Bei einigen Ärzten fanden sie jedoch mit ihren Anliegen Verständnis und es wurden neben den klassischen Medikamenten auch Weihrauchpräparate aus Indien, die dort eine Zulassung haben, eingesetzt. Überraschenderweise geht aus den Patientenberichten übereinstimmend hervor, dass sich ihre Situation gegenüber der gleichzeitig stattfindenden Arzneimitteltherapie deutlich verbesserte und dass bei gleichbleibender Weihrauchbehandlung erstere (Kortison u. a.) sogar schrittweise abgesetzt werden konnten, wobei jetzt keinerlei UAW mehr auftraten. Wurde allerdings die Therapie mit dem Weihrauchpräparat abgesetzt, so kam

in den meisten Fällen die alte Krankheitssymptomatik zurück. In diesem Sinne liegen dem Herausgeber Schreiben zu folgenden Erkrankungen an dem Patientenklientel von Dr. Gerhardt vor: Morbus Crohn (15), Kolitis (5), Asthma (2), Rheuma (2), Psoriasis (2), Multiple Sklerose (2), Endokarditis (1), Borreliose (1) Glioblastom (1), Astrozytom (1).

Allen Schreiben ist gemeinsam, dass UAW unter Weihrauchbehandlung nicht auftraten. Naturgemäß liegen Berichte über Misserfolge, die es ja auch geben muss, nicht vor. Wie an anderer Stelle gesagt, dürften je nach Erkrankung die Erfolgsraten zwischen 60 und 80 % liegen. Immerhin! Stellvertretend für die vielen Schreiben seien hier einige aufgeführt, die einen typischen Leidensweg beschreiben:

Fallbeispiel Morbus Crohn: J.Z., geb. 1976

Nach einer leider für viele Betroffene „üblichen" jahrelangen Reise ins Ungewisse und einigen Beschwerden später, wurde bei mir vor über 25 Jahren Morbus Crohn diagnostiziert. Es folgten viele Jahre von Therapien, begonnen mit einer Kortisontherapie, die in den 1990er Jahren noch üblich war. Nun, es brachte die Aktivität bei Dosen über 80 mg auch zum Erliegen, bis etwa 20 mg war noch eine deutliche Verbesserung zu spüren; beim Ausschleichen fuhr jedoch die Aktivität wieder deutlich und spürbar nach oben und mein Gesundheitszustand verschlechterte sich. Die Nebenwirkungen in Bezug auf Wassereinlagerungen, Hautunreinheiten, Nierenschädigungen etc. waren natürlich schon erheblich und haben mein Leben stark eingeschränkt. Nun musste ich feststellen, „es geht nicht ohne, es geht aber auch nicht mit Kortison!". Eine Stenose konnte nicht verhindert werden. Nach einer Operation und dadurch verringerter Aktivität der Erkrankung konnte die Therapie auf Mesalazin (Salofalk) reduziert werden. Die Nebenwirkungen waren überschaubarer als beim Kortison. Aber es trat auch trotz der regelmäßigen Einnahme wieder einige Aktivität mit den verbundenen Symptomen auf. Also keine dauerhaft vielversprechende Therapie für mich.
Zum Glück konnte ich an einer Studie zur Zulassung von Weihrauchpräparaten teilnehmen. Ein Erfolg der Studie war, dass man das Präparat in Deutschland legal erwerben kann. Einige Weihrauchmedikamente habe ich seitdem ausprobiert. Dem auch in der Studie verwenden Produkt H15®/Sallaki®" von Guficbin ich seit dem treu geblieben und es erzielte

bei mir recht schnelle und zuverlässige Linderung. Seit dem ich Sallaki® täglich nehme, geht es mir deutlich besser. Nebenwirkungen sind nicht zu spüren, außer bei dauerhaft sehr hoher Anwendung (3×2 Tbl.mit 400 mg und mehr) veränderten sich Leberwerte mit der Zeit ungünstig, (Dosis reduziert, Leberwerte wieder ok). In der Regel genügen mir 1- bis 3-mal 1 Tbl. mit 400 mg um alles gut einzupendeln. Das Zerkleinern der Tablette mit oder vor der Einnahme erhöht den Nutzen nochmals. Mit der Einnahme von Medikamenten aus der ayurvedischen Medizin ließ ich mich etwas mehr auf das Thema ein und stellte fest, dass dieses Gesundheitskonzept in Summe sehr hilfreich und lindernd ist. In der Ganzheit von Bewegung (Sport und Gymnastik), Ernährung, Ruhe, sonstigen Ratschlägen und eben dem Weihrauch habe ich mittlerweile meine sehr gute Lebensqualität zurückgewinnen können. Die fehlende Möglichkeit des Einsatzes von Diclofenac (Voltaren® etc.) kann bei mir mit der Sallaki®-Salbe komplett abgelöst werden, so dass auch Verspannungen gut äußerlich behandelt werden können. Eigentlich eine große Schande für das deutsche Gesundheitssystem, dass ein hilfreiches Medikament wie das Sallaki® von Gufic ohne von mir erlebte Nebenwirkungen nur mit gewissen Schwierigkeiten überhaupt auf eigene Rechnung gekauft werden kann.

Meinen Ärzten möchte ich für die gute Betreuung und vor allem den zum damaligen Zeitpunkt sehr ungewöhnlichen Therapieansatz danken.

Fallbeispiel Colitis ulcerosa, J.H., geb. 1942

2004 hatte ich Sie erstmals in der Universitätsklinik Mannheim aufgesucht. Mein Anliegen war eine alternative Behandlung zur schulmedizischen Therapie der bei mir 1980 diagnostizierten Colitis ulcerosa. Sie hatten mir damals Boswelic Softgel Capsules 400 mg der Firma Boswellia Herbs Inc., Osceola/USA empfohlen. Nach dem Besuch bei Ihnen hatte ich sofort die Einnahme von Azulfidine abgesetzt und stattdessen die von Ihnen empfohlenen Kapseln in der Anfangsdosierung von 3×3 Kapseln täglich eingenommen. Diese Umstellung hatte keine gesundheitlichen Probleme zur Folge. In der Folgezeit hatte ich – Ihrer Empfehlung folgend – die Tagesdosierung der Kapseln in größeren Zeitabständen variiert, bis hin zu 3×1 Kapsel. Nach derartigen Reduzierungen der Tagesdosis stellten sich jedoch gelegentliche Krankheitsschübe ein, die sich durch Blutbeimengungen im Stuhl und leichte Bauchschmerzen äußerten. Wenn ich die Tagesdosis wieder auf 3×3 Kapseln täglich erhöhte, verschwanden die Beschwerden innerhalb weniger Tage.

Irgendwann teilte mir der Apotheker Herr Dr. Z. mit, dass er die Boswelic-Kapseln nicht mehr beschaffen konnte. Er empfahl, die Kapseln durch Sallaki®-Tabletten von der Firma Gufic zu ersetzen. Leider kann ich mich nicht mehr daran erinnern, wann diese Umstellung stattfand. Ich vermute 2007 oder 2008. Jedenfalls nehme ich seitdem bis heute diese Sallaki®-Tabletten ein. Die Standarddosierung war 3×3 Tbl.. Bei dieser Dosierung war ich beschwerdefrei. Auch bei den Tbl. hatte ich in größeren Zeitabständen die Einnahme variiert bis auf 1×1 Tbl. Danach stellten sich aber wieder größere Beschwerden ein, die sich wie vorbeschrieben äußerten. Diese Beschwerden verschwanden erst wieder, nachdem ich die Tagesdosis über einige Wochen auf 4×4 Tbl. erhöht hatte.

Aufgrund der gemachten Erfahrungen habe ich aufgehört, zu experimentieren. Ich habe herausgefunden, dass es mir bei einer konstanten Tagesdosis von 2×3 und 1×4 Tbl. am besten geht. Mit dieser Dosierung lebe ich jetzt schon seit vielen Jahren völlig beschwerdefrei. Dafür bin ich sehr dankbar. Ebenso dankbar bin ich, dass ich Ihnen damals begegnet bin und dass eine einzige Sprechstunde und die da gegebenen Ratschläge und Empfehlungen so nachhaltige positive Auswirkungen hatte und bis heute noch hat. Ebenso dankbar bin ich, dass ich durch Herrn Dr. Z. mit absoluter Zuverlässigkeit mit den Sallaki®-Tabletten versorgt werde.

Fallbeispiel Asthma bronchiale, F.S.

Jahrelang hatte ich Asthmasymptome, etwa Rasseln beim Atmen; vor allem beim Ausatmen im Liegen. Körperliche Anstrengungen waren nicht möglich. Wiederholt wurde ich vom Lungenfacharzt untersucht, bekam Sprays und Medikamente, die jeweils nur kurze Zeit wirkten und mich nicht beschwerdefrei machten. Der Lungenfacharzt sagte mir schließlich, dass ich damit leben müsse. Daraufhin versuchte ich die Therapie mit den indischen Weihrauchtabletten. Nachdem ich diese über längere Zeit regelmäßig einnahm, verschwanden die oben genannten Symptome, keinerlei Atembeschwerden mehr, auch nicht bei Anstrengung. Inzwischen bin ich monatelang auch ohne Weihrauchtabletten beschwerdefrei!"

Fallbeispiel Psoriasis, I.S., geb. 1979

Ungefähr mit 40 Jahren brach bei mir die pustolöse Schuppenflechte an Händen und Füßen aus, auch die Nägel waren betroffen. Die Pusteln schmerzten und der Juckreiz war kaum zu ertragen. Auch das Laufen war nur mit Schmerzen zu bewältigen. Jahrelang wurde ich mit Kortison, Fumaderm, PUVA-Bädern etc. behandelt Auch ein Aufenthalt in Israel konnte nur ein Teilerfolg erzielen, da ich nicht ins Tote Meer konnte (offene Füße), aber das Sonnenbaden brachte mir etwas Erleichterung. Zuhause angekommen verschlechterte sich mein Zustand aber relativ schnell wieder. Dann hörte ich von Weihrauchtabletten (Dr. Gerhardt; Mannheim) und begann diese regelmäßig wie eine Kur einzunehmen. Nach einer gewissen Zeit (6–8 Wochen) wurden meine Pusteln schwächer, die Haut schuppte sich nicht mehr, der Juckreiz ließ nach und auch die Blutwerte verbesserten sich.

5.2.6 Nebenwirkungen

Besonderes Augenmerk haben wir auf das Auftreten von Nebenwirkungen gerichtet, da diese einen erheblichen Makel bei der Therapie mit herkömmlichen Arzneimitteln zur Behandlung von CED darstellen.

Die nicht in unmittelbarem Zusammenhang mit chronisch-entzündlichen Darmerkrankungen wie Morbus Crohn und Colitis ulcerosa zu beobachtenden Nebenwirkungen, fanden sich auch immer wieder bei anderen Anwendungen (◘ Tab. 5.3).

5.2.7 Was hat uns die H15/Sallaki-Therapie gebracht?

- Nach Kenntnis der Hemmung der Leukotriensynthese durch Boswelliaextrakte und gewisse Boswelliasäuren konnten wir einen wirksamen Therapieimpuls setzen.
- Insbesondere konnten wir in vielen Fällen die unspezifische Therapie mit Kortison ersetzen.
- Wenig unerwünschte Arzneimittelwirkungen (UAW)
- Breites Indikationsspekturm bei Autoimmunerkrankungen
- Durch den Ersatz von Kortison in der Pubertät durch Boswellia serrata bleibt der pubertäre Wachstumsschub erhalten und vermeidet dadurch ein erhebliches pubertäres Trauma.

Fazit

nach allem: Wann entschließt sich endlich einmal jemand, bei einschlägigen Erkrankungen klinische Studien mit dem heutigen Anspruch durchzuführen, um alle Zweifel an einer Wirksamkeit dieses Naturproduktes zu beseitigen?

5.3 Aus der ärztlichen Praxis von Dr. med. Ernst Schrott, Regensburg

5.3.1 Zur Person von Dr. E. Schrott

Dr. med. Ernst Schrott praktiziert seit 1984 als Arzt für Allgemeinmedizin, Naturheilverfahren und Ayurveda in Regensburg. Schwerpunkt seiner schulmedizinischen Ausbildung bildete die Orthopädie und Rheumatologie.

Dr. Schrott ist Gründungs- und Vorstandsmitglied der Deutschen Gesellschaft für Ayurveda sowie Mitbegründer und Leiter der zur Gesellschaft gehörenden Deutschen Ayurveda Akademie, eine Einrichtung zur professionellen Ausbildung von Ärzten und medizinischen Heilberufen in ayurvedischer Medizin.

Tab. 5.3 Unerwünschte Begleiterscheinungen (UB) bei antientzündlicher Therapie

UB	Kortikoide	NSAR	Boswellia	Azathioprin	Biologika
Gastrointestinaltrakt	++	+++	+	++	++
Osteoporose	+++	Ø	Ø	Ø	Ø
Psychiatrische Nebenwirkungen	+++	+	Ø	Ø	+
Immunsuppression	+++	+	?	+++	++
Haut	+++	+++	+	+	+++
Auge	+++	+	?	Ø	Ø
Stoffwechsel	+++	+	?	Ø	+
Leber/Pankreas	++	++	Ø	++	+
Muskel/Gelenke	++	Ø	Ø	Ø	+

Ø keine UB, + leichte UB, ++ ausgeprägte UB, +++ schwere UB, ? keine gesicherten Daten

Er wendet neben der schulmedizinischer Diagnostik und Therapie seit über 30 Jahren die ayurvedische Medizin und andere Naturheilverfahren in seiner Praxis an. Dabei haben auch Weihrauchextrakte in der Behandlung unterschiedlichster akuter und chronischer Krankheiten einen hohen Stellenwert.

Zu Weihrauch als Therapie kam Dr. Schrott über die intensive Beschäftigung mit der ayurvedischen Medizin und seiner Materia Medica sowie in Verbindung mit modernen Forschungsergebnissen über Inhaltstoffe des Baumharzes und deren Wirkungen auf Entzündungsfaktoren. Hier sein Erfahrungsbericht:

5.3.2 Verordnung von Reinextrakten des Harzes von Boswellia serrata in meiner Allgemeinpraxis

Die Beurteilung der Wirksamkeit eines medizinischen Präparates in der allgemeinmedizinischen Praxis kann, wie bereits ausgeführt, naturgemäß nicht nach strengen wissenschaftlichen Kriterien erfolgen. Eine Placebo-kontrollierte Doppelblindstudie ist in einer hausärztlichen Sprechstunde kaum machbar. In einer naturheilkundlichen und ayurvedisch ausgerichteten Allgemeinpraxis ist der therapeutische Ansatz überwiegend ganzheitlich, das heißt, neben einer medikamentösen Behandlung, zum Beispiel einer Weihrauchtherapie, werden auch diätetische Ratschläge gegeben, berufliche oder familiäre Belastungen beachtet oder andere parallele therapeutische Maßnahmen durchgeführt.

Auch kommen die Patienten häufig mit einem Krankheitsbild, zum Beispiel einer chronischen Polyarthritis, das bereits rheumatologisch behandelt wird. Die eingeleitete medikamentöse Therapie kann in der Regel nicht sofort durch ein alternatives antiphlogistisches Pflanzenpräparat, wie zum Beispiel einen Boswelliaextrakt, ersetzt werden. In der Regel verwende ich Weihrauch dann zunächst parallel zur bereits bestehenden antirheumatischen Therapie. Erst wenn dadurch eine subjektive und objektive Verbesserung des Beschwerdebildes eintritt, versuche ich herkömmliche Antirheumatika wegen ihres hohen Nebenwirkungspotenzials zu reduzieren, bestenfalls nach und nach abzusetzen, was in Einzelfällen gelingt.

Dennoch ist es möglich, die Wirksamkeit von Weihrauchextrakten bei bestimmten Krankheitsbildern zu beurteilen und zu bewerten. Einerseits haben Patienten häufig ein sehr gutes Gefühl für das Ansprechen eines Mittels, gerade dann, wenn sie bereits andere Therapien erhalten haben oder eine aktuelle Therapie nicht ausreichend wirksam erfahren wird. Andererseits ist die ärztliche Beobachtung ein nicht zu unterschätzendes Instrument zur Beurteilung der Wirkung und Wirksamkeit, vor allem wenn sie durch objektive Kriterien wie Laborparameter oder klinische Befunde gestützt wird.

5.3.3 Anzahl verordneter Einheiten von Boswelliaextrakten

In den letzten 10 Jahren verordnete ich hochgerechnet folgende Anzahl von Packungen (Tabletten):
- H15®: ca. 1200 Packungen à 100 Tbl.
- Sallaki® 400: ca. 700 Packungen à 100 Tbl.
- Sallaki® 600: ca. 900 Packungen à 100 Tbl.
- Indian Boswellia®: ca. 200 Packungen à 100 Tbl.

Ich verordne diese Mittel (außer Indian Boswellia®) seit mehr als 20 Jahren, allerdings anfangs in nicht so hohen Zahlen.

5.3.4 Retrospektive Auswertung eines mit Boswelliaextrakten behandelten Patientengutes

◻ Tab. 5.4 gibt eine Einschätzung wieder, bei welchen Krankheiten die Therapie mit Weihrauchextrakten in meiner Praxis eine positive Wirkung zeigte. Sie stützt sich auf subjektive Bewertung von Patienten, objektive Kriterien und ärztliche Beobachtung. Die Auswertung erfolgte computertechnisch bedingt nur über einen Zeitraum von 7 Jahren. Ich setze jedoch in meiner Praxis Boswelliaextrakte wegen der zum Teil guten Erfolge bei unterschiedlichen Krankheiten schon seit mehr als 25 Jahren ein.

◻ **Tab. 5.4** Beurteilung der Wirkung von Boswelliaextraktpräparaten bei verschiedenen Krankheitsbildern: Diagnosen und Zahl von Patienten (Praxis Dr. E. Schrott, Regensburg)

Diagnose	Patientengut	Medikament	Tagesdosis	Therapieerfolg
Multiple Sklerose	1 Patient: Gehbehinderung	H15®	3×2 Tabl. à 400 mg	+++ (nach 3 Jahren Therapie beschwerdefrei)
	2 Patienten: Gehinderung			+
	3 Patienten: Gehbehinderung			0
Verdacht auf entzündliche ZNS-Erkrankung	1 Patient: Diagnose fachärztlich nicht exakt definiert	H15®	3×2 Tabl. à 400 mg	++++ (vollständig symptomfrei)
Polymyalgia rheumatica	1 Patient: unter niedrig dosierter Prednisolon-Therapie weiterhin (geringere) typische Beschwerden)	H15®	3×2 Tabl. à 400 mg	++++ (mit Beginn der Weihrauchtherapie kontinuierlich besser, nach einigen Wochen beschwerdefrei, anhaltend auch nach Absetzen von Prednisolon)
	1 Patient			0 (keine Besserung in der noch akuten Phase)

◼ Tab. 5.4 Beurteilung der Wirkung von Boswelliaextraktpräparaten bei verschiedenen Krankheitsbildern: Diagnosen und Zahl von Patienten (Praxis Dr. E. Schrott, Regensburg)

Diagnose	Patientengut	Medikament	Tages-dosis	Therapieerfolg
Borreliose	Mehrere Patienten mit rheumatischen Beschwerden, persistierend nach Antibiotikatherapie	H15®	3×2 Tabl. à 400 mg	++ bis ++++ (gute bis sehr gute Tehrapieerfolge in Bezug auf Reduzierung von Gelenkschmerzen)
Autoimmun-thyreoiditis Hashimoto	15 Patienten: Beurteilung am Verlauf der Antikörperspiegel	H15®	3×2 Tabl. à 400 mg	Mehrheitlich ++ bis +++ (▶ nachfolgende detaillierte Beschreibung)
Chronische Polyarthritis	19 auswertbare Patienten	H15®	3×2 Tabl. à 400 mg	Mehrheitlich + bis +++, 1 Patient ++++ (▶ nachfolgende detaillierte Beschreibung)
		Sallaki®	3×2 Tabl. à 400 mg	
		Sallaki®	3×1 Tabl. à 600 mg	
		Indian Boswellia®	3×2 Tabl. à 400 mg	
Juvenile chronische Polyarthritis	1 Patient	H15®	3×2 Tabl. à 400 mg	++ (Besserung der Gelenkbeschwerden)
Chronische Pulpitis	1 Patientin	H15®	3×2 Tabl. à 400 mg	++++ (beschwerdefrei nach wenigen Wochen, ▶ nachfolgende detaillierte Beschreibung)
Hypophysen-adenom	1 Patient	H15®	3×2 Tabl. à 400 mg	+++ (Wachstumshemmung)
Chronisch-rezidivierende Iritis	1 Patient	Indian Boswellia®	3×2 Tabl. à 400 mg	++++ (▶ nachfolgende detaillierte Beschreibung)
Chronische Prostatitis	1 Patient: seit Jahren chronische Prostatitis	Indian Boswellia®	3×2 Tabl. à 400 mg	+++ (nach 3 Wochen beschwerdefrei; Rückgang PSA-Wert von 6,02 ng/ml auf 3,22 ng/ml)
	1 Patient: rezidivierende Prostatabeschwerden	Indian Boswellia®	3×2 Tabl. à 400 mg	+++ (jeweils gutes Ansprechen bei akuten Beschwerden)
	3 Patienten: akute Exazerbation	Indian Boswellia®	3×2 Tabl. à 400 mg	+++ (in wenigen Tagen besser, nach 2–3 Wochen beschwerdefrei)
Akute Epididymitis	1 Patient	H15®	3×2 Tabl. à 400 mg	+++ (gutes Ansprechen, beschwerdefrei nach 2 Wochen)
Morbus Bechterew	Mehrere Patienten	H15®	3×2 Tabl. à 400 mg	++ bis ++++ (in Verbindung mit Ernährungsumstellung z. T. sehr deutliche Verbesserungen; in 1 Fall Stillstand der Erkrankung)

□ Tab. 5.4 Beurteilung der Wirkung von Boswelliaextraktpräparaten bei verschiedenen Krankheitsbildern: Diagnosen und Zahl von Patienten (Praxis Dr. E. Schrott, Regensburg)

Diagnose	Patientengut	Medikament	Tages-dosis	Therapieerfolg
	1 Patientin (mit gleichzeitiger rezidivierender Iritis)	Indian Boswellia®	3×2 Tabl. à 400 mg	0 (keine Verbesserung, weder der rheumatischen Beschwerden noch der Iritis)
Sarkoidose	1 Patient: pulmonale Lokalisation, Dyspnoe)	H15®	3×2 Tabl. à 400 mg	+++ (nach 2 Jahren beschwerdefrei; ▶ nachfolgende detaillierte Beschreibung)
	1 Patient: Gelenkbefall	H15®	3×2 Tabl. à 400 mg	+++ (Beseitigung der Arthralgien)
	1 Patient: pulmonale Lokalisation, Dyspnoe	H15®, Indian Boswellia®	Jeweils 3×2 Tabl. à 400 mg	+++ (nach 3 Jahren Therapie mit teilweiser Verschlechterung schließlich überraschende Besserung ohne Kortisontherapie)
Morbus Crohn (4 von 9 Patienten nicht beurteilbar)	3 Patienten	Sallaki®	3×1 bis 3×2 Tabl. à 600 mg	+++ (deutliche Besserung, bei 2 Patienten jeweils in Verbindung mit MA 3174 [Bananenasche])
		H15®	3×1 bis 3×2 Tabl. à 400 mg	
	1 Patientin	H15®	3×2 Tabl. à 400 mg	0 (keine Besserung)
	1 Patientin	H15®	3×2 Tabl. à 400 mg	+ (Stabilisierung)
Colitis ulcerosa	1 Patient (erkrankt seit 16 Jahren)	H15®	3×2 Tabl. à 400 mg 3×1 400 mg	++++ (nach 1,5 Jahren fast ausschließlicher Therapie mit Boswelliaextrakten, einige Wochen zusammen mit MA 3174 [Bananenasche] beschwerdefrei)
		Später nur Sallaki®	3×2 Tabl. à 400 mg	
	5 Patienten	H15®	3×2 Tabl. à 400 mg	Keine sichere oder anhaltende positive Wirkung auf Stuhlbeschaffenheit und Stuhlhäufigkeit
		Indian Boswellia®	3×2 Tabl. à 400 mg	
		Sallaki®	3×1 600 mg	
Chronische lymphatische Leukämie	1 Patient	H15®, Indian Boswellia®	Jeweils 3×2 Tabl. à 400 mg	++++ (auffallende Rückbildung der Lymphome, gebesserter Allgemeinzustand, Verschwinden subjektiver Beschwerden)
	1 Patient	H15®, Indian Boswellia®	Jeweils 3×2 Tabl. à 400 mg	+ (vorübergehende Besserung der Leukozytenzahl)

Tab. 5.4 Beurteilung der Wirkung von Boswelliaextraktpräparaten bei verschiedenen Krankheitsbildern: Diagnosen und Zahl von Patienten (Praxis Dr. E. Schrott, Regensburg)				
Diagnose	**Patientengut**	**Medikament**	**Tagesdosis**	**Therapieerfolg**
Lichen ruber der Gingiva	1 Patient	H15®, Indian Boswellia®	Jeweils 3×2 Tabl. à 400 mg	++ (Besserung, aber nicht vollständig abheilend)
0 keine Besserung, + schwach, ++ mäßig, +++ gut, ++++ sehr gut				

Hashimoto-Thyreoiditis

14 Patienten mit Hashimoto-Thyreoditis und erhöhten Antikörpern (alle mit erhöhtem TPO, einige mit zusätzlich erhöhtem TRAK, TYAK oder TRAK) wurden mit Boswelliaextrakten (Sallaki®, H15® oder Indian Boswellia®, Dosierung jeweils 3×2 Tabletten) behandelt. 6 Patienten erhielten nur Boswelliaextrakt, 8 Patienten nahmen gleichzeitig Selen (200 bzw. 300 µg/Tag) ein.

Bei allen 6 Patienten (5 Frauen, 1 Mann), die kein Selen eingenommen hatten, besserte sich TPO, und falls vorhanden, auch TRAK bzw. TYAK, deutlich bis sehr deutlich. Dagegen besserten sich nur bei 2 Patientinnen von den 8 Patienten (1 Mann, 7 Frauen), die neben der Therapie mit Boswelliaextrakten auch zusätzlich Selen (200 µg oder 300 µg) erhielten, die gemessenen Antikörper (jeweils TAK) signifikant.

Dieses etwas überraschende Ergebnis könnte einerseits ein Hinweis darauf sein, dass Weihrauchextrakte eine antiphlogistische und immunmodulierende Wirkung auch bei der Autoimmunthyreopathie Hashimoto besitzen. Andererseits bleibt zu klären, warum bei gleichzeitiger Einnahme von Selen, zumindest bei den hier untersuchten Patienten, mit zwei Ausnahmen, keine signifikante messbare Wirkung durch die Einnahme eines Weihrauchextrakts eintrat.

Chronische Polyarthritis

Bei 16 (1 Mann, 15 Frauen) der auswertbaren 19 Patienten wurden nicht nur Boswelliaextrakte, sondern auch diätetische Maßnahmen durchgeführt und/oder andere pflanzliche oder (falls erforderlich) auch nicht-steroidale oder steroidale Antilphlogistika eingenommen. Ein Teil der Patienten hatte bereits über einen langen Zeitraum rheumatologische Basistherapeutika und/oder Kortisonpräparate eingenommen. Einige Patienten nahmen weiterhin eine geringe Erhaltungsdosis eines Kortikosteroids. Die Wirksamkeit der zusätzlichen Einnahme eines Boswelliaextraktes ist vor diesem Hintergrund naturgemäß mit einem großen Unsicherheitsfaktor zu bewerten.

Etwa die Hälfte der Patienten gab an, sie spürten eine Besserung der Beschwerden durch die zusätzliche Einnahme von Weihrauch. Bei einigen Patienten konnte die Dosis von Kortison und nicht-steroidalen Antirheumatika reduziert werden.

Die Auswertung der Laborparameter ergab kein zuverlässiges Bild. Es bestand bei einzelnen Patienten eine Diskrepanz zwischen der subjektiven Besserung und der objektiv erkennbaren Verringerung von rheumatischen Schwellungen und Entzündungszeichen im Blut (CRP, BSG, Rheumafaktor).

Bei zwei Patientinnen kam es zu einer eindrucksvollen und raschen Rückbildung der rheumatischen Entzündungen, die eindeutig der alleinigen Einnahme eines Boswelliaextraktes zugeschrieben werden konnte. Nur bei einer der beiden Patientinnen war der Verlauf von Entzündungsparametern CRP und BSG überprüfbar. Diese nahmen im Verlauf von Monaten kontinuierlich ab.

Chronische Pulpitis

Einer 34-jährigen Patientin war wegen Karies im Unterkiefermolar (Zahn 47) eine Kunststofffüllung eingebracht worden. Bereits unmittelbar nach der Behandlung bestand an diesem Zahn eine Schmerzhaftigkeit auf lokalen Druck und beim Aufbeißen.

Auch nach Erneuerung der Kunststofffüllung und späterem Austausch gegen eine Zementfüllung besserten sich die Beschwerden nicht.

Fünf Monate später begann die Patientin einen Boswelliaextrakt einzunehmen (Indian Boswellia®), 400 mg, 3-mal täglich, zunächst mit nur geringer Besserung der Kauempfindlichkeit. Nach drei Wochen wurde die Dosis auf 3-mal täglich 800 mg erhöht. Jetzt trat sofort eine spürbare Besserung ein und die Beschwerden verschwanden nach einem Zeitraum von vier Wochen vollständig. Auch drei Monate nach Absetzen der Medikation war die Patientin beschwerdefrei.

Rezidivierende Iritis

Eine 45-jährige Patienten litt seit ca. 25 Jahren an rezidivierender Iritis bei latentem M. Bechterew (in jungen Jahren wechselnde Beschwerden im Bereich der LWS, die als Ausdruck einer beginnenden Sakroileitis gedeutet worden waren, später aber in dieser Form allenfalls nur flüchtig, aber nicht fortschreitend auftraten). Die Iritis-Anfälle traten 3- bis 5-mal jährlich auf. Sie befand sich u. a. in Behandlung der Universitätsaugenklinik und wurde jeweils lokal mit einem Mydriatikum und mit Kortison-Augentropfen behandelt. Die Rückbildung der Beschwerden dauerte in der Regel 4–8 Wochen.

Nach einer längeren beschwerdefreien Phase erkrankte die Patientin im August 2016 erneut an akuter Iritis des linken Auges. Sie nahm ohne Arztkontakt ein Weihrauchpräparat ein (Indian Boswellia® 400 mg 3×2 Tbl. täglich). Unter dieser alleinigen Therapie kam es mit sofort einsetzender Wirkung innerhalb weniger Tage zu einer auffallend raschen Rückbildung. Nach einer Woche waren die Beschwerden und alle Entzündungszeichen des Auges vollständig abgeklungen. Weder ein Mydriatikum noch ein Kortisonpräparat waren verwendet worden.

Sarkoidose

Bei einem 50-jährigen Mann war seit 4 Jahren eine pulmonale Sarkoidose bekannt. Die Diagnose war fachärztlich gesichert, u. a. durch Gewebeprobe und Röntgenbild. Eine spezifische Therapie war bisher nicht erfolgt. Der Patient klagte seit Erkrankungsbeginn über eine belastungsabhängige Kurzatmigkeit.

Neben einem pflanzlichen Atemwegstherapeutikum wurde nun das Weihrauchpräparat H15® in der Dosierung 3-mal täglich 2 Tabletten verordnet. Nach 2 Wochen und in den folgenden Monaten bemerkte der Patient eine Besserung seiner belastungsabhängigen Dyspnoe.

Nach dieser kombinierten Therapie von etwa 4 Monaten wurde die Therapie ausschließlich mit 3×2 H15®-Tabletten fortgesetzt. Das subjektive Befinden des Patienten besserte sich weiterhin kontinuierlich. Er war schließlich nach 2 Jahren beschwerdefrei.

Die dann vom Lungenfacharzt durchgeführte Thoraxaufnahme zeigte im Vergleich zu den Voraufnahmen von vor 2 Jahren eine „eindeutige Rückbildungstendenz der hilären Lymphknoten, desgleichen auch der kleinen mikronodulären granulomatösen Herdsetzungen über beiden Lungen. Die Lungenfunktionsprüfung zeigte überdurchschnittliche Ventilationsverhältnisse, keine Überblähung, der Atemwegswiderstand nicht erhöht, die Vitalkapazität lag bei 106 %. Es kam auch zu einer deutlichen Verbesserung des CO-Transfers, der von 72 % gegenüber dem Befund vor zwei Jahren auf nun 85 % zugenommen hatte".

5.3.5 Nebenwirkungen

Nebenwirkungen traten nur sehr selten auf:
- Magendrücken, Sodbrennen: vielleicht bei 2–3 Patienten von 100. Diese verschwanden immer nach Absetzen und einschleichender Wiedereinnahme.
- Hautjucken, Hautausschlag: vielleicht bei 1 Patienten von 100. Vollständiges Abklingen nach Absetzen, nicht mehr auftretend nach einschleichender Wiedereinnahme.
- Anfängliche Verschlimmerung von Durchfall bei Crohn- oder Kolitis-Patienten. Nach Dosisreduktion Normalisierung. Sehr seltenes Ereignis, Häufigkeit schwer zu schätzen, vielleicht 1 Patient von 100–200.

Magenprobleme treten kaum mehr auf, wenn der Patient die Tabletten nach dem Essen zerkaut mit Flüssigkeit einnimmt. Ich deute die Magenreaktion als überschießende Säurebildung auf das etwas schwer verdauliche Baumharz.

Fazit
Die Anwendung von Boswelliaextrakten bezog sich in erster Linie auf entzündliche, chronisch-entzündliche und autoimmunbedingte entzündliche Erkrankungen. Die beobachteten Wirkungen stehen dabei im Einklang mit den präklinisch ermittelten antientzündlichen Wirkungsmechanismen, einigen klinischen Studien sowie den Beobachtungen vom Kollegen Dr. Gerhardt.

Interessant ist ein Patient, bei dem eine auffallende Rückbildung von Lymphomen bei chronischer lymphatischer Leukämie zu beobachten war. Dieser Befund findet seine Erklärung in den vielen Berichten einer Hemmwirkung von Weihrauchextrakten und einigen Boswelliasäuren auf HL-60-Leukämiezellen (◘ Tab. 3.11) in vitro.
Während klinische Studien ein definiertes Patientengut (Einschluss- und Ausschlusskriterien) zur Verfügung haben, können wir in der Praxis nicht auf selektierte Patienten zurückgreifen. Deswegen mögen sich Effekte von Boswelliaextrakten durchaus – was ihre Effektivität betrifft – je nach Fall unterschiedlich darstellen.

Verfügbare Boswellia-/ Weihrauchprodukte in Deutschland

Zusammenfassung

Das Kapitel gibt eine Übersicht über die in Deutschland verfügbaren und zur Therapie verschiedenster Erkrankungen geeigneten Boswellia-/Weihrauchprodukte.

Hermann P. T. Ammon, *Weihrauch – Anwendung in der westlichen Medizin*,
DOI 10.1007/978-3-662-55909-3_6, © Der/die Herausgeber bzw. der/die Autor(en) 2018

6.1.1 Gesetzliche Situation

Aus Sicherheitsgründen und damit zum Schutz der Patienten unterscheidet der deutsche Gesetzgeber verschiedene Produktgruppen wie z. B. Arzneimittel, Medizinprodukte und Lebensmittel (zu den Lebensmitteln zählen auch Nahrungsergänzungsmittel). Zur sicheren und effektiven Behandlung diverser Erkrankungen (= Therapie) sind gesetzlich – wie in vielen anderen Ländern auch – ausschließlich Arzneimittel erlaubt.

Daher begrenzt sich die nachfolgende Übersicht aus gesetzlichen, fachlichen und ethischen Gründen auf die wenigen in Deutschland verfügbaren und zur Therapie verschiedenster Erkrankungen geeigneten Arzneimittel.

Welche Möglichkeiten gibt es derzeit für Patienten? Aktuell gibt es in Deutschland bzw. Europa noch kein zugelassenes Fertigarzneimittel auf Basis eines standardisierten Weihrauchextraktes. Aber es gibt Alternativen, diese sind:

- Importarzneimittel
- Rezeptur- bzw. Defekturarzneimittel
- Homöopathische Arzneimittel
- Nahrungsergänzungsmittel

6.1.2 Importarzneimittel

- Indian Boswellia® (ca. 3,6 % KBA, ca. 1,4 % AKBA): Fa. Indian Boswellia Lab, Agra (Indien); Pharma International, Carl-Zeiss-Str. 31, 55129 Mainz, email: info@pharmainternational.de
- H15® (ca. 2,64 % KBA, ca. 2,27 % AKBA): Fa. Gufic Ltd., Mumbai (Indien); Pharma Import-Export Großhandel, Rotebühlstr. 55, 70178 Stuttgart
- Sallaki® (2,38 % KBA, 2,26 % AKBA): Fa. Gufic Ltd., Mumbai (Indien); Pharma Import-Export Großhandel, Rotebühlstr. 55, 70178 Stuttgart

Zu beachten ist:
- Die angegebenen Werte an Boswelliasäuren können von Charge zu Charge variieren.

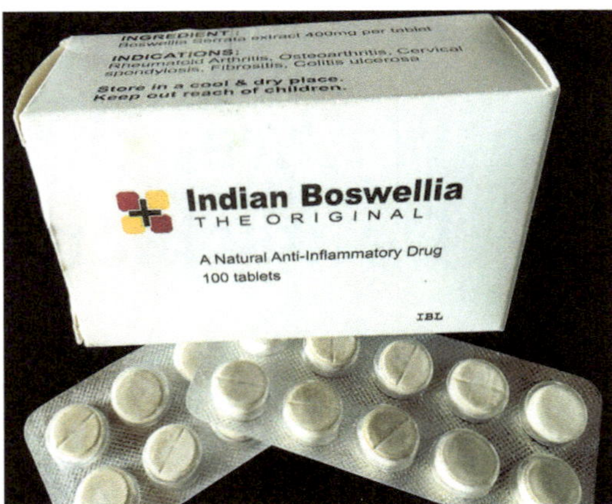

◘ **Abb. 6.1**   Weihrauchtabletten: Das Arzneimittel enthält einen Extrakt aus dem Harz von Boswellia serrata (Importarzneimittel, rezeptpflichtig)

- Import ist nur auf Basis einer ärztlichen Verordnung (= „auf Rezept") möglich (◘ Abb. 6.1).
- Jede Apotheke in Deutschland kann diese Produkte bei einer internationalen Apotheke innerhalb von 1–3 Tagen für den Patienten bestellen; eine Lagerhaltung für solche Importarzneimittel ist gesetzlich nicht gestattet.
- Die o. g. Arzneimittel sind in Indien (Drittland) zugelassen. Sie sind nicht mit namensgleichen oder namensähnlichen Nahrungsergänzungsmitteln zu verwechseln.

6.1.3 Rezeptur- bzw. Defekturarzneimittel

Diese sind als Kapseln in einigen, spezialisierten Apotheken (u. a. Heidelberg Apotheke, Heidelbergstr. 22, 72406 Bisingen) erhältlich (◘ Abb. 6.2). Nach einem Urteil des Europäischen Gerichtshofs (EuGh) von 2016 sind Rezeptur- bzw. Defekturarzneimittel von Olibanum nicht zulassungs- und rezeptpflichtig.

- Wichtig: Es sollte ein standardisierter Weihrauchextrakt aus dem Harz von Boswellia serrata (indischer Weihrauch) gemäß den Anforderungen des Europäischen Arzneibuches (Ph. Eur.) verwendet werden.

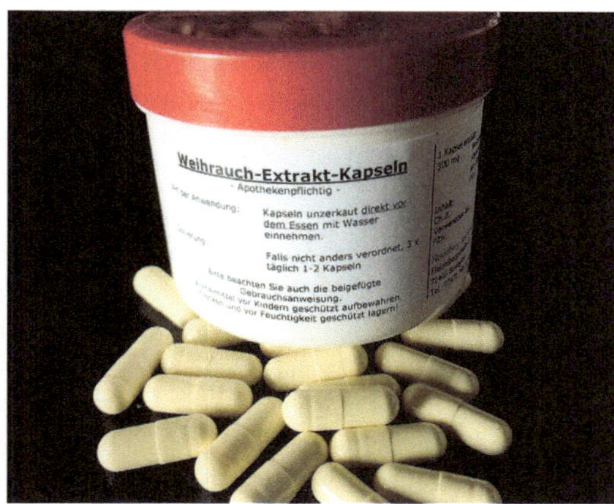

◘ **Abb. 6.2** Weihrauchkapseln: Das Rezeptur-/Defekturarzneimittel der Apotheke enthält einen Extrakt aus dem Harz von Boswellia serrata nach Europäischem Arzneibuch (apothekenpflichtig)

— Weihrauchpulver (= gemahlenes Weihrauchharz) ist nicht mit einem standardisierten Weihrauchextrakt gleichzusetzen, da im gemahlenen Harz Schwankungen im Wirkstoffgehalt auftreten können. Ein Extrakt hat einen höheren Wirkstoffgehalt als ein gemahlenes Harz.

6.1.4 Homöopathische Arzneimittel

Es existieren in Deutschland homöopathische Arzneimittel, die Weihrauch in homöopathischer Verdünnung (= Potenzen) enthalten. Durch die Angabe von z. B. „Olibanum D3, 400 mg" oder „Boswellia serrata D3, 400 mg" wird der Eindruck erweckt, es handele sich um die häufig anzutreffende Wirkstärke von z. B. 400 mg Weihrauchextrakt.

Was bedeutet „D3"? Eine Urtinktur, d. h. ein einfacher alkoholischer Auszug aus Weihrauchharz, wird 3-mal im Verhältnis 1:10 verdünnt. In diesem Beispiel sind somit 400 mg eines Extraktes in einer 1:1000 Verdünnung im Produkt enthalten, d h. 1/1000 der ursprünglichen Konzentration. Aus pharmakologischer Sicht ist hier keine Wirkung zu erwarten.

6.1.5 Nahrungsergänzungsmittel

Seit der Einführung der Präparate H15® und Sallaki® aus Indien hat die Therapie mit diesen und ähnlichen Weihrauchprodukten in Deutschland einen wahren Siegeszug unternommen – nicht zu Unrecht, wie der Inhalt dieses Buches zeigt. Auch wenn es bis heute bedauerlicherweise in Deutschland kein nach Arzneimittelrecht zugelassenes Produkt gibt. Es wird wohl dem therapeutische Erfolg bei manchen chronisch-entzündlichen Erkrankungen einerseits und andererseits den z. T. doch recht erheblichen Nebenwirkungen der jetzigen Standardtherapien zuzuschreiben sein, die zu dieser Entwicklung geführt haben.

So verwundert es nicht, dass nach Möglichkeiten gesucht wurde, Boswellia-/Weihrauchprodukte auf anderem Wege in Umlauf zu bringen. Eine Möglichkeit, eine Zulassung zu umgehen – die Kosten für dafür notwendige klinische Studien sind enorm – ist die Deklaration als „Nahrungsergänzungsmittel" ohne Angabe für eine therapeutische Anwendung. Da es schwierig ist, an die in Indien zugelassenen Produkte, die in Deutschland nur auf ärztliche Verschreibung hin zugänglich sind, zu kommen, ist es leicht, sich Weihrauchprodukte als Nahrungsergänzungsmittel zu beschaffen.

Nahrungsergänzungsmittel unterliegen keiner behördlichen Kontrolle und es wird auch von den Anbietern mit Recht gesagt, dass sie diese gar nicht zur Behandlung von Krankheiten anbieten, sondern nur zur Ergänzung der Nahrung. Da fragt man sich natürlich, wenn dem so ist, warum in manchen Fällen Begleitbroschüren oder Internetauftritte auftauchen, die über das derzeitige Wissen bei der Behandlung bestimmter Erkrankungen mit Weihrauchextraktpräparaten Auskunft geben. Derzeit gibt es auf dem deutschen Markt laut Lauer Taxe ca. 47 Anbieter mit 149 Produkten. Davon sind 1/3 Homöopathika mit Olibanum D3. Sie dürfen nach dem Arzneimittelgesetz als Arzneimittel bezeichnet werden. 2/3 sind Nahrungsergänzungsmittel, also Nahrung und keine Arzneimittel. Interessanterweise erschienen die ersten von ihnen erst nach 1997, also nachdem klinische Studien eine Wirksamkeit bei rheumatoiden Erkrankungen, chronischen Magen-Darm-Erkrankungen und

Atemwegserkrankungen nahe legten und sich H15® einen großen Markt erobert hatte.

In Anbetracht der wachsenden Popularität von Frankincens/Olibanum/Weihrauch hat das Zentrallabor Deutscher Apotheken erstmals die Qualität Weihrauch enthaltender Nahrungsergänzungsmittel unter die Lupe genommen (Meins et al. 2016). 6 US-Produkte mit 70 % Marktanteil und 11 europäische Präparate mit 40 % Marktanteil wurden auf ihr Profil an Zusammensetzung von Boswelliasäuren, ihre „Label Compliance" und die beanspruchten Vorteile für die Gesundheit überprüft.

Ergebnis: Nur in 5 von 17 Produkten fanden sich alle relevanten Informationen für den Boswelliaextrakt, in dem sie Spezies, Teil der verwendeten Pflanze und den Gehalt an Boswelliasäuren angaben. 10 Produkte machten keine Angaben zum Gehalt an Boswelliasäuren. 41 % aller Produkte stimmten nicht mit den Angaben auf dem Label überein. Ein Produkt enthielt keine der 6 charakteristischen Boswelliasäuren und ein weiteres enthielt nur Spuren. In einem anderen Präparat war das Verhältnis der verschiedenen Boswelliasäuren anders, im Vergleich zu dem Harz von Boswellia serrata. Dies lässt vermuten, dass eine andere Spezies als die von Boswellia serrata verwendet wurde. 2 Produkte wiesen andere Boswelliasäurengehalte auf, als auf dem Label vermerkt. 2 weitere erklärten nicht, warum ihr Produkt zusätzlich mit bis zu 66 % AKBA angereichert war.

Wir haben es also hier offensichtlich mit ganz unterschiedlichen Produkten zu tun, die keinen einheitlichen Merkmalen in Zusammensetzung und Angaben und Überwachung unterliegen. Geht man davon aus, dass der Verbraucher diese Mittel einnimmt, da kein als Arzneimittel zugelassenes Produkt zur Verfügung steht, so läuft er Gefahr, sich unwirksam zu behandeln. Und sollte sich herausstellen, dass eine sehr niedrige Dosierung – wie im In-vitro-Versuch (Safayhi et al. 2000) – auch beim Patienten die Bildung von Leukotrienen eher erhöht, so könnte dies sogar zu einer Verschlimmerung seiner Erkrankung führen.

Sicher können die vom Zentrallaboratorium Deutscher Apotheker offenbarten Mängel nicht auf alle Produkte dieser Art übertragen werden, doch es bleibt eine Verunsicherung.

Wie bereits im ▸ Kap. 3 besprochen, war H15 Ayurmedica® das erste H15-Präparat. Da es bis heute in Deutschland keine Zulassung erhielt, wird H15 Ayurmedica® jetzt als Nahrungsergänzungsmittel vertrieben.

Fazit

Es wäre endlich an der Zeit, dass sich die Arzneimittelgesetzgebung dieses Themas annimmt und der Bevölkerung dieses wertvolle pflanzliche Arzneimittel mit geringer Nebenwirkung nicht länger vorenthält.

Es ist nicht akzeptabel, dass Patienten bei den hier infrage kommenden Erkrankungen alleine gelassen werden und Vertrauen verlieren. Sie benötigen Hilfeleistung, am besten durch ein definiertes kontrolliertes zugelassenes Produkt mit gesicherter Qualität.

Wer soll die Kosten tragen?

Zusammenfassung

Die präklinischen und klinischen Daten sowie die Erfahrungsberichte verordnender Ärzte rechtfertigen die Kostenübernahme durch die Krankenkassen im Sinne des BVG, die dies jedoch ablehnen.

Hermann P. T. Ammon, *Weihrauch – Anwendung in der westlichen Medizin*,
DOI 10.1007/978-3-662-55909-3_7, © Der/die Herausgeber bzw. der/die Autor(en) 2018

Weihrauchpräparate werden zur Behandlung **chronischer Erkrankungen** eingesetzt. Dies bedeutet oft jahrelange tägliche Anwendung. Infrage kommen nur als Arzneimittel geltende Präparate. Nahrungsergänzungsmittel sind nicht für den arzneilichen Gebrauch bestimmt und ausgelegt. Geht man von einer Dosierung von 3-mal täglich 2 Tabletten aus, so sind dies im Monat ca. 180 Tabletten. Die Preise schwanken derzeit zwischen 30,00 und 50,00 € pro 100 Tabletten. Das kann sich nicht jeder auf Dauer leisten. Phytopharmaka müssen, auch wenn diese zugelassen, von den Krankenkassen nicht bezahlt werden.

Durch eine Initiative von Dr. H. Gerhardt übernahmen 1997 gesetzliche Krankenkassen die Erstattung von H15® und Sallaki® der Firma Gufic. Ausschlaggebend waren die therapeutischen Erfolge, die Gerhardt erzielte (▶ Kap. 5). Im Oktober 2001 zog die Barmer Ersatzkasse allerdings ihre Kostenübernahme ohne Begründung zurück. Gleichzeitig wurde Dr. Gerhardt von der Klinikumsleitung die weitere Verordnung von H15®/Sallaki® auf Kassenrezept untersagt. Proteste von Patienten bei zuständigen Bundes- und Landesbehörden hatten keinen Erfolg. Eine Begründung für die Ablehnung wurde nicht genannt.

Dabei gibt es Gerichtsurteile, die eine Bezahlung durch Kassen für Recht erklärten, wenn der verordnende Arzt im Einzelfall eine überzeugende Begründung für die Verordnung von H15®/Sallaki® gibt. Dennoch wies im September 1997 das Bundessozialgericht eingereichte Beschwerden ab.

Die Angelegenheit landete schließlich vor dem Bundesverfassungsgericht: Dieses urteilt (-1 BvR 347/98):

» Es ist mit den Grundrechten aus Art. 2 Abs. 1 GG in Verbindung mit dem Sozialstaat-

prinzip und aus Art. 2 Abs. 2 Satz 1 GG nicht vereinbar, einen gesetzlich Krankenversicherten, für dessen lebensbedrohliche oder regelmäßig tödliche Erkrankung eine allgemein anerkannte, dem medizinischem Standard entsprechende Behandlung nicht zur Verfügung steht, von der Leistung einer von ihm gewählten, ärztlich angewandten Behandlungsmethode auszuschließen, wenn eine nicht ganz entfernt liegende Aussicht auf Heilung oder auf eine spürbare positive Einwirkung auf den Krankheitsverlauf besteht.

Im Namen des Volkes wurde am 6. Dezember 2005 beschlossen:

» Das Urteil des Bundessozialgerichts vom 16. September 1997 – 1 RK 28/95 – verletzt den Beschwerdeführer in seinen Grundrechten aus Artikel 2 Absatz 1 des Grundgesetzes in Verbindung mit dem Sozialstaatsprinzip und aus Artikel 2 Absatz 2 Satz 1 des Grundgesetzes. Es wird aufgehoben. Die Sache wird an das Bundessozialgericht zurückverwiesen.

» Die Bundesrepublik Deutschland hat dem Beschwerdeführer seine notwendigen Auslagen zu erstatten.

Verinnerlicht man sich die Lektüre dieses Buches, so besteht kein Zweifel, dass die vorliegenden präklinischen und klinischen Daten sowie die Erfahrungsberichte verordnender Ärzte die Kostenübernahme durch die Krankenkassen im Sinne des Urteils des BVG rechtfertigen. Jedoch, passiert ist nichts. Leidtragender ist der sozial Schwache.

Resümee

Hermann P. T. Ammon, *Weihrauch – Anwendung in der westlichen Medizin*,
DOI 10.1007/978-3-662-55909-3_8, © Der/die Herausgeber bzw. der/die Autor(en) 2018

Weihrauch bzw. einige seiner Inhaltsstoffe verfügen über eine Reihe pharmakologischer Wirkungen. Im Vordergrund stehen entzündungshemmende Effekte mit einem breiten Spektrum an Wirkungsmechanismen. Dadurch unterscheidet sich Weihrauch von den sog. nicht-steroidalen antiphlogistisch wirkenden Stoffen (NSAID), bei denen als Mechanismus im wesentlichen die Hemmung von COX im Vordergrund steht. Weihrauch und seine Inhaltsstoffe zielen dagegen mehr auf eine Hemmung der Leukotriensynthese und des nukleären Transformationsfaktor κB (NFκB), der für die Bildung proinflammatorischer Zytokine des Immunsystems zuständig ist. In der Tat kommt es durch Weihrauch bzw. Inhaltsstoffe auch zur Hemmung der Bildung proinflammatorischer Zytokine.

Dies erklärt auch den Unterschied in Wirkung und Anwendung zwischen NSAID und Weihrauchprodukten. Mit NSAID-Produkten lässt sich eine rasche analgetische und antiphlogistische Wirkung erzielen, während, wie klinische Studien und Erfahrungsberichte nahelegen, eine unmittelbare analgetische Wirkung bei Weihrauchprodukten nicht zu erwarten ist, sondern eine Besserung klinischer Symptome erst nach einigen Wochen beobachtet wird. Weihrauchprodukte eignen sich daher mehr zur Behandlung von chronisch-entzündlichen Erkrankungen, insbesondere, wie aus dem Wirkungsmechanismus und klinischen Studien abzuleiten ist, auc bei Autoimmunerkrankungen. Als antiinflammatorisch wirkendes Medikament beschränkt sich Weihrauch nicht auf ein einzelnes Krankheitsbild, sondern verfügt, wie dieses Buch zeigt, über ein breites Spektrum.

Es wird immer wieder berichtet, dass während einer Weihrauchtherapie Kortison eingespart oder sogar abagesetzt werden kann. Das mag zutreffen. Dennoch sind Weihrauch bzw. einige seiner Inhaltsstoffe kein Ersatz, insbesondere für die rasch und starke antiinflammatorische Wirkung des Kortisons.

Langfristig gesehen hat jedoch Weihrauch einen erheblichen Vorteil. Es ist dies im Vergleich zum Kortison erheblich geringere Nebenwirkungsrate.

Fazit: Ein Versuch bei chronisch-entzündlichen Erkrankungen mit einem Weihrauchpräparat würde sich lohnen. Allerdings würde ich mir dafür ein definiertes, standardisiertes und nach den Regeln des Arzneimittelgesetzes klinisch geprüftes Produkt wünschen.

Es stellt sich die Frage, ob es sinnvoll ist, bei der Weiterentwicklung im Bereich Entzündungshemmung sich auf einen einzelnen Wirkstoff zu konzentrieren, wie es die moderne Arzneimittelforschung fordert. Im Weihrauch haben wir eine Reihe verschiedener Stoffe – mit Terpencharakter – die sich synergistisch zueinander verhalten. Inwieweit diese Gesamtwirkung auch bei einem Einzelstoff, der darüber hinaus wesentlich höher dosiert werden müsste als es seinem Gehalt in einem Weihrauchprodukt entspricht, müsste erst geprüft werden und zu prüfen wäre hier auch seine Toxizität.

Wie eingangs angedeutet kann Weihrauch noch mehr. Interessant ist die im Tierversuch beobachtete organprotektive Wirkung bei ischämischen Zuständen wie Schlaganfall und Herzinfarkt, die sowohl auf die entzündungshemmenden, insbesondere aber auch auf die antioxidativen Eigenschaften der Extrakte bzw. ihrer Inhaltsstoffe zurückgeführt wird. Nicht zu vergessen die Wirkungen auf Mikroorganismen und Parasiten.

Weltweit größtes Interesse finden derzeit die Antitumorwirkungen. Hier sind es zwei Faktoren: Erstens die Beobachtung, dass Extrakte und Inhaltsstoffe gleichzeitig über mehrere Mechanismen wirken, und zweitens die geringe Toxizität. Das Problem ist jedoch, dass die für eine Antitumorwirkung benötigten Konzentrationen der Wirkstoffe – verglichen mit den entzündungshemmenden Wirkungen – sehr hoch sind und effektive Blutspiegel mit Extrakten kaum erreichbar sind. Zur Zeit konzentriert sich die Forschung, durch verschiedene Methoden die Bioverfügbarkeit insbesondere von Boswelliasäuren, was Löslichkeit und Resorptionsfähigkeit anlangt, zu verbessern, z. B. durch Herstellung von Nanopartikeln und Verwendung von Lösungsvermittlern. Man wird sehen, ob sich auf diese Weise wirksame und sichere Antitumormittel aus Inhaltsstoffen des Weihrauchs entwickeln lassen.

Eines hat dieses Buch gezeigt. Weihrauch und seine Inhaltsstoffe sind und bleiben ein interessantes Feld für Wissenschaft und Anwendung in der Therapie.

Anhang

Hermann P. T. Ammon, *Weihrauch – Anwendung in der westlichen Medizin*,
DOI 10.1007/978-3-662-55909-3, © Der/die Herausgeber bzw. der/die Autor(en) 2018

A1   Abbildungsverzeichnis

A2 Literatur

Originalarbeiten

[1] Acebo E, Raton JA, Saulua S, Eizaguirre X, Trébol J, Perez JLD (2004) Allergic contact dermatitis from Boswellia serrata extract in a naturopathic cream. Contact Dermatitis 51: 91

[2] Adelakun EA, Finbar EA, Agina SE, Makinde AA (2001) Antimicrobial activity of Boswellia dalziellii stern bark. Fitoterapia 72: 822–824

[3] Ahangarpour A, Heidari H, Fatemeh RA, Pakmehr M, Shahbazian H, Ahmadi I, Mombeini Z, Mehrangiz BH (2014) Effect of Boswellia serrata supplementation on blood lipid, hepatic enzymes and fructosamine levels in type2 diabetic patients. J Diabetes Metab Disord 13:29

[4] Ahmed HH, Abd-Rabou AA, Hassan AZ, Kotob SE (2015) Phytochemical Analysis and Anti-cancer Investigation of Boswellia serrata Bioactive Constituents In Vitro. Aian Pac J Canser Prey 16:7179–7188

[5] Ahmed M, Al-Daghri N, Harrath AH, Alokail MS, Aladakatti RH, Ghodaesawar MA, Alwasel S (2013) Potential ultrastructural changes in rat epididymal cell types induced by Boswellia papyrifera and Boswellia carterii incense. CR Biol 336: 392–399

[6] Ahmed M, Ali D, Harrath AH, Hussain T, Al-Daghri N, Alokail MS, Aladakatti RH, Ghodesawar MA (2014) Ultrastructural and hormonal changes in rat caudia epididymal spermatozoa induced by Boswellia papyrifera and Boswellia carterii. C R Biol 337:250–257

[7] Akihisa T, Tabata K, Banno N, Tokuda H, Nishimura R, Nakamura Y, Kimura Y, Yasukawa K, Suzuki T (2006) Cancer chemopreventive effects and cytotoxic activities of the triterpene acids from the resin of Boswellia carteri. Biol Pharm Bull 29:1976–1979

[8] Alarifi SA, Mubarak MM, Alokail MS (2004) Ultrastructural changes of pneumocytes of rat, exposed to Arabian incense (Bakhour). Saudi Med J 25:1689–1693

[9] Al-Harrasi A, Ali L, Ur Rehman N, Hussain J, Hussain H, Al-Rawahi A, Shamim Rizvi T (2013) 11α-Ethoxy-β-boswellic acid and nizwanone, a new boswellic acid derivative and a new triterpene, respectively, from Boswellia sacra. Chem Biodivers 10:1501–1506

[10] Al-Harrasi A, Ali L, Hussain J, Rehman NU, Mehjabeen, Ahmed M, Al-Rawahi A (2014) Analgesic effects of crude extracts and fractions of Omani frankincense obtained from traditional medicinal plant Boswellia sacra on animal models. Asian Pac J Trop Med 1:485–490

[11] Alello RJ, Bourassa PA, Lindsey S, Weng W, Freeman A, Showell HJ (2002) Leukotriene B4 receptor antagonism reduces monocytic foam cells in mice. Arteriscler Thromb Vasc Biol 22:443–449

[12] Ali SI, Zhang CR, Mohamed AA, El-Baz FK, Hegazy AK, Kord MA, Nair MG (2013) Major constituents of Boswellia carteri resin exhibit cyclooxygenase enzyme inhibition and antiproliferative activity. Nat Prod Commun 8:1365–1366

[13] Al-Yasiry AR, Kiczorowska B (2016) Frankincense-therapeutic properties. Postepy Hig Med Dosw (Online) 70:380–391

[14] Ali EN, Mansour SZ (2011) Boswellic acids extract attenuates pulmonary fibrosis induced by bleomycin and oxidative stress from gamma irradiation in rats. Chin Med 6:36

[15] Alokail MS, Alarifi SA (2004) Histological changes in the lung of Wistar albino rats (Rattus norvegicus) after exposure to Arabian incense (genus Boswellia). Ann Saudi Med 24:293–295

[16] Ammon HP, Mack T, Singh GB, Safayhi H (1991) nhibition of leukotriene B4 formation in rat peritoneal neutrophils by an ethanolic extract of the gum resin exudates of Boswellia serrata. Planta Med 57: 203–207

[17] Ammon HPT, Shehata AM, Jauch J, Quintanilla-Martinez (2012) 11-Keto-β-boswellic acid prevents development of insulitis in NOD-mice. Diabetologia 55:S193

[18] Anthoni C, Laukoetter MG, Rijcken E, Vowinkel T, Mennigen R, Müller S, Senninger N, Russell J, Jauch J, Bergmann J, Granger DN, Krieglstein CF (2006) Mechanisms underlying the anti-inflammatory actions of boswellic acid derivatives in experimental colitis. Am J Physiol Gastrointest Liver Physiol 290:1131–1137

[19] Asad M, Alhomoud M (2016) Proulcerogenic effect of water extract of Boswellia sacra oleo gum resin in rats. Pharm Biol 54:225–230

[20] Asif M, Jabeen Q, Abdul-Majid AM, Atif M (2014) Diuretic activity of Boswellia serrata Roxb. oleo gum extract in albino rats. Pak J Pharm Sci 27:1811–1817

[21] Azadmehr A, Ziaee A, Ghanei L, Fallah Huseini H, Hajiaghaee R, Tavakoli-Far B, Kordafshari G (2014) A Randomized Clinical Trial Study: Anti-Oxidant, Anti-hyperglycemic and anti-hyperlipidemic effects of olibanum gum in Type 2 diabetic patients. Iran J Pharm Res 13:1003–1009

[22]   Bairwa K, Jachak SM (2015) Development and optimization of 3-Acetyl-11-keto-β-boswellic acid loaded poly-lactic-co-glycolic acid-nanoparticles with enhanced oral bioavailability and in-vivo anti-inflammatory activity in rats. J Pharm Pharmacol 67:1188–1197

[23]   Bairwa K, Jachak SM (2016) Nanoparticle formulation of 11-keto-β-boswellic acid (KBA): anti-inflammatory activity and in vivo pharmacokinetics. Pharm Biol,:1–8

[24]   Bagul P, Khomane KS, Bansal AK (2014) Investigating permeability related hurdles in oral delivery of 11-keto-β-boswellic acid. Int J Pharm 464:104–110

[25]   Banno N, Akihisa T, Yasukawa K, Tokuda H, Tabata K, Nakamura Y, Nishimura R, Kimura Y, Suzuki T (2006) Anti-inflammatory activities of the triterpene acids from the resin of Boswellia carteri. J Ethnopharmacol 107:249–253

[26]   Bishnoi M, Patil CS, Kumar A, Kulkarni SK (2005) Protective effects of nimesulide (COX Inhibitor), AKBA (5-LOX Inhibitor), and their combination in aging-associated abnormalities in mice. Methods Find Exp Clin Pharmacol 27:465–470

[27]   Bishnoi M, Patil CS, Kumar A, Kulkarni SK (2006) Potentiation of antinociceptive effect of NSAIDs by a specific lipoxygenase inhibitor, acetyl 11-keto-beta boswellic acid. Indian J Exp Biol 44:128–132

[28]   Blain EJ, Ali AY, Duance VC (2010) Boswellia frereana (frankincense) suppresses cytokine-induced matrix metalloproteinase expression and production of pro-inflammatory molecules in articular cartilage. Phytother Res 24: 905–912

[29]   Boden SE, Schweizer S, Bertsche Th, Düfer M, Drews G, Safayhi H (2001) Stimulation of leukotriene synthesis in intact poymorphnuclear cells by the 5-lipoxygenase inhibitor 3-oxotirucallic acid. Mol Pharmacol 60:267–273

[30]   Böker DK, Winking M (1997) Die Rolle von Boswellia-Säuren in der Therapie maligner Gliome. Dtsch Ärztebl 94: B-958–960

[31]   Bonucci M, Fioranelli M, Roccia MG, Di Nardo V, Carolina JA, Lotti T (2016) Use of Boswellia-based cream for prevention of adjuvant radiotherapy skin damage in mammary carcinoma. Dermatol Ther. doi: 10.1111/dth. 12351

[32]   Borrelli F, Capasso F, Capasso R, Ascione V, Aviello G, Longo R, Izzo AA (2006) Effect of Boswellia serrata on intestinal motility in rodents: inhibition of diarrhoea without constipation. Br J Pharmacol., 148:553–560

[33]   Büchele B, Zugmaier W, Simmet Th (2003) Analysis of pentacyclic triterpenic acids from frankincense gum resin and related phytopharmaceuticals by high-performance liquid chromatography. Identification of lupeolic acid, a novel pentacyclic triterpene. J Chromatogr B 291: 21–30

[34]   Büchele B, Simmet Th (2003) Analysis of 12 different pentacyclic triterpenic acids from frankincense in human plasma by high performance liquid chromatography and photodiode array detection. J Chromatogr B 795: 355–362

[35]   Bhushan S, Kakkar V, Pal HC, Guru SK, Kumar A, Mondhe DM, Sharma PR, Taneja SC, Kaur IP, Singh J, Saxena AK (2013) Enhanced anticancer potential of encapsulated solid lipid nanoparticles of TPD: A novel triterpenediol from Boswellia serrata. Mol Pharm 10:225–235

[36]   Buvari P (2001) Wirksamkeit und Unbedenklichkeit der H15 Ayurmedica-Therapie bei chronisch entzündlichen Erkrankungen. Inauguraldissertation, Universität Heidelberg

[37]   Calabrò S, Alzoubi K, Faggio C, Laufer S, Lang F (2015) Triggering of suicidal erythrocyte death following boswellic acid exposure. Cell Physiol Biochem 37:131–142

[38]   Camardes L, Dayton T, Di Stefano V, Pitonzo R, Schillaci D (2007) Chemical composition and antimicrobial activity of some oleogum resin essential oils from Boswellia spp. (Burseraceae). Ann Chim 97: 837–844

[39]   Catanzaro D, Rancan S, Orso G, Dall'Acqua S, Brun P, Giron MC, Carrara M, Castagliuolo I, Ragazzi E, Caparrotta L, Montopoli M (2015) Boswellia serrata preserves intestinal epithelial barrier from oxidative and inflammatory damage. PLoS One 10:e0125375

[40]   Cao H, Yu R, Choi Y, Ma ZZ, Zhang H, Xiang W, Lee DY et al. (2010) Discovery of cyclooxygenase inhibitors from medicinal plants used to treat inflammation. Pharmacol Res 61: 519–524

[41]   Chanarin N, Johnston SL (1994) Leukotrienes as a target in asthma therapy. Drugs 47: 12–24

[42]   Chen LC, Hu LH, Yin MC (2016) Alleviative effects from boswellic acid on acetaminophen-induced hepatic injury. Biomedicine (Taipei) 6:9

[43]   Chen M, Wang M, Yang Q, Wang M, Wang Z, Zhu Y, Zhang Y, Wang C, Jia Y, Li Y, Wen A (2016) Antioxidant effects of hydroxysafflor yellow A and acetyl-11-keto-β-boswellic acid in combination on isoproterenol-induced myocardial injury in rats. Int J Mol Med 37:1501–1510

[44]   Choi OB, Park JH, Lee YJ, Lee CK, Won KJ, Kim J, Lee HM, Kim B (2009) Olibanum extract inhibits vascular smooth muscle cell migration and proliferation in response to platelet-derived growth factor. Korean J Physiol Pharmacol 13:107–113

[45]   Csuk R, Niesen-Barthel A, Barthel A, Kluge R, Ströhl D (2010) Synthesis of an antitumor active endoperoxide from 11-keto-beta-boswellic acid. Eur J Med Chem 45:3840–3843

[46]   Csuk R, Barthel-Niesen A, Barthel A, Schäfer R, Al-Harrasi A (2015) 11-Keto-boswellic acid derived amides

and monodesmosidic saponins induce apoptosis in breast and cervical cancers cells. Eur J Med Chem 100:98–105

[47]   Cuaz-Pérolin C, Billiel L, Baugé E, Copin C, Scott-Algaria D, Genze F et al. Rouis M (2008) Antiinflammatory and antiatherogenic effects of NF-Kappa B inhibitor acetyl-11-beta-boswellic acid in LPS-challenged ApoE-/- mice. Arterioscler Thromb Vasc Biol 28: 272–277

[48]   Ding Y, Chen M, Wang M, Wang M, Zhang T, Park J, Zhu Y, Guo C, Jia Y, Li Y, Wen A (2014) Neuroprotection by acetyl-11-keto-β-boswellic acid, in ischemic brain injury involves the Nrf2/HO-1 defense pathway. Sci Rep 4:7002

[49]   Ding Y, Qiao Y, Wang M, Zhang H, Li L, Zhang Y, Ge J, Song Y, Li Y, Wen A (2015) Enhanced neuroprotection of acetyl-11-keto-β-boswellic acid (AKBA)-loaded O-carboxymethyl chitosan nanoparticles through antioxidant and anti-inflammatory pathways. Mol Neurobiol 52:1430–1439

[50]   Ding Y, Chen M, Wang M, Li Y, Wen A (2015) Posttreatment with 11-Keto-β-boswellic acid ameliorates cerebral ischemia-reperfusin injury: Nrf2/HO-1 pathway as a potential mechanism. Mol Neurobiol 52:1430–1439

[51]   Ding Y, Qiao Y, Wang M, Zhang H, Li L, Zhang Y, Ge J, Song Y, Li Y, Wen A (2016) Enhanced neuroprotection of acetyl-11-keto-β-boswellic acid (AKBA)-loaded O-carboxymethyl chitosan nanoparticles through antioxidant and anti-Inflammatory pathways. Mol Neurobiol 53:3842–3853

[52]   El Gaafary M, Büchele B, Syrovets T, Agnolet S, Schneider B, Schmidt CQ, Simmet T (2015) An α-acetoxy-tirucallic acid isomer inhibits Akt/mTOR signaling and induces oxidative stress in prostate cancer cells. J Pharmacol Exp Ther 352:33–42

[53]   Elfadil H, Fahal A, Kloezen W, Ahmed EM, van de Sande W (2015) The in vitro antifungal activity of Sudanese medicinal plants against Madurella mycetomatis, the eumycetoma major causative agent. PLoS Negl Trop Dis 9:e0003488

[54]   Elshazly SM, Abd El Motteleb DM, Nassar NN (2013) The selective 5-LOX inhibitor 11-keto-β-boswellic acid protects against myocardial ischemia reperfusion injury in rats: involvement of redox and inflammatory cascades. Nauny Schmiedeberg's Arch Pharmacol 386:823–833

[55]   Etzel R (1996) Special extract of Boswellia serrata (H15) in the treatment of rheumatoid arthritis. Phytomed 3: 91–94

[56]   Fan AY, Lao L, Zhang RX, Wang LB, Lee DY, Ma ZZ et al. (2005) Effects of an acetone extract of Boswellia carterii Birdw. (Burseraceae) gum resin on rats with persistent inflammation. J Altern Complement Med 11: 323–331

[57]   Flavin DF (2007) A Lipoxygenase inhibitor in breast cancer brain metastases. J Neurooncol 82:91–93

[58]   Gerhardt H, Seifert F, Buvari P, Vogelsang H, Repges RZ (2001) Therapie des aktiven Morbus Crohn mit Boswellia serrata Extract H 15. Z Gastroenterol 39: 11–17

[59]   Glaser T, Winter S, Groscurth P, Safayhi H, Sailer ER, Ammon HP, Schabet M, Weller M (1999) Boswellic acids and malignant glioma: induction of apoptosis but no modulation of drug sensitivity. Br J Cancer 80:756–765

[60]   Goel A, Ahmad FJ, Singh RM, Singh GN (2010) 0-Acetyl-11-keto-beta-boswellic acid loaded-polymeric nanomicelles for topical anti-inflammatory and anti-arthritic activity. J Pharm Pharmacol 62:273–278

[61]   Gosh J, Myers CE (1998) Inhibition of arachidonic 5-lipoxygenase triggers massive apoptosis in human prostate cancer cells. Proc Nat. Acad Sci 95:13182–13187

[62]   Gupta OP, Sharma N, Chand D (1992) A sensitive and relevant model for evaluating anti-inflammatory activity-papaya latex-induced rat paw inflammation. J Pharmacol Toxicol Methods 28:15–19

[63]   Gupta J, Gupta S. Parihar A (1993) S-compound-A traditional drug for osteoarthritis patients. The Indian Practitioner 46: 69–72

[64]   Gupta I, Parihar A, Malhotra P, Singh GB, Lüdtke R, Safayhi H, Ammon HP (1997) Effects of Boswellia serrata gum resin in patients with ulcerative colitis. Eur J Med Res 2: 37–43

[65]   Gupta I, Gupta V, Parihar A, Gupta S, Lüdtke R, Safayhi H, Ammon HP (1998) Effects of Boswellia serrata gum resin in patients with bronchial asthma: results of a double-blind, placebo-controlled, 6-week clinical study. Eur J Med Res 3: 511–514

[66]   Gupta I, Parihar A, Malhorta P, Gupta S, Ludtke R, Safayhi H et al. (2001) Effects of gum resin of Boswellia serrata in patients with chronic colitis. Planta Med 67: 391–395

[67]   Hartmann RM, Morgan Martins MI, Tieppo J, Fillmann HS, Marroni NP (2012) Effect of Boswellia serrata on antioxidant status in an experimental model of colitis rats induced by acetic acid. Dig Dis Sci 57:2038–2044

[68]   Hartmann RM, Fillmann HS, Martins MI, Meurer L, Marroni NP (2014) Boswellia serrata has beneficial anti-inflammatory and antioxidant properties in a model of experimental colitis. Phytother Res 28:1392–1398

[69]   Heil K, Ammon HP, Safayhi H (2001) Inhibiton of NADPH-oxidase by AKBA in intact PMNs. Naunyn Schmiedebergs Arch Pharmacol 3635: R14

[70] Helal EGE, Mostafa AM, Ashour FA, Kawash AA (2005) Effect of Boswellia carterii Birdw. on carbonhydrate metabolism in diabetic Albino rats. Egypt J Hospit Med 20:38–49

[71] Heldt RM, Syrovets T, Winking M, Sailer ER, Safayhi H, Ammon HPT, Simmet T (1996) Boswellic acids exhibit cytotoxic effects on brain tumor cells independent from 5-lipoxygenase inhibition. Naunyn-Schmiedeberg's Arch Pharmacol 355,4:15

[72] Heldt RM, Winking M, Simmet T (1996) Cysteinyl-leukotrienes as potential mediators of peritumoral brain oedema in astrocytoma patients. Naunyn-Schmiedeberg's Arch Pharmacol 353(45):538

[73] Henkel A, Tausch L, Pillong M, Jauch J, Karas M, Schneider G, Werz O (2015) Boswellic acids taraget the human immune system-modulating antimicrobial peptide LL-37. Pharmacol Res 102:56–60

[74] Hoernlein RF, Orlikowsky T, Zehrer C, Niethammer D, Sailer ER, Simmet T, Dannecker GE, Ammon HP (1999) Acetyl-11-keto-beta-boswellic acid induces apoptosis in HL-60 and CCRF-CEM cells and inhibits topoisomerase I. J Pharmacol Exp Ther 288:613–619

[75] Holtmeier WH, Zeuzem S, Preiß J, Kruis W, Böhm S, Maaser Ch, et al. (2010) Randomized, placebo-controlled, double-blind trial of Boswellia serrata in maintaining remission of Crohn's Disease: good safety profile but lack of efficacy. Inflamm Bowel Dis 17 (2): 573–582

[76] Hosseini M, Hadjzadeh MA, Derakhshan M, Havakhah S, Rassouli FB, Rakhshandeh H, Saffarzadeh F (2010) The beneficial effects of olibanum on memory deficit induced by hypothyroidism in adult rats tested in Morris water maze. Arch Pharm Res 33:463–468

[77] Hosseini-Sharifabad M, Esfandiari E (2015) Effect of Boswellia serrata gum resin on the morphology of hippocamal CA1 pyramidal cells in aged rat. Anat Sci Int 90:47–53

[78] Hosseini-Sharifabad M, Kamali-Ardakani R, Hosseini-Sharifabad A (2016) Beneficial effect of Boswellia serrata gum resin on spatial learning and the dendritic tree of dentate gyrusgranule cells in aged rats. Avicenna J Phytomed 6:189–197

[79] Hostanska K, Daum G, Saller R (2002) Cytostatic and apoptosis-inducing activity of boswellic acids toward malignant cell lines in vitro. Anticancer Res 22:2853–2862

[80] Hussein G, Miyashiro H, Nakamura N, Hattori M, Kakiuchi N, Shimotohno K (2000) Inhibitory effects of sudanese medicinal plant extracts on hepatitis C virus (HCV) protease. Phytother Res 14: 510–516

[81] Jalili C, Salahshoor MR, Pourmotabbed A, Moradi S, Roshankhah Sh, Darehdori AS, Motaghi M (2014a) The effects of aqueous extract of Boswellia Serrata on hippocampal region CA1 and learning deficit in kindled rats. Res Pharm Sci 9:351–358

[82] Jalili C, Salahshoor MR, Moradi S, Pourmotabbed A, Motaghi M (2014b) The therapeutic effect of the aqueous extract of boswellia serrata on the learning deficit in kindled rats. Int J Prev Med 5:563–568

[83] Jing Y, Xia L, Han R (1992) Growth inhibition and differentiation of promyelocytic cells (HL-60) induced by BC-4, an active principle from Boswellia carterii Birdw. Chin Med Sci J 7:12–15

[84] Jing Y, Nakajo S, Xia L, Nakaya K, Fang Q, Waxman S, Han R (1999) Boswellic acid acetate induces differentiation and apoptosis in leukemia cell lines. Leuk Res 23:45–50

[85] Kala SL, Ogunsusi RA, Ogbogu VC, Nwude N (1989) Screening of some Nigeria plants for molluscicidal activity. Rev Elev Med Vet Pays Trop 42: 195–202

[86] Kapil A, Moza N (1991) Anticomplementary activity of Boswellia acids – an inhibitor of C3-convertase of the classical complement pathway. Int J Immunopharmacol 14: 1139–1143

[87] Kar A, Menon MK (1969) Analgesic effect of the gum resin of Boswellia serrata Roxb. Life Sci 8:1023–1028

[88] Kaur R, Khan S, Chib R, Kaur T, Sharma PR, Singh J, Shah BA, Taneja SC (2011) A comparative study of proapoptotic potential of cyano analogues of boswellic acid and 11-keto-boswellic acid. Eur J Med Chem 46:1356–1366

[89] Kavitha JV, Rosario JF, Chandran J, Anbu P, Bakkiyanathan (2005) Hypoglycemic and other related effects of Boswellia glabra in alloxan-induced diabetic rats. Indian J Physiol Pharmacol 51:29–39

[90] Kesava Reddy G, Dhar SC, Singh CB (1987) Urinary excretion of connective tissue metabolites under the influence of a new non-steroidal anti-inflammatory agent in adjuvant induced arthritis. Agents Actions 22:99–105

[91] Kiela PR, Midura AJ, Kuscuoglu N, Jolad SD, Solyom AM, Besselsen DG, Timmermann BN, Ghishan FK (2005) Effects of Boswellia serrata in mouse models of chemically induced colitis. AM J Physiol Gastrointest Liver Physio 288:798–808

[92] Kimmatkar N, Thawani V, Hingorani L, Khiyani R (2003) Efficacy and tolerability of Boswellia serrata extract in treatment of osteoarthritis of knee – a randomized double blind placebo controlled trial. Phytomed 10: 3–7

[93] Kirste S, Treier M, Wehrle SJ, Becker G, Abdel-Tawab M, Gerbeth K, et al. (2011) Boswellia serrata acts on cerebral edema in patients irridiated for brain tumors. Cancer 117(16):3788–95

[94] Khan MA, Singh M, Khan MS, Najmi AK, Ahmad S (2014) Caspase mediated synergistic effect of Bos-

wellia serrata extract in combination with doxorubicin against human hepatocellular carcinoma. Biomed Res Int 294:143

[95] Khan MA, Ali R, Parveen R, Najmi AK, Ahmad S (2016) Pharmacological evidences for cytotoxic and antitumor properties of boswellic acids from Boswellia serrata. J Ethnopharmacol doi:10.1016/j.jep.2016–06.053

[96] Kokkiripati PK, Bhakshu LM, Marri S, Padmasree K, Row AT, Raghavendra AS, Tetali SD (2011) Gum resin of Boswellia serrata inhibited human monocytic (THP-1) cell activation and platelet aggregation. J Ethnopharmacol 137:893–901

[97] Kreck C, Saller R (1998) Indischer Weihrauch und seine Zubereitungen einschließlich H15 als traditionelles und modernes Therapeutikum. Internist Prax 38:857–872

[98] Krieglstein CF, Anthoni C, Rijcken EJ, Laukötter M, Spiegel HU, Boden SE, Schweizer S, Safayhi H. Senninger N, Schürmann G (2001) Acetyl-11-keto-beta-boswellic acid, a constituent of a herbal medicine from Boswellia serrata resin, attenuates experimental ileitis. Int J Colorectal Dis 16:88–95

[99] Krüger Ph, Daneshfar R, Eckert GP, Klein J, Volmer DA et al. (2008) Metabolism of Boswellic Acids in Vitro and in Vivo. Drug Metabol and Distpos 36: 1135–1142

[100] Krüger P, Kanzer J, Hummel J, Fricker G, Schubert-Zsilavecz M, Abdel-Tawab M (2009) Permeation of Boswellia extract in the Caco-2 model and possible interactions of its constituents KBA and AKBA with OATP1B3 and MRP2. Eur J Pharm Sci 36: 275–284

[101] Kumar A, Qayum A, Sharma PR, Singh SK, Shah BA (2016) Synthesis of β-boswellic acid derivatives as cytotoxic and apoptotic agents. Bioorg Med Chem Lett 26:76–81

[102] Kunnumakkara AB, Nair AS, Sung B, Pandey MK, Aggarwal BB (2009) Boswellic acid blocks signal transducers and activators of transcription 3 signalling, proliferation, and survival of multiple myeloma via the protein tyrosine phosphatase SHP-1. Mol Cancer Res 7:118–128

[103] Liu JJ, Nilsson A, Oredsson S, Badmaev V, Zhao WZ, Duan RD (2002a) Boswellic acids trigger apoptosis via a pathway dependent on caspase-8 activation but independent on Fas/Fas ligand interaction in colon cancer HT-29 cells. Carcinogenesis 23:2087–2093

[104] Liu JJ, Nilsson A, Oredsson S, Badmaev V, Duan RD (2002b) Keto- and acetyl-keto-boswellic acids inhibit proliferation and induce apoptosis in Hep G2 cells via a caspase-8 dependent pathway. Int J Mol Med 10:501–505

[105] Liu JJ, Huang B, Hooi SC (2006) Acetyl-keto-beta-boswellic acid inhibits cellular proliferation through a p21-dependent pathway in colon cancer cells. Br J Pharmacol 148:1099–1107

[106] Liu M, Chen P, Büchele B, Dong S, Huang D, Ren C, Zhang Y, Hou X, Simmet T, Shen J (2013) boswellic acid-containing extract attenuates hepatic granuloma in C57BL/6 mice infected with Schistosoma japonicum. Parasitol Res 112:1105–1111

[107] Liu Z, Liu X, Sang L, Liu H, Xu Q, Liu Z (2015) Boswellic acid attenuates asthma phenotypes by downregulation of GATA3 via pSTAT6 inhibition in a murine model of asthma. Int J Clin Exp Pathol 8:236–243

[108] Liu M, Xia L, Hua H, Jing Y (2008) Acetyl-keto-beta-ta-boswellic acid induces apoptosis through a death receptor 5-mediated pathway in prostate cancer cells. Cancer Res 68:1180–1186

[109] Lulli M, Cammalleri M, Fornaciari I, Casini G, Dal Monte M (2015) Acetyl-11-keto-β-boswellic acid reduces retinal angiogenesis in a mouse model of oxygen-induced retinopathy. Exp Eye Res 135:67–80

[110] Mahesh BU, Shrivastava S, Pragada RR, Naidu VG, Sistla R (2014) Antioxidant and hepatoprotective effects of Boswellia ovalifoliolata bark extracts. Chin J Nat Med 12:663–671

[111] Madisch A, Miehlke S, Eichele O, Bethke B, Mrwa J, Kuhlisch E et al. (2005) Boswellia serrata Extrakt bei kollagener Kolitis – eine randomisierte, placebo-kontrollierte, doppelblinde Multicenterstudie. Dtsch Ges Verdau Stoffw Erkr. Gastroenterol 43 Suppl. Z: P061

[112] Manguro LO, Wagai SO (2016) Ursane and tirucallane-type triterpenes of Boswellia rivae oleo-gum resin. J Asian Nat Prod Res 18:854–864

[113] Mehrabian M, Allayee H, Wong J, et al. (2002) Identification of 5-lipoxigenase as a major gene contributing to atherosclerosis susceptibility in mice. Circ Res 91:120–126 [Erratum Circ. Res 91: e27]

[114] Mehta M, Dureja H, Garg M (2016) Development and optimization of boswellic acid-loaded proniosomal gel. Durg Deliv 8:1–10

[115] Meins J, Artaria C, Riva A, Morazzoni P, Schubert-Zsilavecz M, Abdel-Tawab M (2016) Survey on the Quality of the Top-Selling European and American Botanical Dietary Supplements Containing Boswellic Acids. Planta Med 82:573–579

[116] Menon MK, Kar A (1971) Analgesic and psychopharmacological effects of the gum resin of Boswellia serrata. Planta Med 19:333–341

[117] Milic N, Milosevic N, Golocorbin Kon S, Bozic T, Abenavoli L, Borrelli F (2014) Warfarin interactions with medicinal herbs. Nat Prod. Commun 9:1211–1216

[118] Miller DA, Keen JM, Brough C, Ellenberger DJ, Cisneros M, Williams RO 3rd, McGinity JW (2016) Bioavailability enhancement of a BCS IV compound via an amorphous combination product containing ritonavir. J Pharm Pharmacol 68:678–691

[119] Min Lu, Lijuan Xia, Huiming Hua et al. (2008) Acetyl-Keto-β-Boswellic Acid Induces Apoptosis through a Death Receptor 5-Mediated Pathway in Prostate Cancer Cells. Caner Res 68:1180–1186

[120] Mostafa DM, Ammar NM, Basha M, Hussein RA, El Awdan S, Awad G (2015) Transdermal microemulsions of Boswellia carterii Bird: formulation, characterization and in vivo evaluation of anti-inflammatory activity. Drug Deliv 22:748–756

[121] Mostafa DM, Ammar NM, Abd El-Alim SH, Kassem AA, Hussein RA, Awad G, El-Awdan SA (2015) Boswellia carterii liquisolid systems with promoted anti-inflammatory activity. Curr Drug Deliv 12:454–463

[122] Mothana RA, Lindequist U (2005) Antimicrobial activity of some medicinal plants of the island Sogotra. J Ethnopharmacol 96: 177–181

[123] Mothana RA, Mentel R, Reiss C, Lindequist U (2006) Phytochemical screening and antiviral activity of some medicinal plants from the island Sogotra. Phytother Res 20: 298–302

[124] Mothana RA (2011) Anti-inflammatory, antinociceptive and antioxidant activities of the endemic Sogotraen Boswellia elongata Balf. F. and Jatropha unicostata Balf. F. in different experimental models. Food Chem Toxicol 49: 2594–2599

[125] Moussaieff A, Shohami E, Kashman Y, Fride E, Schmitz ML, Renner F, et al. (2007) Incensolate acetate, a novel anti-inflammatory compound isolated from Boswellia resin, inhibits nuclear factor-kappa B activation. Mol Pharmacol 72: 1657–1664

[126] Moussaieff A, Shein NA, Tsenter J, Grigoriadis S, Simeonidou C, Alexandrovich AG, Trembovler V, Ben-Neriah Y, Schmitz ML, Fiebich BL, Munoz E, Mechoulam R, Shohami E (2008) Incensole acetate: a novel neuroprotective agent isolated from Boswellia carterii. J Cereb Blood Flow Metab 28:1341–1352

[127] Moussaieff A, Yu J, Zhu H, Gattoni-Celli S, Shohami E, Kindy MS (2012) Protective effects of incensole acetate on cerebral ischemic injury. Brain Res 1443:89–97

[128] Niebler J, Buettner A (2016) Frankincense Revisited, Part I: Comparative Analysis of Volatiles in Commercially Relevant Boswellia Species. Chem Biodivers 13:613–629

[129] Nikolic M, Smiljkovic M, Markovic T, Cirica A, Glamoclija J, Markovic D, Sokovic M (2016) Sensitivity of clinical isolates of Candida to essential oils from Burseraceae family. EXCLI J 15:280–289

[130] O'Connor TM, Cusack R, Landers S, Bredin CP (2014) Holy Saturday asthma. BMJ Case Rep doi:10.1136/bcr-2014-203861

[131] Pan YN, Liang XX, Niu LY, Wang YN, Tong X, Hua HM, Zheng J, Meng DY, Liu XQ (2015) Comparative studies of pharmacokinetics and anticoagulatory effect in rats after oral administration of Frankincense and its processed products. J Ethnopharmacol 172:118–123

[132] Pandey RS, Singh BK, Tripathi YB (2005) Extract of gum resins of Boswellia serrata L. inhibits lipopolysaccharide induced nitric oxide production in rat macrophages along with hypolipidemic proberty. Indian J Exp Biol 43:509–516

[133] Pang X, Yi Z, Zhang X, Sung B, Qu W, Lian X, Aggarwal BB, Liu M (2009) Acetyl-11-keto-beta-boswellic acid inhibits prostate tumor growth by suppressing vascular endothelial growth factor receptor 2-mediated angiogenesis. Cancer Res 69:5893–5900

[134] Park YS, Lee JH, Bondar J, Harwalkar JA, Safayhi H, Golubic M (2002) Cytotoxic action of acetyl-11-keto-beta-boswellic acid (AKBA) on meningioma cells. Planta Med 68:397–401

[135] Park B, Sung B, Yadav VR, Cho SG, Liu M, Aggarwal BB (2011) Acetyl-11-keto-β-boswellic acid suppresses invasion of pancreatic cancer cells through the downregulation of CXCR4 chemokine receptor expression. Int J Cancer 129:23–33

[136] Powell WS, Gravel S, McLoad RJ, Mills E, Hashefi M (1993) Stimulation of human neutrophils by 5-oxo-6,8, 11,14-eicosatetraenoic acid by a mechanism independent of the leukotriene B4 receptor. J Biol Chem 268:9280–9286

[137] Powell WS, Chung D, Gravel S (1995) 5-oxo-6,8,11,14-eicosatetraenoic acid is a potent stimulator of human eosinophil migration J Immunol 154:4123–4132

[138] Prabhavathi K, Chandra US, Soanker R, Rani PU (2014) A randomized, double blind, placebo controlled, cross over study to evauate the analgesic activity of Boswellia serrata in healthy volunteers using mechanical pain model. Indian J Pharmacol 46:475–479

[139] Qi Z, Zhang G, Zhu W (1999) Experimental study on induction of apoptosis of leukemic cells by Boswellia carterii Birdw extractive. Hunan Yi Ke Da Cue XUE XUE Bao 24:23–25

[140] Raja AF, Ali F, Khan IA, Shawl AS, Arora DS (2011) Acetyl-11-keto-β-boswellic acid (AKBA); targeting oral cavity pathogens. BMC Res Notes 4: 406

[141] Ravanan P, Singh SK, Rao GS, Kondaiah P (2011) Growth inhibitory, apoptotic and anti-inflammatory activities displayed by a novel modified triterpenoid, cyano enone of methyl boswellates. J Biosci 36:297–307

[142] Reddy GK, Chandrakasan G, Dhar SC (1989) Studies on the metabolism of glycosaminoglycans under the influence of new herbal anti-inflammatory agents. Biochem Pharmacol 38:3527–3534

[143] Reichling J, Schmökel H, Fitzi J, Bucher S, Saller R (2004) Dietary support with Boswellia resin in canine

inflammatory joint and spinal disease. Schweiz Arch Tierheilkd 146:71–79

[144] Roy NK, Deka A, Bordoloi D, Mishra S, Kumar AP, Sethi G, Kunnumakkara AB (2016) The potential role of boswellic acids in cancer prevention and treatment. Cancer Lett 377:74–86

[145] Rueda DC, Raith M, De Mieri M, Schöffmann A, Hering S, Hamburger M (2014) Identification of dehydroabietc acid from Boswellia thurifera resin as a positive GABAA receptor modulator. Fitoterapia 99:28–34

[146] Sabina EP, Indu H, Rasool M (2012) Effect of boswellic acid on lysosomal acid hydrolases, lipid peroxidation and antioxidant status in gouty arthritic mice. Asian Pac J Trop Biomed 2:128–133

[147] Safayhi H, Mack T, Ammon HP (1991) Protection by boswellic acids against galactosamine/endotoxin-induced hepatitis in mice. Biochem Pharmacol 41:1536–1537

[148] Safayhi H, Mack T, Sabieraj J. Anazodo MI, Subramanian LR, Ammon HP (1992) Boswellic acids: novel, specific nonredox inhibitors of 5-lipoxygenase. J Pharmacol Exp Ther 261:1143–1146

[149] Safayhi H, Sailer ER, Ammon HP (1995) Mechanism of 5-lipoxygenase inhibition by acetyl-11-keto-beta-boswellic acid. Mol Pharmacol 47:1212–1216

[150] Safayhi H, Rall B, Sailer ER, Ammon HP (1997) Inhibition by Boswellic acids of human leukocyte elastase. J Pharmacol Exp Ther 281: 460–463

[151] Safayhi H, Boden SE, Schweizer S, Ammon HPT (2000) Concentration-dependent potentiating and inhibitory effects of Boswellia extracts on 5-lipoxigenase product formation in stimulated PML. Planta Med 66:110–113

[152] Satpathy R, Guru RK, Behera R, Nayak B (2015) Prediction of anticancer property of boswellic acid derivatives by quantitative structure activity relationship analysis and molecular docking study. J Pharm Bioallied Sci 7:21–25

[153] Sayed AS, El Sayed NS (2016) Co-administration of 3-Acetyl-11-Keto-Beta-Boswellic Acid Potentiates the Protective Effect of Celecoxib in Lipopolysaccharide-Induced Cognitive Impairment in Mice: Possible Implication of Anti-inflammatory and Antiglutamatergic Pathways. J Mol Neurosci 59:58–67

[154] Sailer ER, Schweizer S, Boden SE, Ammon HP, Safayhi H (1998) Characterization of an acetyl-11-keto-beta-boswellic acid and arachidonate-binding regulatory site of 5-lipoxygenase using photoaffinity labeling. Eur J Biochem 256: 364–368

[155] Sander O, Herborn G, Rau R (1998) Is H15 (extract of Boswellia serrata "incense") an efficient supplementation to established drug therapy of rheumatoid arthritis? Results of a double-blind pilot trial. Z Rheumatol 57: 11–16

[156] Saraswati S, Pandey M, Mathur R, Agrawal SS (2011) Boswellic acid inhibits inflammatory angiogenesis in a murine sponge model. Microvasc Res 82:263–268

[157] Schillaci D, Arizza V, Dayton T, Camarda L, Di Stefano V (2008) In vitro anti-biofilm activity of Boswellia spp. Oleogum resin essential oils. Lett Appl Microbiol 47: 433–438

[158] Schmidt TJ, Kaiser M, Brun R (2011) Complete structural assignment of serratol, a cembrane-type diterpene from Boswellia serrata and evaluation of its antiprotozoal activity. Planta Med 77: 849–850

[159] Schneider H, Weller M (2016) Boswellic acid activity against glioblastoma stem-like cells. Oncol Lett 11:4187–4192

[160] Schrott E, Laufer S, Lämmerhofer M, Ammon HPT (2014) Extract from gum resin of Boswellia serrata decreases IA2-antibody in a patient with "Late onset Autoimmune Diabetes of the Adult" (LADA). Phytomed 21:786

[161] Schwenk U, Schröder JM (1995) 5-oxo-eicosanoids are potent eosinophil chemotactic factors. J Biol Chem 270:15029–15036

[162] Scior T, Verhoff M, Gutierrez-Aztatzi I, Ammon HP, Laufer S, Werz O (2014) Interference of boswellic acids with the ligand binding domain of the glucocorticoid receptor. J Chem Inf Model 54:978–986

[163] Sedighi B, Pardakhty A, Kamali H, Shafiee K, Hasani BN (2014) Effect of Boswellia papyrifera on cognitive impairment in multiple sclerosis. Iran J Neurol 13:149–153

[164] Sengupta K, Alluri KV, Satish AR, Mishra S, Golakoti T, Sarma KV, et al. (2008) A double blind, randomised, placebo controlled study of the efficacy and safety of 5-Loxin for treatment of osteoarthritis of the knee. Arthritis Res Ther 10: R85

[165] Sengupta K, Krishnaraju AV, Vishal AA, Mishra A, Trimurtulu G, Sarma KV et al. (2010) Comperative efficacy and tolerability of 5-Loxin and Aflapin. Against osteoarthritis of the knee: a double blind, randomized, placebo controlled clinical study. Int J Med. Sci 7: 366–379

[166] Shah BA, Kumar A, Gupta P, Sharma M, Sethi VK, Saena AK, Singh J, Qazi GN, Taneja SC (2007) Cytotoxic and apoptotic activities of novel amino analogues of boswellic acids. Bioorganic & Medicinal Chemistry Letters 17:6411–6416

[167] Shao Y, Ho CT, Chin CK, Badmaev V, Ma W, Huang MT (1998) Inhibitory activity of boswellic acids from Boswellia serrata against human leukemia HL-60 cells in culture. Planta Med 64:328–331

[168] Sharma ML, Kaul A, Khajuria A, Singh S, Singh GB (1996) Immunomodulatory activity of boswellic acids (pentacyclic triterpene acids) from Boswellia serrata. Phytother Res 10: 107–112

[169] Sharma S, Thawani V, Hingorani L, Shrivastava M, Bhate VR, Khiyani R (2004) Pharmacokinetic study of 11-keto-beta-boswellic acid. Phytomed 11: 255–260

[170] Sharma S, Gupta S, Khajuria V, Bhagat A, Ahmed Z, Shah BA (2016) Analogues of boswellic acids as inhibitors of pro-inflammatory cytokines TNF-α and IL-6. Bioorg Med Chem Lett 26:695–698

[171] Shehata AM, Quintanilla-Fend L, Bettio S, Singh CB, Ammon HPT (2011) Prevention of multiple low-dose streptozotocin (MLD-STZ) diabetes in mice by an extract from gum resin of Boswellia serrata (BE). Phytomed 18: 1037–1044

[172] Shehata AM, Quintanilla-Fend L, Bettio S, Jauch J, Scior T, Scherbaum WA, Ammon HPT (2015) 11-Keto-β-Boswellic acids prevent developmend of autoimmune reactions, insulitis and reduce hyperglycemia during induction of multiple low dose streptozotocin (MLD-STZ) diabetes in mice. Horm Metab Res 47: 463 – 469

[173] Shehata AM, Quintanilla-Martinez L, Bettio S, Kamyabi-Moghaddam Z, Kolhofer U, Scherbaum WA, Ammon HPT (2017) 11-keto-β-boswellic acid inhibits lymphocyte (CD3) infiltration into pancreatic islets of young None Obese Diabetic (NOD) mice. Horm Metab Res in press

[174] Shen S, Xu X, Liu Z, Liu J, Hu L (2015) Synthesis and structure-acitivity relationships of boswellic acid derivatives as potent VEGFR-2 inhibitors. Bioorg Med Chem 23:1982–1993

[175] Shenvi S, Kiran KR, Kumar K, Diwakar L, Reddy GC (2015) Synthesis and biological evaluation of boswellic acid-NSAID hybrid molecules as anti-inflammatory and anti-arthritic agents. Eur J Med Chem 98:170–178

[176] Siemoneit U, Hofmann B, Kather N, Lamkemeyer T, Madlung J, Franke L, et al. (2008) Identification and functional analysis of cyclooxygenase-1 as a molecular target of Boswellic acids. Biochem Pharmacol 75: 503–513

[177] Siemoneit U, Pergola C, Jazzar B, Northoff H, Skarke C, Jauch J, Werz O (2009) On the interference of Boswellic acids with 5-lipoxygenase: mechanistic studies in vitro and pharmacological relevance. Eur J Pharmacol 606: 246–254

[178] Siemoneit U, Koeberle A, Rossi A, Dehm F, Verhoff M, Reckel S, et al. (2011) Inhibition of microsomal prostaglandin E2 synthase-1 as a molecular basis for the anti-inflammatory actions of Boswellic acids from frankincense. Br J Pharmacol 162: 147–162

[179] Singh GB, Atal CH (1986) Pharmacology of an extract of salai guggal ex Boswellia serrata, a new non-steroidal anti-inflammatory agent. Agents Actions 18: 407–412

[180] Singh SK, Bhusari S, Singh R, Saxena A, Mondhe D, Qazi GN (2007) Effect of acetyl 11-keto beta-boswellic acid on metastatic growth factor responsible for angionesis. Vascul Pharmacol 46:333–337

[181] Singh S, Khajuria A, Taneja SC, Khajuria RK, Singh J, Qazi GN (2007) Boswellic acids and glucosamine show synergistic effect in preclinical anti-inflammatory study in rats. Bioorg Med Chem Lett 17:3706–3711

[182] Singh S, Khajuria A, Taneja SC, Khajuria RK, Singh J, Johri RK, Qazi GN (2008) Boswellic acids: A leukotriene inhibitor also effective through topical application in inflammatory disorders. Phytomedicine 15: 400–407

[183] Singh S, Khajuria A, Taneja SC, Khajuria RK, Singh J, Johri RK, Qazi GN (2008) The gastric ulcer protective effect of boswellic acids, a leukotriene inhibitor from Boswellia serrata, in rats. Phytomedicine 15:408–415

[184] Sharma ML, Bani S, Singh GB (1989) Anti-arthritic activity of boswellic acids in bovine serum albumin (BSA)-induced arthritis. Int J Immunopharmacol 11:647–652

[185] Sharma S, Gupta S, Khajuria V, Bhagat A, Ahmed Z, Shah BA (2016) Analogues of boswellic acids as inhibitors of pro-inflammatory cytokines TNF-α and IL-6. Bioorg Med Chem Lett 26:695–698

[186] Snima KS, Nair RS, Nair SV, Kamath CR, Lakshmanan VK (2015) Combination of anti-diabetic drug metformin and boswellic acid nanoparticles: A novel strategy for pancreatic cancer therapy. J Biomed Nanotechnol 11:93–104

[187] Sontakke S, Thawani V, Pimpalkhute S, Kabra P, Bubhulkar S, Hingorani L (2007) Open, randomized controlled clinical trial of Boswellia serrata extract as compared to valdecocib in osteoarthritis of knee. Indian J Pharmacol 39: 27–29

[188] Spanbroek R, Grabner R, Lotzer K, et al. (2003) Expanding expression of the 5-lipoxigenase pathway within the arterial wall during human atherogenesis. Proc Natl Acad Sci USA 100:1238–1243

[189] Sterk V, Büchele B, Simmet T (2004) Effect of food intake on the bioavailability of boswellic acids from a herbal preparation in healthy volunteers. Planta Med 70: 1155–1160

[190] Streffer JR, Bitzer M, Schabet M, Dichganz J, Weller M (2001) Response of radiochemotherapy-associated cerebral edema a phytotherapeutic agent, H15. Neurology 56: 1219–1221

[191] Syrovets T, Büchele B, Gedig E, Slupsky J, Simmet T (2000) Acetyl-boswellic acids are novel catalytic inhibitors of human topoisomerases I and IIa. Mol Pharmacol 58:71–81

[192] Syrovets T, Gschwend JE, Büchele B, Laumonnier Y, Zugmaier W, Genze F, Simmet T (2005) Inhibition of IkappaB kinase activity by acetyl-boswellic acids promotes apoptosis in androgen-independent PC-3 pro-

state cancer cells in vitro and in vivo. Biol Chem 280:6170–6180

[193] Takada Y, Ichikawa H, Badmaev V, Aggarwal BB (2006) Acetyl-11-keto-beta-boswellic acid potentiates apoptosis, inhibits invasion, and abolishes osteoclastogenesis by suppressing NF-kappa B and NF-kappa B-regulated gene expression. J Immunol 176:3127–3140

[194] Tausch L, Henkel A, Siemoneit U, Poeckel D, Kather N, Franke L, et al. (2009) Identification of human cathepsin G as a functional target of boswellic acids from the anti-inflammatory remedy frankincense. J Immunl 183: 3433–3442

[195] Thummuri D, Jeengar MK, Shrivastava S, Areti A, Yerra VB, Yamjala S, Komirishetty P, Naidu VB, Kumar A, Sistla R (2014) Boswellia ovalifoliolata abrogates ROS mediated NF-κB activation, causes apoptosis and chemosensitization in triple negative breast cancer cells. Environ Toxicol Pharmacol 38:58–70

[196] Toden S, Okugawa Y, Buhrmann C, Nattamai D, Anguiano E, Baldwin N, Shakibaei M, Boland CR, Goel A (2015) Novel evidence for curcumin and boswellic acid-induced chemoprevention through regulation of miR-34a and miR-27a in colorectal cancer. Cancer Prev Res (Phila) 8:431–443

[197] Togni S, Maramaldi G, Di Pierro F, Biondi M (2014) A cosmeceutical formulation based on boswellic acids for the treatment of erythematous eczema and psoriasis. Clin Cosmet Investig Dermatol 7:321–327

[198] Togni S, Maramaldi G, Bonetta A, Giacomelli L, Di Pierro F (2015) Clinical evaluation of safety and efficacy of Boswellia-based cream for prevention of adjuvant radiotherapy skin damage in mammary carcinoma: a randomized placebo controlled trial. Eur Rev Med Pharmacol Sci 19:1338–1344

[199] Umar S, Umar K, Sarwar AH, Khan A, Ahmad N, Ahmad S, Katiyar CK, Husain SA, Khan A (2014) Boswellia serrata extract attenuates inflammatory mediators and oxidative stress in collagen induced arthritis. Phytomed 21:847–856

[200] Verhoff M, Seitz S, Paul M, Noha SM, Jauch J, Schuster D, Werz O (2014) Tetra- and pentacyclic triterpene acids from the ancient anti-inflammatory remedy frankincense as inhibitors of microsomal prostaglandin E(2) synthase-1. J Nat Prod 77:1445–1451

[201] Wagner H, Knaus W, Jordan E (1987) Pflanzeninhaltsstoffe mit Wirkung auf das Komplementsystem. Z Phytother 8: 148–149

[202] Wang H, Syrovets T, Kess D, Büchele B, Hainzl H, Lunov O, et al. (2009) Targeting NF-kappa B with a natural triterpenoid alleviates skin inflammation in a mouse model of psoriasis. J Immunol 1: 4755–4763

[203] Wang LG, Liu X-M, J X-J (1991) Determination of DNA topoisomerase II activity from L 1210 cells – a target for screening antitumor agents Acta Pharmacologica Sinica 12:108–114

[204] Wang M, Chen M, Ding Y, Zhu Z, Zhang Y, Wei P, Wang J, Qiao Y, Li L, LiY, Wen A (2015) Pretreatment with β-Boswellic acid improves blood stasis induced endothelial dysfunction: Role of eNOS Activation. Sci Rep 5:15357

[205] Wang Q, Pan X, Wong HH, Wagner CA, Lahey LJ, Robinson WH, Sokolove J (2014) Oral and topical boswellic acid attenuates mouse osteoarthritis. Osteoarthritis Cartilage 22:128–132

[206] Wang YG, Ren J, Wang AG, Yang JB, Ji TF, MaQG, Tian J, Su YL (2013) Hepatoprotective prenylaromadendrane-type diterpenes from the gum resin of Boswellia carterii. J Nat Prod 76:2074–2079

[207] Wang YG, Ma QG, Tian J, Ren J, Wang AG, Ji TF, Yang JB, Su YL (2016) Hepatoprotective triterpenes from the gum resin ob Boswellia carterii. Fitoterapie 109:266–273

[208] Wildfeuer A, Neu IS, Safayhi H, Metzger G, Wehrmann M, Vogel U, Ammon HP (1998) Effects of boswellic acids extracted from a herbal medicine on the biosynthesis of leukotrienes and the course of experimental autoimmune encephalomyelitis. Arzneimittelforschung 48:668–674

[209] Winking M, Sarikaya S, Rahmanian A, Jödicke A, Böker DK (2000) Boswellic acids inhibit glioma growth: a new treatment option? Neurooncol 46:97–103

[210] Winking M, Sarikaya S. Rahmanian A. Böker DK (1999) Boswellia-Säuren hemmen das Hirntumorwachstum im Tiermodell. Med Welt 50:515–520

[211] Xia L, Chen D, Han R, Fang Q, Waxman S, Jing Y (2005) Boswellic acid acetate induces apoptosis through caspase-mediated pathways in myeloid leukemia cells. Mol Cancer Ther 4:381–388

[212] Yazdanpanahi N, Behbahani M, Yektaeian A (2014) Effect of boswellia thurifera gum methanol extract on cytotoxicity and p53 gene expression in human breast cancer cell line. Iran J Pharm Res 13:719–724

[213] Y J, Kamath JV, Asad M (2006) Effect of hexane extract of Boswellia serrata oleo-gum resin on chemically induced liver damage. Pak J Pharm Sci., 19:129–133

[214] Younoussa L, Nukenine EN, Esimone CO (2016) Toxicity of Boswellia dalzielii (Burseraceae) leaf fractions against immature stages of Anopheles gambiae (Giles) and Culex quinquefasciatus (Say) (Diptera: Culicidae). Int J Insect Sci 8:23–31

[215] Yuan Y, Cui SX, Wang Y, Ke HN, Wang RQ, Lou HX, Gao ZH, Qu XJ (2013) Acetyl-11-keto-beta-boswellic acid (AKBA) prevents human colonic adenocarcinoma growth through modulation of multiple signaling pathways. Biochim Biophys Acta 1830:4907–4916

[216] Yuan XY, Li YH, Qi ZH, Peng MY, Wan Z, Wang GP, Chen FP (2010) Effect of acetyl-11-keto-β-boswellic acid on proliferation, apoptosis and cell cycle of human acute myeloid leukemia cell line HL-60. Zhongguo Shi Yan Xue Ye Xue Za Zhi 18:1440–1444

[217] Zaitone SA, Barakat BM, Bilasy SE, Fawzy MS, Abdela-ziz EZ, Farag NE (2015) Protective effect of boswellic acids versus pioglitazone in a rat model of diet-induced non-alcoholic fatty liver disease: influence on insulin resistance and energy expenditure. Naunyn Schmidebergs Arch Pharmacol 388:587–600

[218] Zaki AA, Hashish NE, Amer MA, Lahloub MF (2014) Cardioprotective and antioxidant effects of oleogum resin „Olibanum" from Bos Boswellia carteri Birdw. (Bursearceae). Chin J Nat Med 12:345–350

[219] Zhang Y, Duan RD (2009) Boswellic acid inhibits expression of acid sphingomyelinase in intestinal cells. Lipids Health Dis 8:1476–1511

[220] Zhang Y, Jia J, Ding Y, Ma Y, Shang P, Liu T, Hui G, Wang L, Wang M, Zhu Z, Li Y, Wen A (2016) Alpha-boswellic acid protects against ethanol-induced gastric injury in rats: involvement of nuclear factor erythroid-2-related factor 2/heme oxygenase-1 pathway. J Pharm Pharmacol 68:514–522

[221] Zhang YS, Xie JZ, Zhong JL, Li YY, Wang RQ, Qin YZ, Lou HX, Gao ZH, Qu XJ (2013) Acetyl-11-keto-β-boswellic acid (AKBA) inhibits human gastric carcinoma growth through modulation of the Wnt/β-catenin signaling pathway. Biochim Biophys Acta 1830:3604–3615

[222] Zhao W, Entschladen F, Liu H, Niggemann B, Fang Q, Zaenker KS, Han R (2003) Boswellic acid acetate induces differentiation and apoptosis in highly metastatic melanoma and fibrosarcoma cells. Cancer Detect Pref 27:67–75

[224] Ammon HPT (2006b) Boswellic Acids in Chronic Inflammatory Diseases. Planta Med 72:1100–1116

[225] Rainsford KD (1987) Biochemical effects of anti-inflammatory drugs in inflammatory diseases. In: Nigel Williamson WR (ed) Anti-inflammatory Compounds. Marcel Dekker, New York Basel, pp123–152

Bücher

[226] Ammon HPT (2001) Arzneimittelneben- und Wechselwirkungen 4. Auflage. Wissenschaftliche Verlagsgesellschaft, Stuttgart,

[227] Hunnius (2014) Pharmazeutisches Wörterbuch. In: Ammon HPT, Schubert-Zsilavecz M (Hrsg.), 11. Auflage. De Gruyter, Berlin New York

[228] Madaus G (1979) Lehrbuch der Biologischen Heilmittel. Georg Olms, Hildesheim New York

[229] Martinez D, Lohs K, Janzen J (1989) Weihrauch und Myrrhe. Kulturgeschichte und wirtschaftliche Bedeutung. Botanik, Chemie, Medizin. Wissenschaftliche Verlagsgesellschaft, Stuttgart

[230] Mutschler E, Geisslinger G, Kroemer HK, Menzel S, Ruth P (2013) Arzneimittelwirkungen, 10. Aufl. Wissenschaftliche Verlagsgesellschaft, Stuttgart,

[231] Pschyrembel (2002) Klinisches Wörterbuch, 259. Auflage. De Gruyter, Berlin New York

[232] Schrott E, Ammon HPT (2012) Heilpflanzen der ayurvedischen und der westlichen Medizin. Springer, Berlin Heidelberg New York

[233] Vaupel P, Schaible H-G, Mutschler E (2015) Anatomie, Physiologie, Pathophysiologie des Menschen, 7. Aufl. Wissenschaftliche Verlagsgesellschaft, Stuttgart

Übersichten

[223] Ammon HPT (2006a) Arzneimittelfindung bei Ayurveda. Dtsch Apoth Ztg 146: 62–66

Internet

[234] www.boswellia.org. Diese Website erfährt ein halbjähriges Update.

A3 Fachausdrücke/Begriffe

Diese Liste der Fachausdrücke und Begriffe ist für Leser ohne fachliche Vorbildung gedacht.

Abdomen Bauch

adjuvante Arthritis durch inaktivierte Mykobakterien erzeugte Arthritis; auch Freund'sche Arthritis genannt

Akt-1-Kinase Myokinase katalysiert: 2 ADP → ATP + AMP

alipathische Verbindung chemische organische Verbindung mit offener Kohlenstoffkette

Alveolarzellen Zellen des Lungengewebes, in denen der Gasaustausch stattfindet

analgetisch schmerzlösend

Analsphinkter Schließmuskel des Afters

Antagonist Gegenspieler

Antazidum Mittel gegen Übersäuerung des Magens

Antigen Substanz, die vom Organismus als fremd erkannt wird

antiinflammatorisch entzündungshemmend

Antikörper Immunglobulin des Körpers, das mit Antigenen reagiert (Antigen-Antikörper-Reaktion)

antinozizeptiv schmerzverhindernd

antiphlogistisch entzündungshemmend

anxiolytisch angstlösend

Apoptose Suizid von Zellen, programmierter Zelltod

Applikation Zufuhr/Verabreichung

Bioverfügbarkeit Verfügbarkeit eines Arzneistoffes im Körper

B-Lymphozyten Antikörper-bildende weiße Blutzellen

Borreliose Durch Borrelien hervorgerufene Erkrankung, insbesondere Rückfallfieber; einhergehend mit rheumatischen Beschwerden

Bronchokonstriktion Verengung der Luftröhre

Calor Wärme

Carrageenan Polysaccharidgemisch aus Isländischem Moos

Cathelicidine körpereigene Antibiotika

Chemotaxis Anlockung von weißen Blutkörperchen z. B. durch Leukotriene bei Infektion

cross over über Kreuz: bei klinischen Prüfungen Wechsel von Arzneimittel und Placebo bei ein und demselben Patienten

Cyclooxygenase Enzym der Arachidonsäurekaskade, beteiligt an der Bildung von Prostaglandinen

Cyclooxygenase-1 (COX-1) katalysiert die Synthese von Prostaglandinen in Magen, Thrombozyten, Niere

Cyclooxygenase-2 (COX-2) verstärkt Bildung von Prostaglandinen, bei Entzündungen, Schmerzreaktionen, Gewebeschäden

CYP 3A Cytochrom P450 3A (beteiligt am oxidativen Abbau von Arzneistoffen)

Dentriten Nervenfasern

dimer zweiteilig

Dolor Schmerz

doppelblind bei klinischer Testung von Arzneimitteln: weder Arzt noch Patient weiß, ob letzterer Placebo oder Arzneimittel bekommen hat

Downregulation Herabregulation

Duodenum Zwölffingerdarm

Dysplasie Fehlbildung

Dyspnoe Atemnot

Elastase Enzym, das Bindegewebe auflöst

Endometriose Erkrankung der Uterusschleimhaut

Endothel Innerste Zellschicht von Gefäßen

Endotoxin Toxin aus der äußeren Zellmembran von gram-negativen Bakterien

Enzephalitis Entzündung des Gehirns

Eosin Farbstoff

eosinophile Granulozyten mit Eosin angefärbte Granulozyten

Epididymitis Nebenhodenentzündung

Epigastrikum Magengrube

Erk extrazellulär regulierende Kinase: überträgt Phosphorsäurereste im Stoffwechsel

Erythrozyt rotes Blutkörperchen

Exazerbation Wiederaufflackern

Fibrinogen Vorstufe von Fibrin im Gerinnungsprozess

Fibroblast Zelle, die Fasern/Bindegewebe bildet

Fibrose Wucherung von Bindegewebe

Frankincens andere Bezeichnung für Weihrauch

Freund'sches Adjuvans Wasser-in-Öl-Emulsion mit abgetöteten Mikroorganismen (Mycobacterium tuberculosis)

Genom Erbgut

Gingiva Zahnfleisch

Glitazone Antidiabetika, steigern u. a. Glukose- und Fettsäureaufnahme im Gewebe und hemmen Glukoseneubildung in der Leber (Glukoneogenese)

GLP-1 Glukagon-ähnliches Peptid-1, Darmhormon, das an der Sekretion von Insulin beteiligt ist

Glutathion schwefelhaltiges Tripeptid; spielt eine Rolle bei Oxidations- und Reduktionsprozessen in der Zelle

Glykoprotein Verbindung zwischen Kohlehydraten und Eiweiß

gram-positiv/-negativ Färbung nach Gram zur Differenzierung von Bakterien

Granulom knötchenförmige Gewebsneubildung

Granulomatose zahlreiches Auftreten von Granulomen

Granulozyten weiße Blutzellen

Hämostase Prozess der Beendigung bei Blutung

Hashimoto-Thyreoiditis Schilddrüsenentzündung als Autoimmunkrankheit

Herniation Entwicklung einer Hernie

Hernie Eingeweidebruch

Hippokampus Teil des Gehirns, u. a. zuständig für Gedächtnis und Lernfähigkeit

Histiozyten Gewebebildende Zellen

humoral die Körperflüssigkeit betreffend; in der Körperflüssigkeit gelöst

Hyperplasie Vergrößerung eines Gewebes

Hyperurikämie erhöhter Harnsäurespiegel im Blut

Hypophyse Hirnanhangdrüse, wichtiger Bestandteil des gesamten hormonellen Systems

Hypophysenadenom Geschwulst der Hirnanhangdrüse (Hypophyse)

Hypothalamus Teil des Gehirns, zuständig für die Regulation Lebenswichtiger Körperfunktionen z. B. Herz/Kreislauf, Magen/Darm, Atmung

Ileitis terminalis Morbus Crohn, chronische Entzündung von Ileum und Colon

Ileum Krummdarm, unterer Abschnitt des Dünndarms

Immunsuppressivum Arzneimittel zur Abschwächung von Immunreaktionen

Insulitis Entzündung der Langerhans'schen Inseln; Vorkommen bei bestimmten Formen des Diabetes mellitus (Typ 1, LADA)

Interferone (IFN) Proteine, Glykoproteine der Immunabwehr

intestinal den Darm betreffend

Intima Gefäßinnenwand

intraperitoneal in der Bauchhöhle

intratracheal in die Luftröhre

Iritis Entzündung der Regenbogenhaut am Auge

ischämisch blutleer

Kalziumantagonist Kalziumkanalblocker, verhindert Einstrom von Kalziumionen u. a. in glatte Muskelzellen der Gefäße; führt zu Erschlaffung der Muskelzellen und damit zu Gefäßerweiterung; Anwendung Bluthochdruck

Kardioprotektion Schutzfunktion gegenüber dem Herz

Kinase Phosphorsäurereste übertragendes Enzym

Klonogenität Schütteln bei Krämpfen

kognitiv wahrnehmen, erkennen

Kolitis Entzündung des Dickdarms

Kollagen Leimbildner; Gerüsteiweiß v. a. Knorpel, Knochen, Bindegewebe, Sehnen

Kollagenose Erkrankung des kollagenen Bindegewebes

Kolonsigmoid S-förmig gekrümmter Teil des Dickdarms

Kolorektum Bereich Dickdarm/Mastdarm

Konvertasen Enzyme des Komplementsystems im Zusammenhang mit der Auslösung von Entzündungen

Kreatinkinase Enzym des ATP-Stoffwechsels; im Blut erhöht z. B. bei Herzinfarkt, Muskelerkrankungen

Kryptitis Entzündungen von Krypten (Gruben) im Mastdarm

Laktatdehydrogenase Enzym: spaltet aus Milchsäure Wasserstoff ab; im Blut erhöht bei Herzinfarkt und Hepatitis

Leukotriene Entzündungsfaktoren der Arachidonsäurekaskade

Leukozyt weiße Blutzelle

Leukozytose erhöhter Blutspiegel an Leukozyten z. B. bei Infektionen

Lichen ruber Chronisch-entzündliche juckende Flechtenerkrankung der Haut und der Schleimhäute

Ligation Abschnürung

Lipidperoxidation oxidativer Abbau von Lipiden

Lipopolysaccharid Verbindung aus Fett- und Kohlenhydratanteilen

Lipoprotein Verbindung aus Fett- und Eiweißanteil

Lipoxigenase Enzym der Arachidonsäurekaskade beteiligt an der Bildung von Leukotrienen

L-Typ-Kalziumantagonist hemmt Einstrom von Calciumionen in die Zelle durch den L-Typ Kalziumkanal (z. B. Nifedipin)

Lupus erythematodes Autoimmunerkrankung mit Bildung von Auto- Antikörpern u. U. auch gegen Blutzellen und andere Gewebe z. B. Haut, Gelenke und innere Organe

Lyme-Arthritis Gelenkentzündung als Folge einer Borrelioseinfektion (Zeckenbiss)

Lymphozyten weiße Blutzellen

Lysolecithin Phospholipid

lysosomal Zellmaterial abbauend

Makrophagen weiße Blutzellen, Bildung von Zytokinen

Marker für eine Erkrankung typische Substanz im Blut

Methotrexat Zytostatikum, Folsäureantagonist

Migration Einwanderung

Monolayerkultur einschichtige Zellkultur

Morbus Bechterew Wirbelsäulenerkrankung

Motilität Bewegungsaktivität

MSD-Manual Manual der Diagnostik und Therapie

Mukosa Schleimhaut

Multiple Sklerose entzündliche Nervenerkrankung

Myelin Isolierschicht markhaltiger Nervenfasern

Myokard Herzmuskel

Nanopartikel kolloidale Teilchen im Bereich eines millionsten Millimeter

Neuron Nervenzelle

neuronale CA1-Zellen Nervenzellen des Hippokampus

Neuroprotektion Schutz von Nervengewebe

Neurotransmitter chemischer Stoff, der Information von Nerven auf Zellen des Gewebes überträgt

Noxe schädigende Einwirkung/Substanz

Nozirezeptoren Schmerzrezeptoren

nukleärer Transkriptionsfaktor intrazellulär befindlicher Faktor, der Informationen von der DNA auf RNA überträgt

Nukleosid Grundbaustein der Nukleinsäuren (Cytosin, Thymin, Uracil, Adenin, Guanin)

Nukleosidanalog strukturähnliche Verbindung eines Nukleosids; Hemmen DNA-Synthese z. B. als Antivirusmittel

Obstipation Verstopfung

Olibanum pharmazeutischer Begriff für Weihrauch

Osteoarthritis vom Knochen auf Gelenk übergreifende Entzündung

Osteophyt umschriebene Knochenneubildung z. B. an Gelenkrändern

Ovalbumin Rinderalbumin

Parasympatholytikum Arzneistoff, der Informationen eines parasympathischen Nerven unterdrückt (z. B. Atropin)

pathogen krankheitsauslösender Faktor

pentazyklisch chemisch: System mit 5-Ringstrukturen

perianal um den Anus herum

Perizyt Adventitiazelle: lockere äußere Bindegewebszelle

peroral über den Mund zugeführt

Ph. Eur. Pharmacopoea Europoea: Europäisches Arzneibuch

Phagozytose Aufnehmen von Erregern, Fremdkörpern durch weiße Blutzellen (Granulozyten)

Phosphorylierung Übertragung eines Phosphorsäurerests

Plaque fleckenhafte Ablagerung

platelet derived growth factor ein von Thrombozyten freigesetzter Wachstumsfaktor

Polyarthrose viele Gelenke betreffende Erkrankung

Polymyalgia rheumatica sehr schmerzhafte Erkrankung der Schulter-Oberarm- und Beckengürtel-Oberschenkel-Muskulatur

postkapillar Gegend nach den Kapillaren des Gefäßsystems

präklinisch vor klinischer Anwendung

Proliferation Gewebeneubildung, Wucherung

pronisomal transdermaler Arzneistofftransport

Prostaglandine Produkte der Arachidonsäurekaskade (Entzündungsfaktoren): Wärme, Schmerz, Durchblutung

Protease eiweißspaltendes Enzym

proteolytisch eiweißspaltend

Prothrombin Gerinnungsfaktor

Protonenpumpenhemmer Arzneistoff, der die Bildung von Wasserstoffionen in der Magenschleimhaut hemmt (gegen Übersäuerung) z. B. Omeprazol

P-Selectin Komponente der Plasmamembran u. a. zuständig für Zell-Zell-Adhäsion

Psoriasis Schuppenflechte

psychotrop auf die Psyche einwirkend

Pulpitis entzündliche Erkrankung des Zahnfleisches

Pus Eiter

Pylorus Magenausgang

pyramidale Zellen Zellen des Großhirns, zuständig für willkürliche Bewegungen

randomisiert Zufallsverteilung von Patienten bei klinischen Studien

Reizdarm Darmstörung ohne nachweisbare biochemische oder strukturelle Normalabweichung

Rekombination Wiederzusammenfügen

Rektum Mastdarm

Remission vorübergehendes Zurückgehen von Krankheitserscheinungen

Reperfusion Wiederdurchblutung eines obliterierten (verschlossenen) Gefäßes

Replikation genetische Neusynthese der DNA durch die DNA-Replikase

Retinopathie Netzhauterkrankung

Rhinitis Schnupfen

Ritonavir Mittel gegen HIV-Infektion

ROS reaktive Sauerstoffspezies (besonders oxidativ aktiv)

Rubor Rötung

Sarkoidose Lymphogranulomatose u. a. der Lunge, der Haut, der Lymphknoten und des Skeletts. Meist chronisch

Sphinkter Schließmuskel

Spine Dorn, Stachel

Steady State Fließgleichgewicht: Zufluss eines Arzneistoffes und Abfluss z. B. im Blut halten sich die Waage

Steatosis Fetteinlagerung in „Nichtfettgewebe"

Stenose Einengung

Superoxidismutase Oxidoreduktase, reduziert toxische Sauerstoff- Spezies

β-Sympathomimetikum sympathische β-Rezeptoren erregender Stoff

Synovia Gelenkschleimhaut

Synovialitis Entzündung der Gelenkschleimhaut

Synthase synthetisierendes Enzym

Target Angriffsziel z. B. eines Arzneistoffes

Telomerase Enzym (Transkriptase), welches die Enden der Chromosomen repliziert (Verdoppelung der DNA oder RNA vor der Zellteilung)

Temporallappen Schläfenlappen

Terpene von Pflanzen gebildete Naturstoffe; Ausgangsstoff z. B. für ätherische Öle und auch Boswelliasäuren

Thrombin Gerinnungsfaktor

Thrombozyten Blutplättchen

Thrombozytenaggregation Verklebung von Blutplättchen (Thrombozyten), Teil der Blutgerinnung

Thyreoiditis Schilddrüsenentzündung

T-Lymphozyten weiße Blutzellen der zellulären Abwehr

topisch oberflächliche Anwendung z. B. auf der Haut

„transforming growth factor" Wachstumsfaktor

Transskription Übertragung einer Geninformation von der DNA (Desoxyribonukleinsäure) auf die Transfer RNA. Letztere ist zuständig für die Proteinsynthese

Ulcus ventriculi Magengeschwür

Upregulation Regulation nach oben

Urtikaria Nesselsucht

vaskulär gefäßbezogen

Venole kleine Vene

Viabilität Lebensfähigkeit

Zerebralarterie Hirnarterie

Zytokine Peptide von Zellen des Immunsystems

Zytolyse Auflösung von Zellen

zytotoxisch zellgiftig

Stichwortverzeichnis